呼吸系统常见病中医适宜技术实用手册

卢才菊　甘琴　勒春　主编

化学工业出版社

·北京·

内容简介

本书系统介绍了中医适宜技术用于呼吸系统疾病的历史源流、理论基础，中医适宜技术在常见呼吸系统疾病中的具体应用，常见中医适宜技术的操作规范、操作流程图，中医适宜技术操作并发症的预防及处理，中医适宜技术感染预防与控制管理等内容。

本书条理清晰、语言简洁、图文并茂、操作性强，可供中医、中西医结合、呼吸科相关专业人员参考使用。

图书在版编目（CIP）数据

呼吸系统常见病中医适宜技术实用手册／卢才菊，甘琴，勒春主编．— 北京：化学工业出版社，2025.4.
ISBN 978-7-122-47492-6

Ⅰ．R259.6-62

中国国家版本馆 CIP 数据核字第 2025ZX7039 号

责任编辑：邱飞婵　　　　文字编辑：李　平
责任校对：宋　玮　　　　装帧设计：关　飞

出版发行：化学工业出版社
　　　　　（北京市东城区青年湖南街 13 号　邮政编码 100011）
印　　装：河北鑫兆源印刷有限公司
880mm×1230mm　1/32　印张 9½　字数 265 千字
2025 年 7 月北京第 1 版第 1 次印刷

购书咨询：010-64518888　　　售后服务：010-64518899
网　　址：http://www.cip.com.cn
凡购买本书，如有缺损质量问题，本社销售中心负责调换。

定　　价：59.80 元　　　　　　　版权所有　违者必究

编写人员名单

主 编	卢才菊	甘 琴	勒 春		
副主编	余六秀	袁 浪	李春莉	汪春霞	邱 芳
编 者	卢才菊	甘 琴	勒 春	余六秀	袁 浪
	李春莉	汪春霞	邱 芳	于 洪	万 飞
	毛梦雅	王温琴	龙敏霞	李小玉	李谱娟
	吴 谢	张 燕	张小翠	陈华美	陈 玉
	陈诗涵	胡 蓉	高 瑶	章 蕊	巢道芬
	曾秀芳	谢 凡	熊素芬	张梦琪	詹 娜
	龚晓娇	邹子英	供紫薇	胡慧芳	钟玉珍
	万玲萍				

前言

在浩瀚的医学长河中，中医以其独特的理论体系与疗效，历经千年不衰，对人类健康维护与疾病防治的贡献卓著，尤其在呼吸系统疾病防治方面积累了丰富的经验。

呼吸系统疾病是严重危害人类健康的常见病和多发病，其中由病毒引起的上呼吸道感染占 70％以上。临床常见病有急性上呼吸道感染、急性支气管炎、慢性支气管炎、肺炎、慢性阻塞性肺疾病、支气管哮喘、支气管扩张症、肺脓肿、肺结核、肺癌等。呼吸系统疾病，在中医学中常称为肺系疾病，一般可归类于中医咳嗽、哮证、喘证、肺胀、肺痈、肺痨、肺积等病范畴。本书对以上呼吸系统常见疾病的病因病机、诊断要点、辨证论治、常见症状护理等方面进行了详细梳理，帮助读者对呼吸系统疾病有全面而清晰的认识。

中医适宜技术是中医学的重要组成部分，包括灸法、拔罐、针刺、刮痧、贴敷、热熨、药浴等，具有简、便、效、廉等优势，是中医治疗和预防疾病的常用方法。本书系统介绍了中医适宜技术用于呼吸系统疾病的历史源流及理论基础、中医适宜技术在呼吸系统疾病中的应用、常见中医适宜技术的操作规范、中医适宜技术操作并发症的预防及处理、中医适宜技术感染预防与控制管理等内容，对读者的临床实践过程有很好的指导作用。

在本书撰写过程中，得到了南昌大学第一附属医院相关领导及中医科、呼吸科医护人员的大力支持，在此表示衷心感谢。由于编者水平有限，本书难免有疏漏和不足之处，望广大读者批评指正。

编者
2025 年 1 月

目录 ⌇

第一章　概　述　　　　　　　　　　　　　　　　　/ 001

　　第一节　中医适宜技术用于呼吸系统疾病的历史源流　　/ 001
　　第二节　中医适宜技术用于呼吸系统疾病的理论基础　　/ 004
　　第三节　中医特色治疗室概述　　　　　　　　　　　　/ 013
　　第四节　中医适宜技术中的人文关怀技巧　　　　　　　/ 023

第二章　中医适宜技术在呼吸系统疾病中的应用　　　/ 034

　　第一节　急性上呼吸道感染　　　　　　　　　　　　　/ 034
　　第二节　急性支气管炎　　　　　　　　　　　　　　　/ 046
　　第三节　慢性支气管炎　　　　　　　　　　　　　　　/ 057
　　第四节　肺炎　　　　　　　　　　　　　　　　　　　/ 068
　　第五节　慢性阻塞性肺疾病　　　　　　　　　　　　　/ 076
　　第六节　支气管哮喘　　　　　　　　　　　　　　　　/ 087
　　第七节　支气管扩张症　　　　　　　　　　　　　　　/ 097
　　第八节　肺脓肿　　　　　　　　　　　　　　　　　　/ 107
　　第九节　肺结核　　　　　　　　　　　　　　　　　　/ 113
　　第十节　肺癌　　　　　　　　　　　　　　　　　　　/ 120
　　第十一节　胸腔积液　　　　　　　　　　　　　　　　/ 127

第三章　灸类技术操作规范　　　/ 133

第一节　隔物灸技术　　　/ 133
第二节　悬灸技术　　　/ 137
第三节　火龙灸技术　　　/ 141
第四节　督灸技术　　　/ 145
第五节　脐灸技术　　　/ 149
第六节　火熨术　　　/ 153

第四章　拔罐类技术操作规范　　　/ 157

第一节　拔罐技术　　　/ 157
第二节　平衡火罐技术　　　/ 163
第三节　火龙罐技术　　　/ 168
第四节　药罐技术　　　/ 172

第五章　针刺类技术操作规范　　　/ 176

第一节　耳穴贴压技术　　　/ 176
第二节　耳尖放血技术　　　/ 180
第三节　穴位放血技术　　　/ 184
第四节　腕踝针技术　　　/ 188
第五节　揿针技术　　　/ 192
第六节　杵针技术　　　/ 195

第六章　刮痧类技术操作规范　　　/ 199

第一节　刮痧技术　　　/ 199
第二节　温通刮痧技术　　　/ 204
第三节　铜砭刮痧技术　　　/ 208

第七章　贴敷类技术操作规范　　　　　　　　　　/ 215

第一节　穴位贴敷技术　　　　　　　　　　　　/ 215
第二节　中药溻渍技术　　　　　　　　　　　　/ 219
第三节　中药涂药技术　　　　　　　　　　　　/ 222
第四节　中药外敷技术　　　　　　　　　　　　/ 225
第五节　中药湿热敷技术　　　　　　　　　　　/ 228

第八章　热熨类技术操作规范　　　　　　　　　　/ 231

第一节　中药热熨技术　　　　　　　　　　　　/ 231
第二节　中药热罨包技术　　　　　　　　　　　/ 235
第三节　中药封包技术　　　　　　　　　　　　/ 239

第九章　药浴类技术操作规范　　　　　　　　　　/ 242

第一节　中药泡洗技术　　　　　　　　　　　　/ 242
第二节　中药足浴技术　　　　　　　　　　　　/ 246

第十章　其他技术操作规范　　　　　　　　　　　/ 250

第一节　中药口腔护理技术　　　　　　　　　　/ 250
第二节　中药雾化吸入技术　　　　　　　　　　/ 254

第十一章　中医适宜技术操作并发症的预防及处理　/ 258

第一节　灸类技术操作并发症的预防及处理　　　/ 258
第二节　拔罐类技术操作并发症的预防及处理　　/ 260
第三节　针刺类技术操作并发症的预防及处理　　/ 262

第四节　刮痧类技术操作并发症的预防及处理 / 265

第五节　贴敷类技术操作并发症的预防及处理 / 266

第六节　热熨类技术操作并发症的预防及处理 / 267

第七节　药浴类技术操作并发症的预防及处理 / 268

第八节　其他技术操作并发症的预防及处理 / 269

第十二章　中医适宜技术感染预防与控制管理 / 271

第一节　灸类技术感染预防与控制管理 / 271

第二节　拔罐类技术感染预防与控制管理 / 273

第三节　针刺类技术感染预防与控制管理 / 278

第四节　刮痧类技术感染预防与控制管理 / 283

第五节　敷熨熏浴类技术感染预防与控制管理 / 287

参考文献 / 292

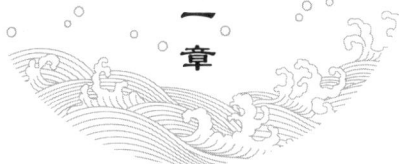

概　述

第一节
中医适宜技术用于呼吸系统疾病的历史源流

呼吸系统疾病是严重危害人类健康的常见病和多发病，占内科门诊量的 1/3 以上，其中由病毒引起的上呼吸道感染占 70％以上。呼吸系统疾病，在中医学中常称为肺系疾病。临床常见病如急性上呼吸道感染、急性支气管炎、慢性支气管炎、肺炎、慢性阻塞性肺疾病、支气管哮喘、肺脓肿、肺结核、肺癌等，一般可归类于中医咳嗽、哮证、喘证、肺胀、肺痈、肺痨、肺积等病范畴。中医对呼吸系统疾病的生理病理具有系统的认识和完备的理论，对呼吸系统疾病的防治积累了丰富的经验。而中医适宜技术在呼吸系统疾病的应用有着悠久的历史源流。

在人类生活中，古代人发现砭石和石针等可作为医疗工具。新石器时代，石器成为人类改造征服自然的有力工具，也成了治疗疾病的器械，我们祖先就利用"砭石""砭针"切开脓腔排出脓液治疗脓肿，出现了最初的"砭石疗法"。据《山海经》中记载："高氏之山，有石如玉，可以为针。"《说文解字》中说："砭，以石刺病也。"历次出土的远古文物中，均有砭石发现，此时也出现了采用动物的角，进行类似今日的拔罐疗法之"角法"。这些都属于最早的手术器械，可谓传统特色疗法的起源。1973年湖南长沙马王堆3号墓出土的古书《五十二病方》，是我国最早的临床医学文献，所记载的外治法有敷药、药浴、熏蒸、按摩、熨、砭、灸、腐蚀及多种手术。首创酒洗伤口，开外科消毒之源。《黄帝内经》的问世为外科治疗学的发展奠定了坚实的理论基础，系统确立了传统外治法的治疗原则，提出了针、灸、砭、按摩、熨贴、敷药等外治法。中医传统特色疗法是中医学中的特殊疗法，它有着渊源的历史根基，又有着现代人特别是劳动人们所容易接受的医学治疗学方法，也称为"中医适宜技术"。

一、奠基时期

中医对呼吸系统疾病的认识和相关技术在战国至秦汉时期开始萌芽。《黄帝内经》提出了肺的生理功能，如"肺者，气之本"，为理解呼吸系统疾病奠定了理论基础。当时的砭石、针灸等方法已经出现，虽然未明确针对呼吸系统疾病，但这些技术的原理为后续治疗此类疾病提供了可能。例如，通过针刺调节经络气血，可能对咳嗽、气喘等病症产生缓解作用。

汉代张仲景的《伤寒杂病论》提出了许多治疗外感病和内伤杂病的方法，其中包括不少涉及呼吸系统疾病的辨治内容。如对于咳嗽、喘证等，创立了如小青龙汤等经典方剂。方剂的应用体现了对呼吸系统疾病病因、病机的深入理解，包括外感风寒、水饮内停等多种因素导致的呼吸系统疾病。同时，针灸技术在这一时期也进一步发展，有了更系统的经络理论指导，可用于治疗呼吸系统疾病相关的症状。

二、继承发展时期

魏晋南北朝时期医家对前人的经验进行了总结和继承。在药物治疗方面，对一些具有止咳、平喘、化痰等功效的药物有了更深入的认识和应用。例如，葛洪在《肘后备急方》中记载了多种治疗咳嗽、哮喘急性发作的简易方法和药物，其中不乏民间经验的总结，为呼吸系统疾病中医适宜技术增添了新的内容。

隋唐时期国家的统一和经济繁荣促进了医学的发展。太医署中有了专门的医学分科，其中对内科杂病的诊治包括了呼吸系统疾病。《诸病源候论》详细阐述了咳嗽、喘证等呼吸系统疾病的病因病机，从外感六淫、内伤七情等多方面进行分析。《备急千金要方》和《外台秘要》则收集了大量治疗呼吸系统疾病的方剂和方法，除了药物内服，还包括了药物外用、灸法等多种中医适宜技术，丰富了治疗手段。

宋金元时期学术氛围活跃，各个医家流派提出了不同的理论和方法。刘完素主张火热论，在治疗呼吸系统疾病中重视清热泻火，对于因外感温热邪气导致的发热、咳嗽等病症有了新的思路和方剂。张从正的"攻邪派"理论则强调祛邪外出，对于痰饮等导致的呼吸不畅等病症有独特的泻下、吐法等治疗方法。李东垣重视脾胃，对于因脾胃虚弱导致的肺气不足等呼吸系统问题从补土生金的角度进行论治。朱丹溪提出了"阳常有余，阴常不足"的理论，在治疗咳嗽等病症时注重滋阴降火。这些理论和方法推动了呼吸系统疾病中医适宜技术在辨证论治和治疗手段上的创新。

三、系统完善时期

明清时期是中医学理论和实践高度总结和发展的阶段。《本草纲目》对众多具有治疗呼吸系统疾病功效的药物进行了全面的整理和阐述，包括药物的产地、采集、炮制和主治病症等内容。在方剂学方面，大量新的方剂涌现或对前人方剂进行改良。同时，温病学说的兴起对于治疗外感温热病邪引起的呼吸系统感染性疾病有着重要意义，如叶天士提出了卫气营血辨证，吴鞠通提出了三焦辨证，在治疗温病导致的发热、咳嗽、喘促等病症上有了更系统、更有效的方法，包括银翘散、桑菊饮等经典方剂的创立和应用。此外，中医外治法在这一时期也进一步丰富，如穴位贴敷等方法用于防治哮喘等疾病在民间广泛应用，并得到医家的重视和整理。

随着西方医学的传入，中医在呼吸系统疾病治疗上一方面传承古代的适宜技术，如针灸、推拿、中药内服外用等方法仍然广泛应用于临床。另一方面，也在不断创新和结合现代科学技术。例如，对中药的药理研究更加深入，明确了许多药物治疗呼吸系统疾病的有效成分和作用机制。同时，中医适宜技术在预防呼吸系统疾病，如流感、慢性阻塞性肺疾病等方面发挥了重要作用，并且通过现代研究方法进一步验证其有效性和安全性，在国际上也受到了越来越多的关注。

中医适宜技术是我国独有的中医特色疗法，同时也是我国传统医学的主要构成部分，其不仅具有成本低廉、操作简单、适用范围广及安全性高等特点，而且经过了几千年的发展与创新，在临床中取得了巨大的成就，奠定了良好的群众基础。近年来，随着我国医疗体系的不断完善，加上政策的扶持，中医药事业受到了业内外的广泛关注，中医适宜技术也有了更好的发展前景。

随着现代呼吸学科迅速发展，中医对呼吸系统疾病的认识更加深入，在与西医并肩作战的过程中，提出了许多有效、详细的方法和技术。呼吸系统疾病中医适宜技术，是在中医药基本理论指导下，以呼吸系统疾病患者为中心，以病症为经，以证型为纬，结合"整体观念"，运用中医护理程序，开展"辨证施护"的中医护理技术。

第二节
中医适宜技术用于呼吸系统疾病的理论基础

中医适宜技术，主要指中医非药物疗法，即在药物治疗之外，采用其他一些普、简、廉、验的方法来防治疾病，包括灸法、拔罐、针刺、刮痧、贴敷、热熨、药浴等。

一、中医适宜技术的基本理论与指导思想

中医适宜技术是在中医理论指导下进行的，在实施过程中，始终贯穿着中医的整体观和系统论，即在诊治疾病的过程中采用优化组合

的形式应用各种疗法。何种疗法对某类疾病效果最佳，或在疾病的某一阶段采用何种疗法最为适宜，要体现出整体性与阶段性的完美结合，达到治愈疾病的目的。

纵观中医非药物疗法，其理论指导主线是中医基本理论中的经络理论，经络是客观存在的，这已通过大量的循经感传现象得到了证实。尽管经络的实质目前尚未有明确的结论，但在中医治疗学中却一直发挥着巨大的作用。中医学认为，经络是气血运行的通道，又是联系全身的径路，具有传导感应、调整虚实的功能。经络功能活动的物质基础是经气，因而经络传导感应的功能也是经气的活动。《素问·举痛论》指出"百病生于气也"，故疾病治疗的关键也在于"调气"。经气调和则经络就能发挥协调阴阳的作用。《灵枢·官能》载"审于调气，明于经隧"，强调了"调气"要明了经络的重要性。针刺中的"得气"现象和"行气"现象，就是经络传导感应的具体表现。"气"与"神"密切相关，所谓"气行则神行，神行则气行"（《黄帝内经灵枢集注·行针》），"血气者，人之神"（《素问·八正神明论》）。因此经络传导感应的功能又可认为是"神气"的活动。"神气"的活动在疾病的防治中具有至关重要的意义，一切治疗手段，只有通过机体这种活动能力，才能发挥其扶正祛邪、协调阴阳的治疗作用。经络在正常生理情况下能运行气血和协调阴阳，在病理情况下机体出现气血不和及阴阳失调的虚实证候，这时运用"针石毒药"等治疗手段以"调气""治神"，目的就在于扶正祛邪，使其能恢复到正常的调和状态。经络的调整虚实功能，是以它正常情况下的联络整体、协调阴阳为基础的，这个作用也就是机体的自稳调节功能。各种治疗方法，都是通过不同质和量的刺激，分别作用于经络系统的不同层次和部位，来激发经络本身的这种功能，也即激发"神气"使其"应"，达到补虚泻实、调衡阴阳的目的。其中，一切治疗手段都是外因，而机体的自稳调节功能才是内因。外因为条件，内因为根据，外因必须通过内因才能发挥作用。通过各种非药物治疗方法，也可激发这种功能，对很多疾病可达到不药而愈的目的。经络理论广泛地应用于中医各科临床治疗中，特别是对针灸、推拿、食疗等非药物治疗具有重大的指导意义。

例如，针灸治疗，主要是针对其一经或所属某一脏腑的病候，按照经络的循行分布规律，在病变邻近部位选穴，或远隔病位取穴。根据"经脉所过，主治所及"之理，可通过针灸以调整经络气血的功能活动，从而达到治疗目的。针灸取穴配方的原则虽然很多，但都是在经络理论指导下形成的。其中"循经取穴"是最基本、最常用的原则，根据经脉的循行可上病下取、下病上取、中病旁取、左右交叉等。例如治疗头痛，除了取痛处周围腧穴外，还常常循经远隔取穴以加强疗效。针灸治疗的同病异治，也是根据十二经分证而循经取穴的。如"目黄"一症，根据其所病脏腑经络不同，而取穴有异。属手少阴心者，宜刺极泉（《铜人腧穴针灸图经》）；属手太阳小肠者，宜刺腕骨（《标幽赋》《玉龙赋》）；属足太阴脾者，宜刺公孙（《拦江赋》）；属手阳明大肠者，宜刺下廉（《铜人腧穴针灸图经》）；属手厥阴心包者，宜刺间使（《针灸甲乙经》）；属足少阴肾者，宜刺然谷（《千金方》）等。此外，经脉通过络脉、皮部等布散于全身，所以刺络法、皮肤针等也都是通过皮部、络脉而作用于经脉，从而达到治疗目的。

推拿的原理与针灸一样，也是以经络理论为指导的。点、按、拿、揉等手法，一般都在经脉腧穴上施行，同样讲求"得气"感应，使酸、麻、胀感向一定部位扩散。如推手太阳天宗，感应可循经到达小指，拿足太阳委中，感应可循经至足底等。对内脏的病痛，常推按其相应之背俞穴或募穴，如《素问·举痛论》就有"心与背相引而痛者……按之则热气至，热气至则痛止矣"，及"寒气客于肠胃之间，膜原之下，血不得散，小络急引故痛，按之则血气散，故按之痛止"的记载。这些取穴都可以结合经络按诊进行。

总之，中医临床的针灸、推拿等非药物治疗，同中药治疗一样离不开经络理论的指导。因此可以认为经络学说是非药物治疗的重要理论基础。

呼吸系统常见病中医适宜技术实用手册

二、经络学说

1. 经络学说的定义

经络是人体气血运行的通路，它内联脏腑，外络肢节，沟通表里，贯穿上下，把人体各部组织器官联系成一个统一而协调的整体。经是经脉，是气血运行通路的主干；络是络脉，较经脉细小，纵横交错，遍布全身，是经脉的分支。经脉、络脉，简称经络。

由于经络将脏腑直接联系起来，更好地说明了脏腑的生理、病理、脏腑之间的联系，以及脏腑与体表、五官九窍等各部分之间的内在联系，因此，经络学说进一步完善了脏腑理论。它同脏腑、气血、津液等诸多理论相辅相成，阐明了中医学对人体的基本认识。

2. 经络学说的内容及经络系统

经络学说是以经络系统为其主要内容。中医学认为，机体内存在着一个独特的系统，它具有运行气血、营内卫外、沟通表里、贯穿上下、协调阴阳、调整虚实的作用，从而保证机体各部分之间、机体与自然环境之间的密切联系及平衡协调，使人体成为一个不脱离自然环境的、完整统一的机体。这个独特的系统就是经络系统。

经络系统的组成是以经脉和络脉，即经络为主体，并根据其联络内外、沟通表里的转点，将其内属之脏腑部分和外连之筋肉体表部分也包括在内。经脉包括十二经脉（即十二正经）、奇经八脉、十二经别（即别行之正经）三部分，是气血运行的主要通路。络脉包括十五络脉（别络）、孙络、浮络等部分，起着加强经脉间联系、补充经脉循行不及和对脏腑组织渗灌气血的作用。内属部分，即五脏六腑，是经络中所运行气血的产生和运行的动力部分，脏腑功能的正常与否对经络系统的功能起着重要作用。外连部分则包括十二经筋和十二皮部等，是十二经之气血所濡养的筋肉和皮肤，而不是气血运行的通路，所以十二经筋和十二皮部既不属于经脉，也不属于络脉，而是经络系统的外连部分。

3. 经络系统的基本功能

《灵枢·经脉》记载："经脉者，所以能决生死，处百病，调虚实，不可不通。"这概括地说明了经络系统在生理、病理和防治疾病方面的重要性，也可以理解为经络系统在这三方面所具有的基本功能。

（1）在生理方面，经络具有运行气血、协调阴阳的功能　气血是人体生命活动的物质基础，各脏腑器官的动力源泉。机体各部组织器官都必须依赖于气血的温养，才能进行正常的生理活动。但气血的这一重要作用，必须通过经络系统的传注才能实现。由于经络是气血运行的通路，经络系统遍布全身，内而五脏六腑、外而四肢百骸，无处不到，所以能营运气血于表里内外，使机体得以维持正常的功能活动。故《灵枢·本藏》篇说："经脉者，所以行血气而营阴阳，濡筋骨，利关节者也。""阴阳"这一对概念，既可指人体内外、上下、左右、前后、脏腑、表里等之间的关系，也可代表对立而又统一的机体功能的两个方面，同时也说明了机体内环境和自然、社会这一外环境之间的关系。经络遍布全身，沟通表里内外、贯穿上下左右、联系脏腑器官，因而人体的五脏六腑、四肢百骸、五官九窍、皮肉脉筋骨等组织器官，虽各有不同的生理功能，但由于经络的联系而又得以保持着协调统一，共同进行着有机的整体活动。同时机体的气血盛衰、功能动静、阴阳虚实等，也都借此得到调节而保持着一定的节律，从而使机体维系着"阴平阳秘"的阴阳协调生理功能状态。经络系统不仅是机体本身各部分之间联系的通路，同时也是机体与外界相联系的途径，诸如外界自然环境的变化、社会心理因素的刺激等，无一不是通过经络气血影响着机体，机体也通过经络气血的功能活动而作出相应的反应，以适应之。因此，运行气血、协调阴阳是经络系统的主要功能，二者相互之间又有着密不可分的联系。

（2）在病理方面，经络具有抗邪卫外、传注病邪的功能　外邪侵犯人体一般都由表及里，先从皮部开始。"皮者脉之部也""百病之始生也，必先客于皮毛"（《素问·皮部论》）。由于皮部是经络的细小分支，浮络、孙络广泛分布之处，接受十二经的气血从线状的流行延展为面状的弥散，使皮毛腠理得以温煦濡养。特别是"卫气者，出其悍气之慓疾，而先行于四末分肉皮肤之间"（《灵枢·邪客》），使皮部具有了抵御外邪、保卫机体的功能。所以经络系统卫外抗邪的功能，主要是依靠卫气来完成的。《灵枢·本藏》指出"卫气和则分肉解利，皮肤调柔，腠理致密矣"。卫气和则腠理致密，外邪不易侵入，否则外邪即可乘虚而入，导致疾病的发生。

外邪侵犯人体，经气失调，邪气还可通过经络，由表及里、由浅入深地传变。正如《素问·皮部论》所言："邪客于皮则腠理开，开则邪入客于络脉，络脉满则注于经脉，经脉满则入舍于腑脏也。"经络不仅是病邪表里相传的途径，同时也是内脏之间相互传变的途径。阳经属腑络脏，阴经属脏络腑，正因为表里脏腑之间有经络直接联系，所以脏病可传腑，腑病可传脏，临床常见有脏腑兼证。经络在体内的循行分布错综复杂，故经络之间存在着多种联系。例如，足厥阴肝经挟胃而行，属肝络胆，其支者上注于肺，脾又与胃相表里，肺又与大肠相表里，足少阴肾经从肾上贯肝，肾又与膀胱相表里，足厥阴经别合于少阳，散之上肝贯心，心又与小肠相表里，所以当肝有病时，往往可以通过经络的联系，影响到脾、肺、肾、心、胆、胃、大肠、小肠、膀胱等脏腑而表现出各种复杂的病理变化，诸如肝气犯胃、肝脾不调、肝火犯肺、肝肾同病等。由此可见病邪的传变和疾病的发展，同经络的传注有极密切的关系。正因为经络在病理情况下具有这种多方面的传注作用，所以内脏有病时也可藉经络将病候反映于外。特别是由于经络与机体各部分之间存在着特定的联系，因此该经脉循行的路线和所隶属的有关部位上表现出的各种症状和体征，就更具有临床定位诊断的意义。

（3）在防治疾病方面，经络具有传导感应、调整虚实的功能　针灸、推拿等疗法之所以能防病治病，是因为经络具有传导感应和调整虚实的功能。《黄帝内经》载"审于调气，明于经隧"，指出了运用针灸等治法要讲究"调气"，要明了经络的"隧道"。当针灸体表穴位时，因针刺而出现酸、胀、重感觉等敏感反应，叫做"得气"。同时针刺经络穴位时，会出现有气沿着经络循行路线传注，这叫做"行气"。这里所谓的"得气"和"行气"现象，都是经络传导感应功能的体现。

三、十四经循行

1. 手太阴肺经

手太阴肺经为十二经流注之始，起于中焦，接受中焦所化生之水谷精气而贯注全身。本经从脏走手，由体内外出于上肢内侧之前廉，终于大指之端。其支者，从腕后别出食指桡侧之端，交于手阳明大肠经。沿途经过肺系、喉咙，在体内属肺络大肠。其循行至腕部之动脉应手处，即"诊脉独取寸口"之部位。

2. 手阳明大肠经

手阳明大肠经从食指桡侧之端，承接手太阴肺经之气，从手走头。本经行于上肢外侧前廉，与手太阴肺经位置内外相对，上颈贯颊入下齿，环唇鼻而终。本经由缺盆深入体内络肺属大肠。

3. 足阳明胃经

足阳明胃经在鼻旁迎香处承接手阳明大肠经之气，从头面下行躯干，循下肢外侧前廉，至足中趾内间、外间之端而终。其支者，别足，至大趾内侧端交于足太阴脾经。本经在头面部分布以面颊与前额为主，下循鼻外、系目、环唇、绕口入上齿，在躯干则循膺乳、挟脐、入气冲，与循背之足太阳主表为开相对，而司阳明主里为阖之职，在体内则属胃络脾，下合大小肠。

4. 足太阴脾经

足太阴脾经于足大趾内侧端承接足阳明胃经之气，从足上循下肢内侧前廉（在内踝上 8 寸以下部位，行于足厥阴肝经之后），上行胸腹，连舌本，散舌下。本经入腹属脾络胃，并上注心中，以与手少阴心经相贯通。正因本经内联心脾，上通口舌，故《灵枢·脉度》载"心气通于舌，心和则舌能知五味矣""脾气通于口，脾和则口能知五谷矣"。

5. 手少阴心经

手少阴心经在心中承接足太阴脾经之气，从脏外出走手，行于上肢内侧后廉，至小指之端而终，交于手太阳小肠经。本经在体内属心络小肠，并联系肺脏，以保证心行"君主"之令，肺司"相傅"之职；同时上系目系，以行"目者，心之使也"（《灵枢·大惑论》）之功，而能视万物以精明。

6. 手太阳小肠经

手太阳小肠经于小指之端承接手少阴心经之气，从手走头，行于上肢外侧后廉，与手少阴心经位置内外相对而行，上绕肩背。本经在体内络心抵胃属小肠。其在头面分布以面颊为主，并入耳中，其支者，抵鼻至目内眦，与足太阳膀胱经相接。正因本经络心并入耳中，故《素问·金匮真言论》曰："心，开窍于耳。"

7. 足太阳膀胱经

足太阳膀胱经在目内眦睛明处承接手太阳小肠经之气，上额交巅，从项后下挟脊背而行下肢外侧后廉，至足小趾之端而终，交于足少阴肾经。本经从巅入络脑，在体内络肾属膀胱。人体背侧主要为太阳经脉所布，背为阳，阳主表，故曰太阳主表，为人身之藩篱。

8. 足少阴肾经

足少阴肾经之脉从足小趾下端承接足太阳膀胱经之气，斜走足心，循内踝后，上行下肢内侧后廉。在腹部挟脐而行，上循喉咙，挟舌本。本经在体内贯脊属肾络膀胱，并贯肝入肺出络心，在胸中交于手厥阴心包经。因其贯脊与督脉合而入脑，所以成为肾藏精生髓而通脑的主要径路。

9. 手厥阴心包经

手厥阴心包经在胸中承接足少阴肾经之气，从脏外出走手，行于上肢内侧中线，终于中指之端。其支者，别掌中行无名指端而交于手少阳三焦经。本经在体内属心包而络三焦。因心包为心之外卫，司传心令，代心受邪，所以《帛书》经脉篇只载心经而缺此，称"十一脉"。

10. 手少阳三焦经

手少阳三焦经在手无名指端承接手厥阴心包经之气，从手走头。于上肢布于外侧中线，与手厥阴位置内外相对，头面分布以侧面耳四周为主，并入走耳中，最后至目外眦，交于足少阳胆经。本经在体内散络心包遍属三焦，成为三焦气化通路，故《中藏经》曰："三焦者，人之三元之气也……三焦通则内外左右上下皆通也。"

11. 足少阳胆经

足少阳胆经起于目外眦，行手少阳三焦经之前，从头下行走足，至足第 4 趾端而终。其支者别足背，行足大趾端而交于足厥阴肝经。本经在全身上下分布以侧面为特点。腹侧为阳明，背侧为太阳，少阳居其中以行半表半里主枢机之职。头部所行虽以侧部为主，但循颊抵目，并入走耳中。在体内络肝属胆，表里相合。

12. 足厥阴肝经

足厥阴肝经从足大趾端大敦处承接足少阳胆经之气，循足背上行下肢内侧中线（内踝上 8 寸以下行足太阴脾经之前），绕阴器，循小腹，上行入颃颡，连目系，环唇内，上与督脉会巅而终。本经在体内挟胃，属肝络胆，并从肝上注肺，与手太阴肺经相接，以完成十二经流注之序。其胃注肺支，可视为肝气犯胃，肝火犯肺之途；连目系，可视为"肝开窍于目"之径，而上通督脉于巅，则又是从十二经注督任的营气之道，以成十四经循行，"常营无已，终而复始"（《灵枢·营气》）。

13. 督脉

督脉之起始应为少腹胞中。督脉主干循行于脊里，沿背正中线而上行。正如《难经·二十八难》所云："督脉者，起于下极之输，并于脊里，上至风府，入属于脑。"《针灸甲乙经》补充其"上巅，循额，至鼻柱"，《奇经八脉考》则延长其"至兑端，入龈交，与任脉、足阳明交会而终"。

14. 任脉

任脉亦起于胞中。主干循腹里，沿腹正中线而行，上至咽喉，循面而系于目，并与诸阴交会。《素问·骨空论》曰："任脉者，起于中极之下，以上毛际，循腹里，至关元，至咽喉，上颐，循面，入目。"《灵枢·五音五味》曰："会于咽喉，别而络唇口。"《奇经八脉考》

曰："起于中极之下，少腹之内，会阴之分。上行而外出，循曲骨，上毛际，至中极，同足厥阴、太阴、少阴并行腹里，循关元，……会足少阳、冲脉于阴交，……会足太阴于下脘，……会手太阳、少阳、足阳明于中脘，……上喉咙，会阴维于天突、廉泉。上颐，循承浆，与手足阳明、督脉会。环唇上，至下龈交，复出分行，循面，系两目之下中央，至承泣而终。"

第三节　中医特色治疗室概述

中医特色治疗室集医、护、教、研为一体，以中医外治法为主，面向全体患者，运用中医的辨证思维，配合中医的治疗手段，针对常见疾病进行诊治及保健。

一、中医特色治疗室的功能和作用

（一）提供专业的治疗环境

中医特色治疗室的首要功能，便是提供专业、集中的中医治疗服务。在这里，汇聚了多种中医特色疗法，患者无需四处奔波，就能在一个地方享受到全面且系统的中医治疗。

（二）保障治疗的安全性和有效性

对于各种慢性疾病，中医特色治疗室往往能发挥独特的作用。比如，长期被偏头痛困扰的患者，通过针灸刺激特定穴位，可以有效地缓解疼痛，降低发作频率。而对于慢性关节炎患者，艾灸和中药熏蒸能够温通经络、祛湿散寒，减轻关节疼痛和僵硬。在康复领域，中医特色治疗室也是功不可没。像是中风后的康复治疗，推拿可以帮助患者恢复肢体功能，提高生活自理能力。对于运动损伤后的恢复，针灸和拔罐能够促进血液循环，加速组织修复。除了治疗疾病，中医特色治疗室还有预防保健的重要功能。现代人生活节奏快、压力大，容易处于亚健康状态。在这里，通过中医的调理方法，如艾灸足三里、涌泉等保健穴位，可以增强体质，提高免疫力，预防疾病的发生。

（三）传承和发展中医特色技术

中医特色治疗室也是中医文化传承和发展的重要平台。年轻的中医师在这里跟随经验丰富的前辈学习，传承古老的技艺和智慧。同时，治疗室也为中医科研提供了实践基地，让更多创新的中医治疗方法得以诞生和验证。

二、中医特色治疗室的发展现状和趋势

（一）发展概况

近年来，随着人们对传统医学的认可度不断提高，中医特色治疗室如雨后春笋般在各地医疗机构中涌现。这些治疗室不再是过去那种简陋的小房间，而是配备了现代化的设备和舒适的环境。从技术层面看，中医特色治疗手段日益丰富和创新。除了传统的针灸、推拿、拔罐等，还引入了诸如中药离子导入、中医定向透药等新技术，提高了治疗效果和精准度。在人才方面，越来越多的专业中医人才投身到特色治疗室的工作中，他们不仅具备扎实的中医理论基础，还不断学习和掌握新的治疗技能。然而，当前中医特色治疗室的发展也并非一帆风顺。比如，一些地区的治疗室存在着设备更新不及时、治疗技术参差不齐的问题。而且，由于中医治疗效果相对较慢，部分患者对其缺乏耐心和信心。

（二）面临的机遇和挑战

在未来，智能化和数字化将深度融入中医特色治疗室中。通过智能诊断系统、远程医疗等手段，患者能够获得更精准、便捷的治疗服务。个性化治疗将成为主流。根据患者的体质、病情和生活习惯，制订专属的治疗方案，提高治疗的针对性和有效性。同时，中医特色治疗室与现代医学的融合将更加紧密。中西医结合的治疗模式，将发挥各自的优势，为患者提供更全面、更优质的医疗服务。此外，随着健康观念的转变，预防保健将成为中医特色治疗室的重要发展方向。不

仅仅是治病，更是通过调理和预防，让人们少生病、不生病。在政策的支持和市场的需求推动下，中医特色治疗室有望迎来更广阔的发展空间。但这也需要从业者不断提升自身素质，加强行业规范，让这一传统医学的瑰宝在现代社会中绽放出更加耀眼的光芒。

三、中医特色治疗室技术管理的理论基础

（一）中医理论在技术管理中的应用

1. 整体观念

中医讲究整体观念，认为人体是一个有机的整体，各个脏腑、组织、器官之间相互关联、相互影响。这种整体观念在技术管理中同样适用。一个技术团队就如同一个人体，各个部门、岗位之间需要紧密协作、相互配合，才能实现整个团队的高效运作。不能只关注某个局部的优化，而忽略了整体的平衡与协调。

2. 辨证论治

中医的辨证论治思想也给技术管理带来了启示。面对不同的技术问题和挑战，不能一概而论地采用相同的解决方案，而要像中医诊断病情一样，仔细分析问题的根源、性质和特点，然后对症下药。比如，对于技术创新方面的难题，可能需要加大研发投入、引进高端人才；而对于技术流程的优化，则需要梳理流程、去除冗余环节。

（二）管理学原理在技术管理中的应用

1. 质量管理理论

质量管理原理在中医治疗技术管理中是不容忽视的。要确保中医治疗的每一个环节都符合一定的质量标准，从中药材的采购、炮制，到治疗过程的规范化操作，再到治疗后的随访和效果评估，都需要有严格的质量控制。只有这样，才能保证中医治疗技术的可靠性和稳定性。

2. 流程管理理论

流程管理理论强调对工作流程进行系统性的设计、监控和优化，以提高效率、保证质量和满足患者需求。在中医特色治疗技术管理

中，这一理论有着广泛而深刻的应用。首先，在治疗流程的设计方面，可以运用流程管理理论对患者从初诊到治疗结束的全过程进行清晰规划。比如，对于针灸治疗，从患者的病情评估、穴位选择、针具准备，到针灸操作、留针观察，再到治疗后的注意事项告知，每个环节都需要明确的标准和规范。通过对流程的监控，能够及时发现潜在的问题和不足。例如，观察患者的等待时间是否过长，治疗过程中是否存在操作不规范的情况，以及治疗后的效果反馈是否及时有效。如果发现某个环节出现延误或失误，可以迅速采取措施进行纠正和改进。优化流程是提升中医特色治疗技术管理水平的关键。根据监控和评估的结果，对繁琐的流程进行简化，去除不必要的步骤；对不合理的流程进行重新设计，使其更加符合临床实际和患者需求。比如，优化中药熏蒸的设备准备流程，减少患者的等待时间，提高治疗的及时性。此外，流程管理理论还能帮助中医特色治疗技术在传承和创新中保持规范性。在传承过程中，确保老一辈中医专家的经验和技术能够通过标准化的流程得以准确传授给年轻一代医师。在创新方面，为新的治疗技术和方法的引入提供有序、可控的流程支持，降低风险，提高成功率。

3. 风险管理理论

中医特色治疗技术，虽然有着悠久的历史和显著的疗效，但也并非毫无风险。例如，针灸可能会因为穴位选择不当、针刺深度有误或者消毒不严格而引发感染；艾灸若操作不当可能导致烫伤；拔罐时负压控制不当可能造成皮肤损伤。风险管理理论的第一步是风险识别。这要求对中医特色治疗技术的全过程进行仔细分析，找出可能存在的风险点。比如，在治疗前对患者的体质和病情评估不准确，可能导致治疗方案选择错误；治疗过程中，医护人员的技术水平和操作规范程度也会影响治疗风险。风险评估是关键的第二步。对识别出的风险进行评估，确定其发生的可能性和可能造成的影响程度。以中药熏蒸为例，如果熏蒸的温度和时间控制不好，可能会对患者的皮肤造成过热伤害，需要评估这种情况发生的概率以及可能带来的后果，如皮肤红肿、过敏甚至更严重的损伤。在完成风险识别和风险评估后，就是风险应对。这包括风险规避、风险降低、风险转移和风险接受等策略。对于一些高风险且难以控制的情况，可以选择规避，比如对于某些特殊体质的患者，可能不适合进行某些刺激性较强的中医特色治疗。对于可控制的风险，可以采取措施降低其发生的可能性和影响，如加强培训，提高操作技能，严格执行消毒规范等。风险监控是风险管理的最后一环，也是持续改进的重要步骤。通过对治疗过程和效果的监控，及时发现新出现的风险或者原有风险的变化，调整风险管理策略。

四、中医特色治疗室建设要求

（一）区域设置要求

为防止交叉感染，按照医院感染管理的相关要求，中医特色治疗室面积不小于 30 平方米，设备设施完善，配置治疗床至少 2 张，床间距设置应大于 0.6 米，特色治疗室保持整洁干净，环境布局充分体现中医药文化特色，为患者提供舒适安全的治疗环境。

（二）设施设备要求

根据中医特色治疗室的需要必须配备的设施设备，见表 1-1。

表 1-1　中医特色治疗室必须配备的设施设备

类别	设施设备
基础设备	电脑、打印机、办公桌椅、展示柜、空调、排烟系统、洗手设施等
抢救设备	吸氧设备、抢救车等
治疗设备	治疗床、治疗车、冰箱，根据开展的中医技术配备中医治疗或理疗设备等
消毒设施	空气消毒机、各种消毒液、消毒浸泡容器等
安全管理设备	符合消防安全规定，对于开展艾灸、火疗等技术应在治疗室配备专用阻燃灭火罐

（三）人员要求

资质要求：本科及以上学历，主管护师及以上职称，接受过系统中医药知识与技能培训并获取相关结业证明，在中医护理领域工作≥8 年。具有扎实的中医理论基础、熟练的中医护理技术操作能力、良好的组织管理和协调沟通能力。按照中医特色治疗室实际情况及需求，至少配备 1 名中级职称及以上中医执业医师。中医特色治疗室护士应按时完成理论和技能培训，每年完成继续医学教育学分 25 分。

（四）技术要求

中医特色治疗室开展的技术操作应符合国家中医药管理局颁发的《中医医疗技术手册》相关规范。此外，医疗机构引进或自主开发的新技术，须由所在科室进行可行性研究，在确认其安全性、有效性、完成伦理方面评估才能开展。

1. 治疗技术的规范和标准

在中医特色治疗室中，技术操作管理要求是确保治疗效果和患者安全的关键所在。首先，准确性是技术操作的核心要求。以针灸为例，每一针都需要精确地刺入预定的穴位，这不仅依赖于治疗师对人体经络穴位的熟悉程度，还需要在操作时保持高度的专注和稳定的手法。哪怕是细微的偏差，都可能影响治疗效果，甚至带来不必要的风险。操作的规范性同样不容忽视。无论是艾灸时对温度和距离的把控，还是推拿时的力度、节奏和顺序，都必须遵循严格的规范。规范的操作能够保证治疗的一致性和可重复性，为患者提供可靠的治疗体验。卫生与消毒要求是技术操作管理的重要环节。在进行各种治疗前，必须确保治疗工具和环境的清洁卫生。比如，针灸针需要经过严格的消毒处理，防止交叉感染；中药贴敷的材料要保证无菌。治疗过程中的观察与调整也必不可少。治疗师需要密切关注患者的反应和症状变化，根据实际情况及时调整治疗方案或操作手法。比如，如果患者在艾灸过程中感到过热不适，应立即调整艾条与皮肤的距离。安全意识的培养更是贯穿始终。治疗师要清楚了解每种技术可能存在的风险，并提前做好预防措施。例如，在拔罐时，要避免吸力过大造成皮肤损伤；进行中药熏蒸时，要确保设备正常运行，防止出现意外。为了达到这些要求，定期的培训和考核是必不可少的。治疗室应组织治疗师参加专业培训，学习最新的技术和操作规范，同时通过内部考核和案例讨论，不断提高他们的技术水平和应对突发情况的能力。

2. 操作流程的优化和控制

随着人们对健康需求的不断增长和医疗技术的进步，传统的操作流程可能存在繁琐、低效或者不够精准的问题。比如，在患者登记环节，如果信息收集不全面或者流程混乱，可能会导致后续治疗的延误和错误。通过优化，可以简化不必要的步骤，提高整个流程的顺畅度。那么，如何进行操作流程的优化呢？第一步是深入分析现有的流程。可以通过观察、与治疗师和患者交流、收集数据等方式，找出流程中的瓶颈和问题所在。比如，发现中药熏蒸的准备时间过长，影响了患者的等待体验和治疗效率。接下来，基于问题进行针对性的改进。比如，对于上述中药熏蒸的问题，可以提前准备好常用的药材和设备，优化设备的启动和预热程序。同时，引入信息化管理系统，实现患者信息的快速录入和共享，减少重复劳动。在优化流程的同时，控制也是至关重要的。这包括对操作流程中的关键环节进行质量控制，制定明确的标准和规范。比如，在针灸治疗中，对针具的消毒、穴位的定位、针刺的深度等都要有严格的标准，并通过定期检查和培训来确保执行到位。另外，还需要对流程的执行情况进行监控和评估。建立反馈机制，及时收集患者和治疗师的意见，观察治疗效果和效率的变化。如果发现新的问题或者优化效果不明显，及时进行调整和改进。

3. 技术创新和改进机制

技术创新，对于中医特色治疗室来说，并非是对传统的摒弃，而是在传承经典的基础上，结合现代科技和理念，为古老的中医疗法注入新的活力。例如，利用现代影像学技术辅助针灸穴位的精准定位，提高治疗的准确性；或者将智能设备应用于中药熏蒸，实现温度和时间的更精确控制。首先，要营造一个鼓励创新的文化氛围。治疗室的管理者应当鼓励治疗师们积极思考、勇于尝试新的方法和技术。其次，建立奖励制度，对提出创新想法并取得良好效果的团队或个人给予表彰和奖励。加强与科研机构和高校的合作也是重要的途径。通过合作，可以引入前沿的研究成果和专业人才，共同开展科研项目，探索中医特色治疗的新领域和新技术。比如，与高校的生物力学实验室合作，研究推拿手法对肌肉骨骼系统的作用机制，为优化推拿技术提供科学依据。在技术创新的同时，改进机制同样不可或缺。建立定期的评估和反馈机制，对已有的治疗技术进行跟踪和分析。收集患者的反馈、治疗师的经验以及相关的数据指标，找出存在的问题和不足。根据评估结果，制订有针对性的改进方案。这可能包括对治疗技术的操作规范进行修订、更新设备和工具、优化治疗流程等。而且，改进不应是一次性的，而要形成一个持续的循环，不断推动技术的完善和提升。

（五）环境和安全管理要求

1. 治疗室的环境要求

从环境方面来说，首先是温度和湿度的控制。适宜的温度和湿度不仅能让患者感到舒适，还有助于中药的保存和治疗效果的发挥。例如，对于需要进行艾灸的治疗室，温度过低可能影响艾灸的效果，而湿度太高则可能导致艾绒受潮。空气质量也至关重要。保持治疗室的良好通风，减少空气中的病菌和粉尘，能有效降低感染的风险。同时，避免使用刺激性的化学清洁剂，以免影响室内的空气质量，对患者和医护人员的呼吸道造成不良影响。照明条件同样不容忽视。充足而柔和的光线有助于医护人员准确操作，避免因光线不足导致的失误。而且，舒适的照明环境也能让患者在治疗过程中感到放松。

2. 消毒隔离和感染控制

在中医特色治疗室中，消毒隔离和感染控制是至关重要的环节，直接关系到患者的安全和治疗效果。中医特色治疗往往涉及与患者身体的直接接触，如针灸、推拿、拔罐等。在这些治疗过程中，如果消毒隔离措施不到位，就极易引发交叉感染。治疗室中使用的各种器械，如针灸针、拔罐器、刮痧板等，必须经过严格的消毒处理。对于可重复使用的器械，应采用高温高压灭菌、化学消毒剂浸泡等方法进行彻底消毒。每次使用前后，都要进行清洁和消毒，确保无病菌残留。一次性用品的管理也不能马虎。使用过的一次性针灸针、注射器等，必须按照医疗废物处理规定，放入专用的垃圾桶，进行集中处理，严禁随意丢弃。治疗环境的消毒同样重要。治疗室的地面、桌面、治疗床等表面，应定期用合适的消毒剂进行擦拭消毒。空气消毒也必不可少，可以通过紫外线照射、空气净化器等方式，保持室内空气的清洁。隔离措施也是感染控制的关键。对于患有传染性疾病者，应安排专门的治疗区域或时间，避免与其他患者交叉感染。医护人员在接触不同患者时，要及时更换手套，防止病菌传播。在感染控制方面，医护人员的手卫生至关重要。在进行每一项治疗操作前，必须认真洗手或使用手消毒剂，减少手部细菌的传播。同时，要加强对医护人员的感染控制培训，提高他们的防控意识和操作规范。只有让每一位医护人员都深刻认识到消毒隔离和感染控制的重要性，并严格执行相关措施，才能真正保障治疗室的安全。

3. 安全风险评估和防范措施

在安全管理方面，防火、防电是基础要求。中医特色治疗室中可能会使用到艾灸、熏蒸等设备，这些都涉及明火和高温，必须确保消防设施齐全，并定期进行检查和维护。电器设备也要符合安全标准，避免漏电等危险情况的发生。对于医疗废弃物的处理，要有严格的规范。使用过的针灸针、拔罐器等必须进行专门的分类和处理，防止交叉感染和对环境造成污染。另外，保护患者的个人隐私也是安全管理的一部分。治疗室的布局要合理，确保在治疗过程中患者的隐私得到充分保护。同时，还需要建立应急预案。例如，遇到突发疾病、火灾等紧急情况，要有明确的应对措施和疏散路线，以保障人员的生命安全。管理规范的中医特色治疗室，会注重每一个环境和安全管理的细节。比如，会安装空气净化设备来提升空气质量，为患者创造一个清新的治疗环境；在治疗室的显眼位置张贴安全提示标识，提醒患者和医护人员注意安全事项。

（六）评估要求

中医治疗效果的评估是一个综合的过程，涉及多个方面的指标和方法，运用多种指标和方法，同时结合现代医学的检测手段，以全面、客观地评价治疗的成效。

1. 评估指标

（1）症状改善　例如疼痛程度减轻、咳嗽频率降低、发热消退等。可以通过患者的主观描述和医生的客观观察来判断。

（2）体征变化　如脉象的变化（从弦脉变为平脉）、舌象的改善（舌苔由厚变薄）、肿块缩小等。由医生通过中医的诊断方法进行评估。

（3）实验室指标　如糖尿病患者的血糖水平下降、高血压患者的血压恢复正常。借助现代医学的检测手段获取。

（4）生活质量提升　包括体力增强、精神状态改善、能够恢复正常的工作和生活等。通过患者自我报告和医生的综合判断来获取。

（5）中医证候积分　根据中医对疾病证候的分类和量化标准，计算治疗前后的证候积分变化，积分降低表示病情好转。

2. 评估方法

（1）中医四诊

① 望诊：观察患者的神色、形态、舌苔、脉象等。

② 闻诊：听患者的声音、呼吸，闻其口气、体味等。

③ 问诊：询问患者的症状、病史、饮食、睡眠等情况。

④ 切诊：触摸脉象、按压腹部等了解病情。

（2）量表评估　如中医证候量表、生活质量量表（如 SF-36 量表）等，患者根据自身情况进行填写，以量化评估治疗效果。

（3）随访观察　在治疗结束后的一段时间内，定期对患者进行随访，了解病情是否稳定或复发。

（4）对比分析　将治疗前后的症状、体征、实验室检查结果等进行对比，判断治疗的有效性。

（5）患者反馈　重视患者对治疗的主观感受和满意度，了解治疗对其日常生活的影响。

中医特色治疗室在中医医疗服务中发挥着重要作用，其技术管理水平直接关系到治疗效果和患者的安全。通过加强人员管理、规范技术操作、加强设备与环境管理、完善质量控制与安全保障体系等措施，可以有效提高中医特色治疗室的技术管理水平。同时，应积极推动信息化建设、促进多学科协作、加强技术创新与发展，不断提升中医特色治疗室的服务能力和竞争力，为传承和发展中医事业、保障人民群众的健康做出更大的贡献。

第四节　中医适宜技术中的人文关怀技巧

在当今社会，医疗领域对于人文关怀的重视日益凸显，尤其在中医实践中，人文关怀的融入更是重要的组成部分。中医强调"治未病""以人为本"的治疗理念，与人文关怀的核心理念不谋而合。

一、护理中人文关怀的具体表现

人文关怀的核心在于尊重与理解。在中医实践中，这种尊重与理解体现在对患者身心的全面关怀上。每一位患者都是独特的个体，他们的生命、尊严和个性都应得到尊重。在诊治过程中，不仅关注患者身体的疾病状态，更深入了解患者的情感、心理需求，以及他们的社会文化背景。这种尊重与理解不仅有助于建立和谐的医患关系，更是中医治疗取得良好效果的关键之一。

有效的沟通与倾听也是人文关怀的重要体现。通过与患者深入交流，倾听患者的诉求和疑虑，能够更准确地把握病情，为患者制订更为个性化的治疗方案。同时，这种沟通也能让患者感受到被关注和理解，从而增强他们战胜疾病的信心。在中医治疗中，医护的言行举止、态度神情，都能传递出对患者的人文关怀，这种关怀能够让患者感受到温暖和支持，从而提高治疗效果。

关爱与支持也是中医人文关怀的重要内容。在治疗过程中，不仅要关注患者的身体状况，更要关注他们的心理状态和社会适应能力。通过给予患者安慰、鼓励和支持，帮助患者树立战胜疾病的信心，提高治疗效果。同时，还需要注重患者的健康教育，引导他们形成健康的生活方式，预防疾病的复发。这种全方位的关爱与支持，充分体现了中医人文关怀的深刻内涵。

现代医疗护理领域中，随着医学模式的转变和患者需求的日益多样化，护理策略正朝着更加个性化和综合化的方向发展。以下是对当前护理实践中几个关键方面的详细分析。

1. 个性化护理

在现代医疗护理中，个性化护理已成为一种重要的护理模式。它要求医护人员根据患者的年龄、性别、病情等个体差异，制订具有针对性的护理方案。这种护理模式能够更好地满足患者的特殊需求，提升护理效果。例如，在中医护理中，根据患者的体质差异和病情特点，采用温针灸、穴位按摩等不同的中医适宜技术，为患者提供个性化的护理服务。

2. 情感支持

在患者康复过程中，情感支持同样至关重要。医护人员需要关注患者的情感变化，及时提供心理疏导和情感支持，帮助患者缓解焦虑、恐惧等负面情绪。这种情感支持有助于患者建立积极的治疗态度，增强战胜疾病的信心。在护理实践中，医护人员可以通过与患者沟通、倾听患者心声、鼓励患者参与治疗决策等方式，为患者提供全方位的情感支持。

3. 疼痛管理

疼痛是患者面临的主要问题之一，有效的疼痛管理对于提高患者的舒适度至关重要。在疼痛管理中，中医适宜技术如温针灸、穴位按摩等具有独特的优势。这些方法通过调节人体气血、疏通经络等方式，达到减轻疼痛的目的。同时，医护人员还需要根据患者的疼痛程度和特点，采用药物、物理疗法等多种手段，综合施策，提高疼痛管理的效果。

4. 健康教育

健康教育是护理工作中的重要环节。通过向患者普及健康知识，提高患者的健康素养和自我管理能力，有助于促进患者的康复和预防疾病的复发。在健康教育中，医护人员需要注重患者的个体差异和需求，采用多样化的教育方式和手段，如教学视频、宣传册等，提高健康教育的效果。同时，医护人员还需要关注患者的学习反馈和成效评估，及时调整教育策略和方法，确保健康教育工作的质量和效果。

二、中医适宜技术与人文关怀的联系

（一）中医适宜技术中的人文关怀因素

在深入探讨中医适宜技术在预防及调养领域的应用时，不难发现其独特优势与深远影响。中医作为中国传统文化的重要组成部分，其在医疗护理领域的应用，尤其是针对高血压病等常见慢性疾病的预防与调养，展现了深刻的人文关怀与医学智慧。

中医适宜技术充分尊重个体差异，注重根据患者的体质、病情、年龄、性别等因素，制订个性化的治疗方案。这种个性化治疗方案的制订，不仅彰显了中医整体观念和辨证论治的精髓，也体现了医疗护理中的人文关怀。患者在接受治疗过程中，能够深刻感受到被重视和尊重，从而增强治疗的信心与依从性。

同时，中医适宜技术强调预防与调养的重要性，主张"治未病"的理念。在疾病尚未发生或刚刚发生时，通过调整生活方式、饮食习惯、情志状态等方式，达到预防疾病或减轻病情的目的。这种预防与调养的理念，不仅有助于患者身心健康的全面关怀，也体现了中医对患者长远健康的关注与负责。

中医适宜技术在倡导自然疗法方面有着独特的优势。其采用的针灸、推拿、拔罐等非侵入性、自然疗法，不仅安全有效，而且能够减少患者的痛苦和不适。这种倡导自然疗法的理念，不仅符合现代医学对安全、有效、舒适治疗的需求，也体现了中医对患者身心健康的尊重和保护。

通过深入探讨中医适宜技术在预防及调养领域的应用，可以发现其在医疗护理中的独特价值与深远影响。

（二）中医适宜技术如何体现人文关怀

在中医护理门诊的实践中，中医适宜技术的应用不仅体现了中医文化的博大精深，更在患者护理中发挥了显著作用。这些技术不仅关注患者的生理健康，还深入探究了患者的心理状态与情绪变化，为患者提供了全面、个性化的护理服务。

中医适宜技术强调倾听与沟通的重要性。在运用各种技术如传统刘氏火熨术、棍针疗法等进行治疗时，医护人员会耐心倾听患者的病情描述和感受，深入了解患者的需求和期望。这种细致的沟通有助于医护人员更准确地把握患者的身心状态，从而提供更加贴合患者实际情况的护理方案。

中医适宜技术特别注重情志护理。情志变化对人体健康的影响在中医理论中被高度重视，因此在治疗过程中，医护人员会密切关注患者的情绪变化，并采取适当的心理疏导方法帮助患者缓解不良情绪。通过情志相胜等心理调适技巧，不仅提高了患者的治疗效果，也增强了患者的治疗信心。

中医适宜技术尊重患者的选择权。在治疗方案的选择上，患者可以根据自己的实际情况和意愿进行选择，这种尊重患者选择权的做法让患者感受到了被尊重和被信任，有助于建立良好的医患关系。这种关系的建立不仅有利于患者的治疗，也为中医护理门诊的长期发展奠定了坚实的基础。

三、中医适宜技术在护理中的人文关怀技巧

（一）沟通技巧

在中医护理的实践中，患者沟通与理解占据举足轻重的地位。这一过程不仅是技术层面的交流，更是人文关怀的展现。以下将从倾听、理解和回应三个方面，详细探讨中医护理中如何构建有效的患者沟通与理解机制。

1. 倾听：构建和谐医患关系的基石

在中医护理中，倾听被视为与患者建立良好关系的起点。护士应专注于患者的声音，耐心倾听其诉求与疑虑，不轻易打断或轻视患者的表达。这种倾听不仅是对患者话语的接收，更是对其情感和需求的尊重。通过倾听，护士能够深入了解患者的内心世界，为其提供更加个性化的护理方案。

2. 理解：从患者角度出发的情感共鸣

在倾听的基础上，理解患者的情感和需求成为关键。护士应站在患者的角度，通过换位思考，努力体会患者的痛苦与困扰。这种理解不仅是对患者病情的把握，更是对其心理状态的关注。通过深入理解，护士能够更加精准地把握患者的需求，提供更加贴心的护理服务。

3. 回应：积极反馈与支持的表达

在理解患者的基础上，护士应给予积极的回应。这种回应不仅包括对患者疑问的解答，还包括为其提供合理的建议、安慰和鼓励。护士应运用专业知识，为患者提供准确的医学解释，同时以温暖的话语和态度，让患者感受到护士的关心和支持。这种积极的回应不仅能够增强患者的信心，还有助于促进医患之间的和谐关系。

（二）情感支持技巧

在分析中医护理门诊中的护士与患者互动模式时，观察到一系列深入人心的护理实践，这些实践不仅体现了中医文化的博大精深，也展示了现代护理理念的融合与发展。护士作为医患之间的重要桥梁，在患者治疗过程中扮演着不可或缺的角色。

1. 安慰

护士在患者面临疾病困扰时，通过专业的护理技能和人文关怀，给予患者适当的安慰。他们运用中医护理的核心理念，如传统刘氏火熨术、棍针疗法等，结合温柔的语言和关怀的肢体接触，让患者感受到来自医护人员的温暖与安慰。这种安抚不仅有助于缓解患者的紧张情绪，还能增强其战胜疾病的信心。

2. 鼓励

在患者治疗过程中，护士积极鼓励患者，帮助他们树立信心。他们通过专业的知识，向患者解释治疗过程和效果，鼓励患者积极参与治疗。这种鼓励不仅增强了患者的治疗依从性，还提高了治疗效果。同时，护士也注重与患者的沟通与交流，通过陪伴和倾听，让患者感受到医护人员的关心与支持。

3. 陪伴

护士在陪伴患者的过程中，不仅关注患者的生理需求，还注重患者的心理需求。他们通过细致的观察和深入的了解，及时发现患者的心理变化，给予适当的心理疏导和支持。这种陪伴不仅让患者感到安心和舒适，还促进了医患之间的情感交流，增强了医患之间的信任与理解。

（三）健康教育技巧

在深入探讨中医护理的实践方法时，个性化与系统化指导的结合显得尤为重要。这不仅体现了中医护理的人文关怀，也促进了患者与护士之间的有效沟通，从而确保了健康教育的效果和质量。

1. 个性化指导

个性化指导在中医护理中扮演着举足轻重的角色。护士需充分了解患者的个体差异，包括年龄、性别、病情和文化背景等。基于这些信息，护士可以制订出与患者需求紧密贴合的健康教育计划。例如，对于年幼的儿童患者，护士可以采用更为生动有趣的方式，如故事讲解、游戏互动等，来传递疾病知识和护理要点。同时，考虑到不同文化背景的患者可能对某些治疗方法或药物存在疑虑，护士还需进行相应的解释和沟通，以确保患者能够安心接受治疗。

2. 系统化指导

系统化指导在中医护理中是另一重要方面。它要求护士在健康教育过程中，注重知识的系统性和连贯性。护士需要从疾病的预防、治疗、康复等方面出发，为患者提供全面、系统的健康教育内容。这种系统化的指导有助于患者更好地了解疾病的全貌和护理要点，提高其对自身健康的认知水平。例如，在针对儿童生长发育问题的护理中，护士可以围绕儿童饮食、运动、睡眠等方面，提供全面的健康指导，帮助家长更好地促进孩子的健康成长。

3. 互动与反馈

互动与反馈也是中医护理中不可忽视的环节。在健康教育过程中，护士应积极鼓励患者提问、分享经验，并及时了解患者的反馈和需求。这种互动不仅能够加深患者对健康教育内容的理解，还能帮助护士及时发现并解决患者在护理过程中遇到的问题。

（四）隐私保护技巧

1. 尊重患者隐私

在中医护理实践中，尊重患者隐私权与人格尊严是每一位医护人员的基本职责。在询问病情、检查身体等过程中，医护人员必须谨慎操作，特别注意避免患者敏感部位的外露。例如，在进行体检时，应确保病房内无无关人员，并使用屏风或帘子等物品遮挡患者隐私部位，以减轻患者的不适感。医护人员在与患者交流时，应避免涉及过于私人的话题，充分尊重患者的个人隐私权。

2. 严格信息保密

信息保密是维护患者隐私的重要环节。在中医护理过程中，医护人员需对患者的个人信息和病情严格保密，不得随意泄露给无关人员。这要求医护人员具备高度的职业道德和责任心，严格遵守相关法律法规和医院规章制度。同时，医院应建立完善的信息管理制度，对医护人员的信息保密行为进行监督和考核，确保患者隐私得到切实保护。

3. 营造安全护理环境

为确保患者在接受中医护理过程中不会受到隐私泄露的风险，医护人员需努力营造一个安全、舒适的护理环境。这包括加强病房管理，确保病房内设施完善、环境整洁；提高医护人员素质，加强其职业道德教育和专业技能培训；以及建立健全的投诉处理机制，及时解决患者在护理过程中遇到的问题和疑虑。通过这些措施的实施，可以为患者提供优质的护理服务，保障其隐私权益得到充分保障。

四、如何更好地在中医适宜技术中融入人文关怀

（一）提高医护人员人文素质和沟通能力

随着现代医学的不断发展，中医适宜技术作为一种独特的医疗方法，在医疗领域中发挥着越来越重要的作用。为了提高医护人员的专业水平和服务质量，需要从多个方面入手，加强医护人员的培训和能力建设。

1. 专业知识培训

医护人员作为医疗服务的提供者，必须不断学习和更新中医适宜技术的相关知识。这包括对中医基础理论的理解、对常见病症的诊断和治疗方法的掌握，以及对应急情况的应对能力等。通过定期的专业培训，医护人员可以系统地学习中医知识，提高自身的专业水平，确保能够准确、有效地为患者提供治疗服务。

2. 沟通技巧培训

良好的沟通技巧是医护人员与患者建立良好关系的基础。医护人员应该学习如何与患者进行有效的沟通，理解患者的需求和疑虑，并提供及时、有效的解答和支持。在沟通中，医护人员应该注重语言的选择和表达方式，避免使用过于专业或难以理解的术语，以便患者能够更好地理解。

3. 情感支持能力

在面对疾病时，患者往往会感到焦虑、恐惧和不安。医护人员应该具备一定的情感支持能力，能够在患者面临困难时提供情感上的支持和安慰。这不仅可以增强患者的治疗信心，还可以提高患者的治疗依从性，从而促进患者的康复。

4. 跨文化沟通能力

在全球化的背景下，跨文化患者逐渐增多。医护人员应该学习跨文化沟通技巧，了解不同文化背景下的沟通方式和习惯，以便更好地与患者沟通。这不仅可以提高患者的满意度，还可以促进不同文化之

间的交流和融合，增进人们的相互理解和尊重。

（二）加强团队协作，共同营造温馨就诊环境

在探讨中医适宜技术的实施过程中，为了保障其高效与专业化，需要一系列严谨的操作与管理策略。这些策略旨在提升治疗效果，加强患者体验，以及增强医疗团队的协同效率。

1. 明确职责分工

明确职责分工是确保中医适宜技术有序实施的基础。在中医适宜技术的治疗过程中，医护人员各自承担不同的职责，如医师负责诊断与治疗方案制订，护士负责操作与治疗辅助，而康复师则关注患者的后期恢复。通过明确各自的职责范围，能够确保各项工作有序进行，减少因职责不明而导致的混乱与延误，从而显著提高治疗效率。

2. 加强团队协作

加强团队协作是提升治疗效果的关键。中医适宜技术的实施往往需要多个医疗专业人员的共同参与，因此，加强团队协作至关重要。通过定期的学术交流、病例讨论以及实践操作演练等方式，可以促进团队成员之间的相互理解与支持，从而在治疗过程中更加默契地协作。

3. 营造温馨环境

营造温馨环境也是中医适宜技术实施过程中不可或缺的一环。在医疗过程中，患者往往处于紧张与焦虑的状态，因此，通过改善就诊环境、提供舒适的休息区域等方式，可以为患者创造一个温馨、舒适的就诊氛围。这种氛围的营造有助于减轻患者的心理压力，使其更加信任与配合医护人员，从而促进治疗效果的提升。

4. 患者共同参与

患者参与是提高自我管理能力的有效措施。通过患者教育、康复锻炼等方式，可以鼓励患者更加积极地参与治疗过程，了解并掌握自身的健康状况与康复需求。这种参与不仅可以提高患者的自我管理能力，还能够促进患者与医护人员之间的交流与沟通，增强医患之间的信任与合作，从而为中医适宜技术的实施提供更加坚实的基础。

（三）不断创新，完善中医适宜技术体系

在当今医疗科技快速发展的背景下，中医适宜技术正面临前所未有的机遇与挑战。为了充分发挥其在健康维护和治疗领域的重要作用，需要从多个维度进行深入探讨与实践。

1. 引入现代科技

引入现代科技是中医适宜技术发展的必经之路。通过将人工智能、大数据等先进技术融入中医诊疗过程中，不仅可以提高治疗效率和精确度，还能在安全性上得到显著提升。例如，通过大数据分析，可以对中医治疗方案进行个性化定制，以满足不同患者的具体需求。

2. 拓展应用领域

拓展应用领域是中医适宜技术发展的另一重要方向。随着人们健康意识的提升，对中医适宜技术的需求也日益多元化。在康复医学、老年医学等领域，中医适宜技术均展现出独特的优势。因此，应该积极探索中医适宜技术在这些领域的应用，为患者提供更加全面、有效的治疗服务。

3. 持续改进技术

持续改进技术是确保中医适宜技术持续发展的关键。在实际应用中，需要不断发现问题、分析问题、解决问题，对中医适宜技术进行持续优化和完善。只有这样，才能确保中医适宜技术的实用性和可行性，满足患者的实际需求。

4. 加强国际交流

加强国际交流是中医适宜技术走向国际化的重要途径。通过与国际同行的交流与合作，可以学习借鉴国际先进的中医适宜技术和管理经验，同时也可以将我国的中医适宜技术推广到全世界，为世界人民的健康事业作出贡献。

五、展望未来发展趋势和挑战

随着医学模式的不断演进和患者健康需求的日益提升，中医适宜技术作为传统医学的瑰宝，其应用和发展正迎来新的机遇与挑战。中

医适宜技术不仅关注疾病的物理治疗，更强调人文关怀在诊疗过程中的重要性，这一趋势在未来将愈发明显。

（一）中医适宜技术中人文关怀技巧的发展趋势

随着医学模式的转变，从单纯的生物医学模式向生物-心理-社会医学模式发展，中医适宜技术也在不断创新和完善。在治疗过程中，医护人员更加注重患者的心理需求和社会背景，通过深入沟通和了解，为患者制订更加个性化的诊疗方案。这种人文关怀的技巧在中医适宜技术中得到了广泛的应用和推广，成为提升患者治疗效果和满意度的重要途径。

（二）中医适宜技术中人文关怀技巧的挑战

然而，在推广和应用中医适宜技术中的人文关怀技巧时，也面临着一些挑战。医护人员的人文素养和人文关怀意识需要进一步提高。只有真正理解和应用人文关怀技巧，才能更好地满足患者的需求。同时中医适宜技术的宣传和推广力度需要加强。尽管中医适宜技术具有独特的优势和效果，但由于种种原因，其认知度和接受度还有待提高。因此，建立完善的中医适宜技术培训体系也是一项重要任务。应该在护士教育中充分弘扬中医适宜技术的人文精神，为培养更多具有人文关怀能力的优秀护士而努力。

第二章

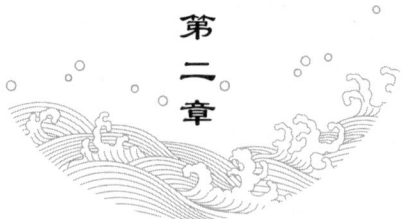

中医适宜技术
在呼吸系统疾病中的应用

第一节　急性上呼吸道感染

一、疾病概述

急性上呼吸道感染简称上感，为外鼻至环状软骨下缘位置，包含鼻、咽部或喉部的急性炎症的总称。常见的症状包括发热、咳嗽、鼻塞、流涕、咽痛等，严重时可引起肺炎等并发症。急性上呼吸道感染一般是由风寒侵袭、饮食失调、劳累过度等原因引起的。中医认为，风寒感冒是在风寒之邪外袭、肺气失宣等情况下发生的，其症状主要有恶寒、发热、鼻塞、流清涕、咳嗽、头痛等。上感大多数是由病毒感染引起的，少数是细菌感染所导致的，还有一些为支原体、衣原体等特殊病原体感染引发。一年中的发病概率不因性别、年龄和地区而受到影响，身体羸弱的人易患。病情通常较轻，病程短，存在自限性，预后较好。然而，它的发病率很高，据临床统计，以发热就诊的患者约占40％，其中急性上呼吸道感染发热患者占80％以上。成年人平均每年发病2～4次，这不但影响生活和工作，有时不给予药物干预，病情继续进展可能会出现较重的并发症，如中耳炎、病毒性肺炎等，而且具有传染性强的特点，因此在临床上应该积极防治。

二、病因病机

西医认为，急性上呼吸道感染的病因主要分为两大类：病毒和细菌。其中，病毒感染是最常见的病因，大约占急性上呼吸道感染病例的90%以上。常见的病毒有流感病毒、呼吸道合胞病毒等。细菌感染也是急性上呼吸道感染的一个重要病因，常见的细菌有溶血性链球菌、肺炎球菌等。

《素问·六元正纪大论》曰"民乃厉，温病乃作"，是温病病名的最早记载。《左传·昭公元年》中有"阳淫热疾，风淫末疾"等，是对外感热病病机的论述。早在《素问·至真要大论》中就提出"夫百病之生也，皆生于风寒暑湿燥火"。当时特别强调寒邪为外感热病的主要病因。《黄帝内经》还对六淫的性质和致病的特点作了简要的描述，如《素问·五运行大论》说"燥以干之，暑以蒸之，风以动之，湿以润之，寒以坚之，火以温之"。后世多数医家遵循"六淫说"观点来认识外感热病的病因，并逐步形成了一套针对六淫病邪的辨治体系。与此同时，古代医家在长期的实践中，认识到天地间有某些与气候没有直接关系的致病因素，如《黄帝内经》中就提出了贼风邪气致病因素，在葛洪《肘后备急方》中说"岁中有疠气，兼挟鬼毒相注，名为温病"；在巢元方《诸病源候论》中也提出时气、温病都是"人感乖戾之气而生病"；其后朱肱《类证活人书》中提出温疫系"人感疫疠之气"而致；王纶《明医杂著》中把"病气"作为热病、温疫的病因；吴又可较全面地提出了"杂气说"，认为杂气是发生温疫的病因，杂气与六淫之气不同，是"天地间别有一种异气"，自此，"杂气说"成为论述外感热病中温疫类疾病病因的主要依据。此外，古代医家还把外感热病中出现局部红肿热痛或发斑、溃烂等肿毒现象的一类病证的病因称为"温毒"，又称温热毒邪。

1. 六淫病邪

《素问·骨空论》："风者，百病之始也，……风从外入，令人振寒，汗出头痛，身重恶寒。"《杂病源流犀烛·感冒源流》："风邪袭人，不论何处感受，必内归于肺。"风性轻扬，故"伤于风者，上先受之"，头面属人体之上，肺为脏腑之华盖，故以头面及肺系见证多见。风邪又具"善行而数变"的特性，故临床常起病急，而兼证与并病多。风邪又有风热与风寒之别，《伤寒论·辨太阳病脉证并治》："太阳病，或已发热，或未发热，必恶寒，体痛，呕逆，脉阴阳俱紧者，名为伤寒。"若在盛夏炎暑，贪凉感寒，或天气突变，骤受雨淋，暑热内邪，寒湿外束，多兼暑湿。若在秋季，燥气主令，外感秋燥，多兼燥邪。古人所谓"伏寒化温"即寒邪致病；暑邪致病可以直接犯于阳明，所以有"夏暑发自阳明"之说。叶天士提出"暑必兼湿"，王孟英进而指出"暑令湿盛，必多兼感"。六淫病邪中属于火热性质者甚多，虽六淫病邪性质各异，但都可兼具或转化成为火热性质的病邪，所以古人有"六气皆从火化"之说。

2. 疫气病邪

疫气病邪又称疫邪，在历代文献中又有毒气、乖戾之气、疠气、异气、戾气、瘴气等名称。疫气是单独存在于自然界中的致病因子，即杨栗山《伤寒瘟疫条辨》中说"乃天地间另为一种疵疠旱潦之毒气"。各种疫气的致病特性和轻重各不相同，《素问·刺法论》载"五疫之至，皆相染易，无问大小，病状相似"。《诸病源候论·时气病诸候》："夫时气病者，此皆因岁时不和，温凉失节，人感乖戾之气而生，病者多相染易。"此为瘟疫，发病急，症状重，流传广。

3. 毒邪

毒邪是某一类外感热病的病因，但毒邪与六淫病邪、疫气病邪三个概念并不是并列的，因为六淫病邪和疫气病邪都可以称为毒邪。所谓毒邪是指致病力较强，引起的病症较严重的一类病邪；六淫病邪可以形成风毒、寒毒、暑毒、湿毒、燥毒、火毒等；疫气病邪往往称为疫毒，如湿热疫毒、暑燥疫毒等。

《素问·调经论》载"阳盛则外热"，实际是指病邪客于体表，则卫外之阳充盛于肌表，并起而与邪气抗争，从而引发表现于外的发热症状。《素问·调经论》进一步阐释说："上焦不通利，则皮肤致密，腠理闭塞，玄府不通，卫气不得泄越。"所谓"卫气不得泄越"，即是指外邪犯肺，上焦肺气宣发不利，导致皮肤腠理闭塞，汗孔开合失司，汗液不能正常排出，卫阳不能正常发泄，郁盛于体表，产热过剩，散热不足，则阳热之邪不得随汗而解，因而导致体温的升高。

三、诊断要点

急性上呼吸道感染诊断要点：鼻咽部的症状和体征；血常规结果显示病毒感染时白细胞计数多为正常或偏低、淋巴细胞比例升高，细菌感染时白细胞计数和中性粒细胞增多；胸部 X 线检查阴性。必要时可借助病毒分离、血清学检查和细菌培养等明确病原体。

四、辨证论治

（一）护治原则

以解表达邪为原则。护治应因势利导，遵循"其在皮者，汗而发之"的原则。解表时一般忌用补敛之品，以免留邪，如寒热性质不显，可用辛平之品；表寒里热者，当解表清里、宣肺泄热。时行感冒症状重者，当清热解毒。

（二）证候分型

1. 风寒束表证

症状：恶寒重，发热轻，无汗，鼻塞声重，时流清涕，头痛，肢节酸痛，咽痒，咳嗽，痰稀薄色白，口不渴或渴喜热饮，舌质淡润，苔薄白，脉浮或浮紧。

治法：辛温解表，宣肺散寒。

常用药物：荆芥、防风、生姜、柴胡、薄荷、川芎、桔梗、枳壳、茯苓、甘草、羌活等。

2. 风热犯表证

症状：发热重，恶寒轻，微恶风，汗泄不畅，鼻塞，流黄浊涕，面赤目胀，头胀痛，咳嗽，痰黏色黄，咽燥，口渴欲饮或咽喉红肿疼痛，舌苔薄白微黄，边尖红，脉浮数。

治法：辛凉解表，疏风清热。

常用药物：金银花、连翘、淡豆豉、薄荷、竹叶、桔梗、甘草、芦根、荆芥、牛蒡子等。

3. 暑湿伤表证

症状：身热，微恶风，肢体困重或疼痛，头昏重胀痛，咳嗽痰黏，鼻塞，流浊涕，伴胸闷脘痞，心烦，少汗，口渴不多饮，或口中黏腻泛恶，小便短赤，便溏，舌苔薄黄而腻，脉濡数。

治法：清暑祛湿解表。

常用药物：金银花、连翘、香薷、厚朴、鲜扁豆花等。

4. 虚体感冒证

（1）气虚感冒证

症状：经常感冒，反复不愈。恶寒较甚，发热，无汗，咳嗽，咳痰无力，身楚倦怠，舌苔淡白，脉浮无力。

治法：益气解表，调和营卫。

常用药物：党参、甘草、茯苓、紫苏叶、葛根、前胡、半夏、枳壳、桔梗、黄芪、白术、防风等。

（2）阴虚感冒证

症状：身热，微恶风寒，少汗，五心烦热，头昏，口干，干咳少痰，舌红少苔，脉细数。

治法：滋阴解表。

常用药物：玉竹、甘草、大枣、淡豆豉、薄荷、葱白、桔梗、白薇等。

（3）阳虚感冒证

症状：畏寒怕冷，四肢不温，面色苍白，无汗或自汗，咳嗽痰稀，鼻塞流清涕，倦怠乏力，精神不振，语声低微，舌淡胖苔白，脉象沉细无力。

治法：助阳解表。

常用药物：麻黄、附子、细辛等。

五、常见症状护理

1. 恶寒、发热

（1）观察体温变化及出汗情况。

（2）汗出较甚切忌当风，并及时更换衣物；风寒束表者注意保暖。

（3）保持口腔清洁，鼓励多饮温开水。

（4）遵医嘱物理降温。

（5）遵医嘱刮痧，取合谷、曲池、大椎、太阳、风池等穴。

（6）遵医嘱中药保留灌肠。

（7）遵医嘱予耳尖、少商放血治疗。

① 取穴：耳尖（双耳）、少商。

② 操作流程：首先反复按摩耳尖及耳郭，待耳尖部位处于充血状态后，予以皮肤常规消毒，一只手将耳郭固定，另一只手使用三棱针快速点刺，然后双手挤压耳尖放血5～8滴，使用干棉球按压止血；同法取少商，做好皮肤常规消毒后使用三棱针刺入少商，挤压穴位使血滴5～8滴，使用干棉球按压止血。放血后嘱咐患者适当饮水。一般患者1次/天，症状严重患者可2次/天，体温正常3天后停止。

③ 依据：中医学认为"凡致病者，必先去其血，乃去其所苦，伺之所欲，然后泻有余，补不足"，即通过对经络放血祛除病邪。耳与经络脏腑有着密切联系，通过耳尖放血有助于疏通三阳经脉，宣泄风热疫毒，使邪热外泄，阴阳平衡而退热；少商为手太阴肺经井穴，肺系病证尤其外感发热取少商放血具有清热解毒、疏通经络的功效，从而达到降低体温的目的。

（8）中药足浴

① 中药足浴药方：薄荷粉20g，连翘粉20g，麻黄粉30g，荆芥粉20g，川芎粉10g，柴胡粉20g，青蒿粉20g，白芷粉30g，防风粉30g。

② 方法：将以上药物粉末于100℃水中浸泡，到水温为40～45℃之后将其倒进浴足盆（电子按摩盆、木盆等）中，水位应在患者足踝上10～15cm。

③ 足浴时间：应依据患者的具体情况而定，体质较好、肥胖的患者可泡 20 分钟以上，以全身出汗为止；消瘦体弱的患者可泡 10 分钟，以全身微汗即止。

2. 头痛

（1）观察头痛部位、性质、程度、伴随症状及持续时间。

（2）改变体位时动作要缓慢。

（3）遵医嘱穴位按摩，取太阳、印堂、百会、合谷、风池等穴。

（4）遵医嘱耳穴贴压，取神门、枕、内分泌、皮质下、肺等穴。

3. 咳嗽、咳痰

（1）观察咳嗽的性质、程度、持续时间、规律及痰液的量、颜色、性状等。

（2）咳嗽剧烈时取半卧位。

（3）教会患者有效咳嗽及咳痰的方法，翻身拍背。

（4）遵医嘱耳穴贴压，取气管、肺、神门、下屏尖等。

（5）遵医嘱予刮痧，取大椎、风门、肺俞、膻中、肾俞、天突等穴。

4. 鼻塞、流涕

（1）观察鼻塞情况及涕液颜色、性质等。

（2）掌握正确的擤涕方法。

（3）遵医嘱穴位按摩，鼻塞时按摩迎香、鼻通等穴。

（4）遵医嘱耳穴贴压，取肺、内鼻、外鼻、气管等穴。

六、健康指导

1. 生活起居护理

（1）保持室内空气流通，避免接触烟雾、花粉等刺激性物质。年老体弱、反复外感者练习太极拳、八段锦等中国传统养生保健操，以增强体质，预防感冒。

（2）早期卧床休息，注意保暖防寒，避免吹当头风（减少机体耗损，以防加重病情）。

（3）在冬季，可以使用中药泡脚来促进血液循环、舒缓疲劳，增强身体抵抗力。泡脚时可以加入一些中草药（如艾叶、生姜等），这些药物具有温经散寒、活血通络的功效，可以帮助预防感冒的发生。

（4）保持良好的个人卫生习惯也是预防感冒的重要措施之一。勤洗手、不随地吐痰、避免与患者接触等措施可以有效减少病毒的传播。

2. 饮食护理

饮食宜清淡易消化，忌食辛辣油腻之品，忌烟酒，多饮水。

（1）风寒束表证　宜食解表散寒之品，如生姜、葱白、红糖等。

（2）风热犯表证　宜食疏风清热、宣肺化痰之品，如西瓜汁、金银花茶等。

（3）暑湿伤表证　宜食清热解暑、理气化湿之品，如丝瓜、冬瓜、绿豆汤等。

（4）气虚感冒证　宜食益气健脾之品，如山药、黄芪、党参等。

（5）阴虚感冒证　宜食滋阴、清热、解表之品，如玉竹、银耳、百合等。

（6）阳虚感冒证　宜食温补阳气、祛寒暖身、易消化且营养丰富之品，如生姜、羊肉、大枣、粥类（小米粥、南瓜粥）、汤类（清淡鸡汤、骨头汤）、蒸蛋等。

3. 用药护理

（1）急性上呼吸道感染后，需要及时配合医师使用抗感染药物治疗，可以口服阿莫西林胶囊、头孢克肟分散片等药物。如伴有咳嗽、咳痰的症状，应联合化痰止咳类药物治疗，如止咳糖浆，以加快身体恢复。

（2）可选用中医中药治疗，感冒退热冲剂1～2包冲服，每日3次；羚羊感冒片，4片，口服，每日3次。表现为微热、恶寒、无汗、痰稀者，可用葱白鲜生姜及红糖煎汤热服；表现为发热、不畏寒、有汗、咽红痛、口干者，可服用银翘解毒丸治疗。

（3）内服中药时，辛温解表剂宜趁热服，服药后加被安卧或饮用热稀粥，以助汗出。辛凉解表剂、化湿解表剂宜偏凉服。

（4）发热患者应适当休息，多饮水。发热、头痛者可服退热镇痛剂，年老体弱者剂量不宜过大，防止出汗过多而虚脱。咽痛可服消炎喉片。喷嚏、流涕、鼻塞明显者可用马来酸氯苯那敏。咳嗽、咳痰者可选用止咳祛痰中西药。对于细菌感染和年老体弱者可以选择适当的抗菌药物治疗，如青霉素。对于病毒感染者可选用抗病毒药物，如板蓝根冲剂、双黄连等。

4. 情志护理

（1）加强与患者沟通，避免不良情绪。保持良好的心态和情绪，避免过度焦虑和紧张。可以通过听音乐等方式调节情绪，缓解压力。

（2）向患者讲解本病的发生、发展及转归。家人和朋友也应该给予患者足够的关心和支持，帮助其度过感冒期。

5. 康复锻炼

指导适当练习疏肝理气养肺操及八段锦锻炼身体，增强体质，提高免疫力。

（1）疏肝理气养肺操

第一节　畅通气血——十指梳头

头为诸阳之会，有督脉和六条阳经通过——用十指十宣疏通头部经络，按摩头部穴位（百会、四神聪），可促进血液循环，有醒神开窍、怡神健脑作用。

第二节　疏肝解郁，养肺理气

拍打腋窝：拍打极泉，疏通腋下淋巴结，疏肝解郁。

拍打肘窝：拍打尺泽、曲泽、少海，调理心肺、活血化瘀、助眠安神。

拍打手腕：拍打神门、内关、列缺，强心养肺、活血益气。

拍掌搓掌：助心行血，活血化瘀。

拍打腹股沟：拍打足五里、阴廉、急脉等，疏通腹股沟淋巴，畅通气血，健脾胃，疏肝柔肝。

第三节　疏肝健脾

揉搓章门、期门、大包，理气散结、疏肝健脾。

第四节　强腰固肾——拍打腰背

拍打腰阳、命门、委中，提升阳气，增强免疫力，强腰固肾。

（2）八段锦

第一式　两手托天理三焦

步骤：目视前方，呼吸自然，两膝微屈，两手臂内收，两手掌五指分开，在小腹前十指交叉，掌心向上托起经胸前内旋翻掌，掌心向上，托至头顶，抬头，目视两掌，两臂继续上托，肘关节缓缓伸直，此过程配合缓缓吸气，双手与身体拉伸停顿（闭气7～10秒），身体重心缓缓下降，两腿膝关节微屈，十指慢慢分开，两臂沿身体两侧缓缓下落，此过程配合慢慢呼气，至小腹前两掌重叠，掌心向上，目视前方。根据自身情况，一般练习3次或6次。

作用：三焦通行上中下，通调水道行元真。该式可以通三焦经、心包经，促进全身气血循环，改善各种慢性病症状。

第二式　左右开弓似射雕

步骤：目视前方，呼吸自然，身体重心向右移，左脚向左侧跨开一步，两腿膝关节自然伸直，两掌从体侧向体前，于胸前交叉，左掌在外，右掌在内，两掌心向内，指尖向上，此过程配合缓缓吸气；两腿缓缓屈膝蹲成马步，右掌屈指握成空拳，向右缓缓拉至右肩前，左掌微握成"爪"，腕关节背曲，此过程配合缓缓呼气，向左侧缓缓推出，指尖向上，掌心向左，犹如拉弓射箭之势，保持此动作约10秒；身体重心缓缓移到两腿之间，两膝关节放松缓缓伸直，同时，两臂放松于胸前交叉，目视前方，身体重心向左移，右脚向右侧跨开一步，重复上述步骤，只是左右相反。根据自身情况，一般练习3次或6次。

作用：肺为相傅曰华盖，主司呼吸朝百脉。该式能够疏通肺经，同时治疗腰腿、手臂、头眼部等疾病。

第三式　调理脾胃须单举

步骤：自然站立，呼吸平稳，左掌缓慢上托至肩关节高度旋掌翻肘，继续上托至关顶，掌心朝上；同时右臂内旋，掌心朝下，此过程配合缓慢吸气，两掌反向用力，左侧肢体有向上牵拉提升的感觉，右侧有向下实纳下沉的感觉，保持此状态大约10秒。左手沿体侧缓缓下落，落至肩关节高度时，右手抬起，置于右侧髂嵴高点，此过程配合缓慢呼气。同法做右侧。根据自身情况，一般左右交替，操作3次或6次。

作用：脾胃后天定中原，运化水谷血气全。该式可调和脾胃两经的阴阳，增强人体正气，主治脾胃不和之症。

第四式　五劳七伤往后瞧

步骤：自然站立，呼吸平稳，两臂充分外旋，掌心向前，头随之向左后转，双肩微微向后展，目光向后瞧右侧足跟，此过程配合缓慢吸气，保持此后瞧的状态，大约10秒。头缓缓转回正前方，两膝关节微屈，两臂放松回收至体侧，此过程配合缓慢呼气。左右交替，同法做右转头。根据自身情况，一般左右交替，操作3次或6次。

作用：大椎定喘藏颈肩，益气通阳冲九天。该式可疏通带冲二脉及胆经，有效预防颈椎和腰椎疾病。

第五式　摇头摆尾去心火

步骤：自然站立，呼吸平稳，身体重心左移，右脚向右开步站立，缓缓下蹲成马步的同时两掌向下按于两膝关节上，上身向右前方微微前倾，以腰为轴，慢慢众右前方逆时针转向正前方、左前方、左后方、正后方，此过程配合缓慢吸气，保持成后伸位大约10秒；然后反方向回转至左前方，此过程配合缓慢呼气；再顺时针由左前方开始，慢慢转向正前方、右前方、右后方、正后方，配合缓慢吸气，保持成后伸位大约10秒，最后从相反的方向回转到右前方，配合缓慢呼气。可以根据自身状况，一般左右交替，操作3次或6次。

作用：心为君主地位尊，统领五脏益血神。该式可疏通心包经、心经、小肠经，治疗心火旺所致的气血两虚、头昏目眩和脚步不稳，增强腰力、腿力和眼力。

第六式　两手攀足固肾腰

步骤：自然站立，呼吸平稳，两臂从身体两侧，向前慢慢展出，上举至肩高度，掌心向上，此程配合缓慢吸气；两手掌至额头高度，两掌内翻，掌心向下，两中指相接，缓慢下落至胸前落于体侧，上半身向前俯，两掌继续下落，两腿尽量伸直，两掌掌心向下摩运至覆按于足面部，成攀足状态，此过程配合缓慢呼气。根据自身情况，一般操作 3 次或 6 次。

作用：肾为先天戍边军，足骨生髓藏精魂。该式可畅通肾经和膀胱经，强筋骨、固腰肾，治疗腰酸背痛、手脚麻木、腰膝酸软等症状。

第七式　攒拳怒目增气力

步骤：自然站立，呼吸平稳，目视前方，身体重心右移或左移，跨开一步，两腿屈膝蹲成马步，两手抱拳于两胁肋下，拳眼向外，拳心向上，此程配合缓慢吸气。左拳徐缓出拳，拳心向下，拳眼向内，此过程配合缓慢呼气，同时进行两目圆瞪与咬牙握固的操作，左拳缓缓回撤至左胁肋下。出右拳，左右交换，重复上述操作。可以根据自身状况，一般左右交替，按照 3 次、6 次、9 次、12 次的次数递增运动量，最多操作不超过 12 次。

作用：肝为将军肾同源，主筋通目智勇全。该式能疏通肝经、胆经，达到调理气血两虚、头昏目眩、头重脚轻，增强臂力、腰力、腿力和眼力的目的。

第八式　背后七颠百病消

步骤：自然站立，目视前方，呼吸平稳，两手置于身体两侧，两肘关节尽量后夹，两足跟慢慢提起离开地面，此过程配合缓慢吸气，上身微微后仰，形成轻微对抗力量，保持此状态，大约 10 秒。双手松力，身体恢复正立，用身体的重量，使足跟瞬间落地，可听到"咣"的声响，震动感可达头顶百会，此过程配合缓慢呼气。一般情况反复操作 7 次。

作用：经络处处通身心，运送气血濡形神。该式能有效利用震颤使得脊柱得以轻微的伸展和抖动，祛邪扶正，接通任督二脉，贯通气血，去除百病。

收势

两臂内旋，向两侧摆起（吸气）；两臂屈肘，两掌相叠置于丹田处（呼气）。两臂自然下落还原时则体态安详，周身放松，呼吸自然。

第二节　急性支气管炎

一、疾病概述

急性支气管炎也称急性气管-支气管炎，是由微生物感染、物理因素、化学性刺激或过敏因素等引起的气管和支气管黏膜急性炎症。临床表现以咳嗽为主，常持续 1～3 周，起病常先有鼻塞、流涕、咽痛、声音嘶哑等上呼吸道感染的症状和发热、畏寒、头痛、全身酸痛等全身症状。常见于寒冷季节或气候突变时，也可由急性上呼吸道感染迁延而来。对 2009—2018 年中国南方地区 18 家医院收集的 22680 个呼吸道样本进行估算，每年约有 5% 的成年人患有急性支气管炎。急性支气管炎多属中医学的"咳嗽"范畴。

二、病因病机

西医认为，急性支气管炎多数由病毒感染所致，其中成人以流感病毒和腺病毒多见，细菌、肺炎支原体、肺炎衣原体也是引起本病的常见病原体，常在病毒感染的基础上合并细菌或肺炎支原体、肺炎衣原体感染。该病的主要病理为气管、支气管黏膜充血、水肿，黏液腺体肥大、分泌物增加，纤毛上皮细胞损伤脱落，黏膜及黏膜下层炎症细胞浸润。

中医认为，急性支气管炎的病因包括以下几个方面。

1. 外感六淫

中医认为，外感六淫是急性支气管炎的主要病因之一。当风、寒、热、燥等外邪侵袭人体，首当其冲的是肺部。肺主气，司呼吸，外合皮毛，开窍于鼻，六淫外邪及烟尘秽浊之气，由口鼻或皮毛乘虚而入，侵袭肺卫，致肺失宣降，气道不利，肺气上逆而作咳。六淫皆能令人咳，但风为六淫之首，其他外邪多与风邪相合侵袭人体，故临床多有风寒、风热、风燥等不同证型的咳嗽。

2. 内邪干肺

（1）内伤咳嗽　由脏腑功能失调，内邪干肺所致。包括肺脏自病和他脏及肺。

（2）肺脏自病　肺系多种疾病迁延不愈，肺脏虚弱，阴伤气耗，肺主气功能失调，肃降无权，肺气上逆发为咳嗽；或肺气亏虚，气不化津，津聚成痰，肺失宣降，气逆而咳嗽；或肺阴不足，肺失濡润，甚则阴虚火旺，虚火灼津成痰，痰阻气道，肺气失于肃降而上逆作咳。

（3）他脏及肺　饮食、情志、禀赋等因素均可导致脏腑功能失调，内邪干肺，肺失宣降，肺气上逆发为咳嗽。如《医学三字经·咳嗽》曰："然肺为气之主，诸气上逆于肺则呛而咳，是咳嗽不止于肺，而亦不离乎肺也。"

（4）饮食不当　过食生冷、辛辣刺激、肥甘厚味等刺激性食物，或饮食不节，导致脾胃功能受损，脾失健运，水湿运化失调，痰浊内生，上贮于肺，引发急性支气管炎。

（5）情志失调　长期精神紧张、抑郁等情志问题，导致脏腑功能紊乱，气血运行不畅，肺失宣降，引发急性支气管炎。

（6）劳倦过度　过度劳累或久病体虚，导致正气不足，抵抗力下降，外邪易侵，引发急性支气管炎。

外感咳嗽与内伤咳嗽常互为因果。外感咳嗽如迁延不愈或护治不当，耗气伤阴，更易感外邪，而致咳嗽频作，久则从实转虚，逐步转为内伤咳嗽；内伤咳嗽，肺脏有病，卫外不强，易感外邪而诱发或加重。

本病病位主要在肺，与肝、脾、肾关系密切。基本病机为邪气犯肺，肺失宣降，肺气上逆。病理因素主要为痰与火，但痰有寒热之别，火有虚实之分，痰火可互为因果。痰可郁而化火，火亦能灼津成痰。外感咳嗽多属邪实，若不能及时祛邪外出，可演变转化，表现为风寒化热、风热化燥或痰热壅肺等。内伤咳嗽多为正虚与邪实并见。

影响本病预后的因素较多，如体质强弱、病邪性质、病之新久等。一般而言，外感咳嗽，其病尚浅而易治，但燥与湿二者较为缠绵。内伤咳嗽多为久病，常反复发作，病程长，治疗难取速效，日久迁延，肺脏更虚，津液失布，血行不畅，痰瘀互阻而有痰饮、咳喘之变。

三、诊断要点

急性支气管炎诊断要点：急性上呼吸道感染后出现咳嗽、咳痰等呼吸道症状，体检肺部有散在干、湿啰音；病毒感染时，急性支气管炎患者的血常规白细胞计数多正常；细菌感染较重时，白细胞计数和中性粒细胞增高；痰涂片或培养可发现致病菌；胸部 X 线检查正常或仅有肺纹理增粗、紊乱。此外，进行病原学检查可明确病因。

四、辨证论治

（一）护治原则

护治咳嗽应分清邪正盛衰和证候虚实。外感咳嗽，以祛邪利肺为主，忌敛涩留邪。内伤咳嗽，标实为主者，当祛邪止咳；本虚为主者，当扶正补虚；虚实夹杂者，当酌情兼顾，防宣散伤正。咳嗽主脏在肺，除直接护治肺脏外，应注意肝、脾、肾等整体调节，忌见咳止咳。

（二）证候分型

1. 风寒袭肺证

症状：咳嗽声重，气急，咽痒，咳白稀痰，常伴有鼻塞、流清涕，头痛，肢体酸痛，恶寒发热，无汗，舌苔薄白，脉浮或浮紧。

治法：疏风散寒，宣肺止咳。

常用药物：杏仁、桔梗、前胡、甘草、陈皮、金沸草等。

2. 风热犯肺证

症状：咳嗽频剧，气粗或咳声嘶哑，喉燥咽痛，咳痰不爽，痰黏稠或色黄，常伴有鼻流黄涕，口渴，头痛，恶风，身热，舌红，苔薄黄，脉浮数或浮滑。

治法：疏风清热，宣肺止咳。

常用药物：桑叶、菊花、连翘、苦杏仁、桔梗、贝母、枇杷叶等。

3. 风燥伤肺证

症状：干咳无痰，或痰少而黏，不易咳出，或痰中带有血丝，咽喉干痛，口鼻干燥，初起或伴有少许恶寒，身热头痛，舌尖红，苔薄白或薄黄而干，脉浮数或小数。

治法：疏风清肺，润燥止咳。

常用药物：桑叶、薄荷、苦杏仁、前胡、南沙参、贝母、梨皮、芦根等。

4. 痰湿蕴肺证

症状：咳嗽反复发作，咳声重浊，因痰而嗽，痰出则咳缓，痰多色白，黏腻或稠厚成块，每于晨起或食后咳甚痰多，胸闷脘痞，纳差乏力，大便时溏，舌苔白腻，脉濡滑。

治法：燥湿化痰，理气止咳。

常用药物：半夏、陈皮、茯苓、厚朴、苍术、紫菀、紫苏子、莱菔子等。

5. 痰热郁肺证

症状：咳嗽气粗，喉中可闻及痰声，痰多黄稠或黏厚，咳吐不爽，或有热腥味，或夹有血丝，胸胁胀满，咳时引痛，常伴有面赤，或有身热，口干欲饮，舌红，苔薄黄腻，脉滑数。

治法：清热化痰，肃肺止咳。

常用药物：黄芩、栀子、知母、桑白皮、贝母、瓜蒌、竹沥、半夏等。

6. 肝火犯肺证

症状：上气咳逆阵作，咳时面红目赤，引胸胁作痛，咽干口苦，常感痰滞咽喉而咳之难出，量少质黏，或痰如絮条，症状可随情绪波动而增减，舌红，苔薄黄少津，脉弦数。

治法：清肺泻肝，化痰止咳。

常用药物：桑白皮、地骨皮、黄芩、甘草、青黛、海蛤壳等。

7. 肺阴亏虚证

症状：干咳，咳声短促，痰少质黏色白，或痰中带血丝，或声音逐渐嘶哑，口干咽燥，午后潮热，颧红盗汗，常伴有日渐消瘦，神疲乏力，舌红少苔，脉细数。

治法：养阴清热，润肺止咳。

常用药物：沙参、麦冬、天花粉、玉竹、百合、甘草、贝母等。

五、常见症状护理

1. 咳嗽、咳痰

（1）保持室内空气新鲜，避免灰尘及异味刺激，严禁吸烟。温度一般为 18～22℃，湿度为 50%～60%。

（2）加强病情观察。望：痰液的色、质、量及咳吐情况；闻：咳嗽性质、程度、持续时间、节律；问：有无恶寒、发热、汗出等伴随症状；切：脉象。

（3）咳嗽剧烈时，协助患者取坐位或半坐位。

（4）协助患者翻身拍背，促进有效排痰。方法如下：

① 有效咳嗽：患者取坐位，先进行深而慢的呼吸 5～6 次，后深吸气至膈肌完全下降时屏气 3～5 秒，继而缩唇，缓慢地通过口腔呼出肺内气体，再深吸一口气后屏气 3～5 秒，指导患者身体适度前倾，进行 2～3 次短促有力的咳嗽，以促进痰液排出。

② 胸部物理治疗：叩背排痰、排痰机排痰，促进痰液排出，改善肺的通气。

③ 雾化吸入：具有稀释痰液、消除炎症、止咳的作用。雾化时尽量取安全、舒适坐位（不能取坐位时，应尽量抬高床头）；氧流量

调节至 6～8L/min，雾化时间 15～20 分钟；用口吸气、用鼻呼气，雾化过程中间断深呼吸；雾化结束后漱口，清洁鼻面部，避免药物残留。

④ 体位引流：借助重力作用，促使呼吸道分泌物排出。原则：使病变部位处于高位，引流支气管的开口方向朝下。

⑤ 人工吸痰：清除呼吸道分泌物，保持呼吸道通畅。在此过程中，应密切观察患者生命体征，呼吸道是否通畅；严格无菌操作；选择型号合适的吸痰管（吸痰管外径不超过人工气道内径的 50%）；吸痰时负压适宜；吸痰时间<15 秒。

（5）饮食宜清淡、易消化，少食多餐，避免油腻、辛辣刺激及海腥发物。可适当食用化痰止咳的食疗方，如杏仁粥、梨粥、陈皮粥等。

（6）采用适宜的中医外治法进行治疗。

① 耳穴贴压：可取支气管、肺、脾、神门、交感等穴。通过刺激耳部穴位，可以调理脏腑功能，宣肺止咳，化痰平喘。同时，耳穴贴压还可以改善气血循环，增强免疫力，从而起到辅助治疗的作用。

② 穴位贴敷：可取天突、膻中、大椎、肺俞、定喘、风门、膏肓等，痰多者可加丰隆等。这些穴位都与呼吸系统密切相关，通过刺激这些穴位，可以调和气血，缓解咳嗽、咳痰的症状。

③ 拔罐：可取肺俞、风门、列缺等，这些穴位与呼吸系统直接相关，能够有效缓解咳嗽、咳痰的症状。拔罐产生的负压作用，可以刺激穴位，调和气血，宣肺止咳，化痰平喘。

④ 刮痧：常用的部位包括人体的背部膀胱经，重点刮拭肺俞、风门等。刮拭这些部位可以起到清热化痰、调理肺胃的作用，对于缓解支气管炎或其他呼吸系统疾病导致的咳嗽、咳痰等症状有一定效果。具体来说，刮拭背部膀胱经可以宽胸散结、清热化痰；重点刮拭肺俞、风门等可以调理肺脏功能，有止咳化痰、调理肺气不足的作用。

⑤ 艾灸：可取肺俞、风门、中脘、丰隆等。肺俞位于背部，是肺

的背俞穴，艾灸此穴可以宣肺止咳、化痰平喘；风门同样位于背部，具有祛风散寒、止咳平喘的功效；中脘位于上腹部，艾灸此穴可以健脾和胃、化痰除湿；丰隆位于小腿前外侧，是祛痰的特效穴。

⑥ 穴位按摩：通过按摩特定的穴位，如天突、水突、云门、肺俞、丰隆等，可以刺激经络，调和气血，达到宣肺止咳、化痰平喘的效果。这些穴位大多位于颈部、胸部、背部和腿部，按摩时需要注意力度和频率，以免过度刺激。

2. 发热

（1）密切观察患者的体温、脉搏、呼吸等生命体征，以及汗出情况。

（2）采用温水擦浴、冰袋敷等物理降温措施，汗出较甚者切忌当风，并及时更换衣物；风寒束表者注意保暖。

（3）保持口腔清洁，鼓励患者经常漱口和多饮温开水。

（4）饮食宜清淡、易消化，多食用富含维生素和营养丰富的食物。可以通过调整饮食，选择具有清热、解毒、滋阴等功效的食物，如绿豆、冬瓜、梨等，来帮助缓解发热症状。同时，避免食用辛辣、油腻、生冷等刺激性食物，以免加重病情。

（5）药物治疗。可根据发热的不同原因和类型，选择相应的中药进行治疗。对于外感风寒发热，可使用麻黄汤来辛温发散；对于外感风热发热，可使用银翘散或桑菊饮来清热解毒；对于内伤发热，可使用滋阴的药物来治疗阴虚发热。

（6）采用适宜的中医外治法进行治疗。

① 刮痧：可取大椎、风池、合谷、曲池等穴。大椎、风池具有解表退热的功效。合谷与曲池均属于手阳明大肠经，能够疏风解表、清泻阳明。

② 中药泡洗：可以选择具有清热解毒功效的中药，如金银花、连翘、板蓝根等，煮水后泡脚或全身泡洗。这些中药能够通过皮肤渗透，起到清热解毒、疏散风热的作用，有助于降低体温和缓解热邪引起的不适症状。除了清热解毒的中药，还可以根据个体情况选择其他

具有辅助退热作用的中药。例如，对于外感发热的患者，可以使用药浴治疗。通过药浴的方式，药物能够直接作用于身体，发挥治疗作用。

③ 穴位放血：这种疗法通过刺激特定的穴位，放出少量血液，以达到清热解毒、调和气血、退热的效果。在治疗发热时，常用的穴位包括少商、商阳、曲池、大椎等。

④ 耳尖放血：根据病情需要，通过刺激耳尖部位的穴位，达到清热解毒、调和气血的效果，从而辅助治疗发热。

⑤ 穴位按摩：可取太阳、天门、坎宫、大椎、合谷、风池等。按摩太阳有清肝明目、通络止痛的功效，患者发热后如果出现头痛、目疾等症状，可以通过按摩此穴来缓解。开天门可以开窍醒脑，疏风解表，对于风寒感冒引起的发热，开天门有助于缓解发热症状。推坎宫可以缓解发热引起的头痛症状。大椎属于督脉，按摩此穴可以清热解表，对于缓解发热、咳嗽、头颈疼痛等症状有良好的效果。合谷属于手阳明大肠经，按摩此穴可以清热解表，有助于缓解头痛、发热等症状。风池属于足少阳胆经，按摩此穴可以祛外风、清利头目，有助于缓解头痛、发热、鼻塞等症状。

3. 鼻塞、流涕

（1）观察鼻塞情况及涕液颜色、性质等。

（2）掌握正确的擤涕方法。

（3）采用适宜的中医外治法进行治疗。

① 穴位按摩：可取迎香、鼻通、合谷、风池、大椎等。鼻塞时，按摩迎香、鼻通等穴，可以调和气血、通窍解塞。按摩合谷能清热解表，缓解鼻塞、流鼻涕等症状。按摩风池可以宣肺开窍，减少流鼻涕症状，同时也能缓解鼻塞。按摩大椎可以有效缓解鼻塞的症状，刺激大椎还可以起到解毒清热的疗效。

② 耳穴贴压：可取肺、内鼻、外鼻、风溪等穴。肺主气，开窍于鼻，因此，刺激肺穴可以调节肺的功能，缓解由肺病引起的鼻塞、流涕。刺激内鼻、外鼻可以直接作用于鼻部，有助于缓解鼻塞和流涕

的症状。刺激风溪可以祛风止痒，对于由风邪引起的鼻塞、流涕有很好的疗效。

③ 艾灸：对特定穴位进行温热刺激，可取大椎、肺俞、迎香、印堂、百会等。艾灸大椎、肺俞可以刺激经络，温通气血，缓解鼻塞和流涕的症状。艾灸迎香能通利鼻窍、疏风止痒，对于改善肺气郁闭所致的鼻塞有较好的效果。艾灸印堂具有清头明目、醒脑宁神的功效，能缓解鼻塞、流涕等症状。艾灸百会，能升阳举陷，缓解鼻塞的症状。此外，根据引起鼻塞、流涕的不同原因，还可以选择其他穴位进行艾灸。

④ 中药熏蒸：通过利用中药煮沸后产生的气雾进行熏蒸，药物可以直接作用于鼻腔等患部，达到散寒、除湿、清热、解毒、消肿止痛的效果，从而缓解鼻塞、流涕的症状。在中药熏蒸时，常用的中药包括辛夷、苍耳子、细辛、薄荷等。这些中药都具有温通经络、改善血液循环、散风寒、通鼻窍的功效，对于辅助治疗鼻塞、流涕等症状有良好的效果。

（4）生活方式调整。指导患者保持室内空气流通，避免接触刺激性气体和物质，保证充足的睡眠和适度的锻炼。

六、健康指导

1. 生活起居护理

（1）保持空气清新，戒烟，消除烟尘及有害气体的污染，慎起居、避风寒、防止外感时邪。

（2）加强口腔护理，可用中药或盐水漱口。

（3）注意休息，可适当进行户外运动。缓解期鼓励患者坚持锻炼，如散步、慢跑、打太极拳等，以增强体质，改善肺的卫外功能。

2. 饮食护理

饮食宜清淡、易消化、富有营养，鼓励多饮水，忌辛辣刺激、过咸、过甜、油腻食物。

不同证候分型饮食指导如下：

（1）风寒袭肺证　进食辛温、清淡、宣肺止咳之品，如葱白、生姜、蒜等。食疗方：姜汁冲白蜜。

（2）风热犯肺证　进食清凉润肺之品，如梨、枇杷、萝卜、海蜇、荸荠等。食疗方：冰糖炖川贝母。

（3）风燥伤肺证　进食清凉润肺之品，如梨、荸荠等。食疗方：冰糖梨粥。

（4）痰湿蕴肺证　进食健脾利湿化痰之品，如薏苡仁、赤小豆、山药等。食疗方：薏米粥。

（5）痰热郁肺证　进食清热化痰之品，如梨、柚子、苦瓜、枇杷、川贝母等。食疗方：枇杷粥。

（6）肝火犯肺证　进食清肺火和清肝火之品，如雪梨、百合、菊花等。食疗方：百合雪梨汤。

（7）肺阴亏虚证　进食滋阴润肺之品，如银耳、百合、山药、莲藕等。食疗方：莲子百合银耳羹。

3. 用药护理

（1）外感咳嗽，服用的汤药多为发散之品，不宜久煎（15～20分钟）。

（2）汤药服用时温凉适宜。风热犯肺证、风燥伤肺证、痰热郁肺证、肝火犯肺证凉服。风寒袭肺证、痰湿蕴肺证、肺阴亏虚证温服。

（3）服药后注意观察效果及寒热、汗出、咳嗽、咳痰情况。

（4）咳嗽剧烈时即刻给药。

（5）服用化痰止咳药后，不要立即饮水。止咳糖浆对呼吸道黏膜起安抚作用，服后不宜饮水，以免冲淡药物降低疗效。如同时服用多种药物，则应最后服用止咳糖浆。

4. 情志护理

情志与咳嗽的关系：中医认为，情志变化与人体健康密切相关。过度的喜、怒、忧、思、悲、恐、惊等情绪都可能影响气机运行，导致脏腑功能失调，进而引发或加重咳嗽症状。可通过调节患者的情绪状态，使其保持心情平和、气机顺畅，从而减轻咳嗽症状，促进疾病康复。

情志调理的方法如下：

（1）心理疏导　与患者建立信任关系，倾听其诉求，了解其情绪变化的原因，有针对性地进行心理疏导，帮助患者缓解焦虑、恐惧等不良情绪。

（2）放松训练　进行深呼吸、肌肉放松等放松训练，有助于缓解紧张情绪，改善咳嗽症状。

（3）五音疗法　忧伤肺所致肺气虚，肺失宣降所致咳喘，可选商调式音乐，如《阳关三叠》《黄河大合唱》等。

（4）情志调养　指导患者学习中医情志调养的方法，如培养兴趣爱好、保持积极心态等，以增强自我调节能力，改善咳嗽症状。

5. 康复锻炼

（1）腹式呼吸　患者取立位或坐位或平卧位（两膝半屈或膝下垫小枕），使腹肌放松。一手放于腹部，一手放于胸部，用鼻缓慢吸气时膈肌最大幅度下降，腹肌松弛，腹部手感向上抬起，胸部手在原位不动，抑制胸廓运动；呼气时腹肌收缩帮助膈肌松弛，膈肌随腹腔内压增加而上抬，增加呼气潮气量。同时可配合缩唇呼吸，每天进行锻炼，时间由短到长，逐渐习惯于平稳而缓慢的腹式呼吸。

（2）缩唇呼吸　患者闭嘴经鼻吸气，然后通过缩唇（吹口哨样）缓慢呼气，同时收缩腹部，吸气和呼气时间比为 1：2 或 1：3。尽量深吸慢呼，每分钟呼吸 7～8 次，每次 10～20 分钟，每日锻炼 2 次。

（3）坐式呼吸操　坐于椅上或床边，双手握拳，肘关节屈伸 4～8 次，屈吸伸呼；平静深呼吸 4～8 次；展臂吸气，抱胸呼气 4～8 次；双膝交替屈伸 4～8 次，伸吸屈呼；双手抱单膝时吸气，压胸时呼气，左右交替 4～8 次；双手分别搭同侧肩，上身左右旋转 4～8 次，旋吸复呼。

（4）注意事项　①呼吸功能锻炼时，全身肌肉要放松，节奏要自然轻松，动作由慢而快。②呼吸功能锻炼不可操之过急，要长期坚持锻炼。③呼吸功能锻炼不宜空腹及饱餐时进行，宜在饭后 1～2 小时进行。④呼吸操一般每日练习 2～3 次，每次 5～10 分钟，根据个人

呼吸系统常见病中医适宜技术实用手册

病情进行，以患者不感到疲劳为宜。

第三节　慢性支气管炎

一、疾病概述

慢性支气管炎是气管、支气管黏膜及其周围组织的慢性非特异性炎症，临床上以咳嗽、咳痰为首要症状，每年发病持续 3 个月，连续 2 年或 2 年以上。排除具有咳嗽、咳痰、喘息症状的其他疾病（如肺结核、肺尘埃沉着症、肺脓肿、心脏病、心功能不全、支气管扩张症、支气管哮喘、肺癌、慢性鼻咽炎、食管反流综合征等）。

本病在中医学理论体系中，被归类为"咳嗽"病证的范畴。部分慢性咳嗽经久反复，可发展至喘，归属于中医学"喘证"范畴。

二、病因病机

西医认为，慢性支气管炎的病因主要包括以下几个方面。

（1）有害气体和有害颗粒　这是慢性支气管炎的重要致病因素。吸烟是导致该病发生的首要风险因素。烟草烟雾中含有众多有害成分，具有破坏气道上皮细胞和干扰纤毛运动的能力。纤毛是气道内帮助清除异物和黏液的重要结构，其功能受损会严重影响气道的自净机制。此外，烟雾还会导致支气管黏液腺和杯状细胞异常增生，进而造成黏液分泌过量。这种黏液的过度分泌不仅加剧了气道的堵塞，还进一步降低了气道的净化能力。除了吸烟产生的烟雾，空气中的其他有害气体，如二氧化氮、氯气等，同样对支气管黏膜具有损害作用。这些气体通常来源于工业排放、汽车尾气或化学物质的使用过程中，它们能够刺激和腐蚀气道黏膜，除了上述影响，烟雾还会造成支气管黏液腺和杯状细胞出现不正常的增生现象。因此，为了预防和控制慢性支气管炎，避免暴露于这些有害气体和颗粒环境中至关重要，尤其是要坚决戒烟，并尽量避免在空气污染严重的区域活动。这些措施对于保护呼吸道健康、降低慢性支气管炎的发病率具有极其重要的意义。

（2）感染因素　细菌、病毒和支原体感染是导致慢性支气管炎发生与恶化的重要因素。常见的病毒包括鼻病毒、腺病毒、呼吸道合胞病毒等；而细菌则有肺炎球菌、流感嗜血杆菌、葡萄球菌等。这些病原体可导致支气管黏膜损伤和慢性炎症。

（3）其他因素　气候因素、年龄、免疫状态等都与慢性支气管炎的发生有关。寒冷空气可以刺激腺体增加黏液分泌，使纤毛运动减弱，黏膜血管收缩，局部血液循环障碍，引起继发感染。老年人由于呼吸道防御功能减弱，更易发生慢性支气管炎。免疫功能低下的人群也容易受到感染，从而发生慢性支气管炎。

慢性支气管炎在中医中的病因病机与急性支气管炎有相似之处，具体如下：

1. 外感六淫

与急性支气管炎相似，风、寒、热、燥等外邪仍然是重要的致病因素。这些外邪侵袭人体，率先影响肺部，导致肺气宣降失常，从而引发咳喘等症状。

2. 脏腑功能失调

慢性支气管炎患者往往存在长期的脏腑功能失调，尤其是肺、脾、肾三脏的功能存在明显不足。肺主气，司呼吸，当肺功能下降时，易受到外邪的侵袭；脾主运化，脾虚则水湿运化失调，易生痰浊；肾主纳气，肾虚则呼吸功能减弱。这些脏腑功能的失调互相影响，一同导致慢性支气管炎的发生。

3. 痰浊与火邪

在慢性支气管炎中，痰浊和火邪是重要的病理因素。痰浊可由脾虚生湿、肺失宣降等原因产生，而火邪则可能由外感热邪或内生郁火所致。痰浊和火邪可互相转化，进一步加重病情。

4. 情志失调与劳倦过度

长期的精神紧张、抑郁等情志问题以及过度劳累或久病体虚可能导致正气不足，使机体更易受到外邪的侵袭，从而诱发或加重慢性支气管炎。

慢性支气管炎病位同样主要在肺，但与肝、脾、肾等脏腑的关系十分密切。基本病机仍为邪气犯肺，肺失宣降，肺气上逆。但与急性支气管炎相比，慢性支气管炎的病程更长，病情更为缠绵，治疗难度也更大。

三、诊断要点

慢性支气管炎的诊断要点主要包括以下几个方面。

1. 症状和时间

这是诊断的首要依据。患者通常会出现长期咳嗽、咳痰，并伴有喘息的症状。这些症状每年持续至少 3 个月，并连续 2 年或以上。清晨起床后和夜间睡眠时，咳嗽和咳痰症状可能比较明显。

2. 影像学检查

X 线胸片或胸部 CT 检查在慢性支气管炎的诊断过程中举足轻重，是不可或缺的重要检查手段。通过这些影像学检查，可更准确地评估患者的病情，进而制订出更为精确的治疗方案。慢性支气管炎患者的胸片可能显示肺纹理增粗、紊乱，以及支气管的扭曲和扩张等改变。这些影像学表现有利于判断患者的病情和确诊慢性支气管炎。

3. 临床检查

肺功能检查可以评估患者的气道功能，检测是否存在功能异常。除外，痰培养、血常规检查等也有助于确定病原体和炎症程度，为治疗提供依据。

4. 排除其他疾病

在诊断慢性支气管炎时，需要排除其他可能导致类似症状的疾病，如肺结核、支气管哮喘、支气管扩张症、肺癌等。通过进行相应的检查和试验，可以确保诊断的精确性，从而准确鉴别和确认疾病。

四、辨证论治

（一）护治原则

护治咳嗽应分清邪正盛衰和证候虚实。正气不足，以补益气血、调理脏腑为主。病邪侵袭，标实为主者，当扶正止咳；本虚为主者，当祛邪补虚；虚实夹杂者，当酌情兼顾，防宣散伤正。咳嗽主脏在肺，除直接护治肺脏外，应注意肝、脾、肾等整体调节，忌见咳止咳。

（二）证候分型

1. 实证（多见于急性发作期）

（1）风寒犯肺证

症状：咳喘气急，胸闷，咽痒，痰白量多，伴有发热，恶寒，无汗，舌苔薄白而滑，脉浮或浮紧。

治法：疏风散寒，宣肺止咳。

常用药物：半夏、陈皮、白前、麻黄、桔梗、紫苏、甘草、橘红、桂枝等。

（2）风热犯肺证

症状：咳嗽频剧，气粗或咳声嘶哑，咽痛，咳痰不爽，痰黄黏稠，胸痛烦闷，兼有鼻流黄涕，身热汗出，便秘，口渴，尿黄，舌苔薄黄，脉浮或滑数。

治法：疏风清热，宣肺止咳。

常用药物：桑叶、菊花、薄荷、知母、黄芩、射干、山豆根、天花粉、南沙参、芦根、藿香、鲜荷叶。

（3）痰浊阻肺证

症状：咳嗽，咳声重浊，痰多色白而黏，胸满窒闷，纳呆，口黏不渴，甚或呕恶，舌苔厚腻色白，脉滑。

治法：燥湿化痰，降气止咳。

常用药物：橘红、茯苓、甘草、生姜、乌梅、苍术、厚朴、细辛、白术、党参等。

（4）痰热郁肺证

症状：咳嗽，气息粗促，痰多色黄黏稠，咳吐不爽或痰中带血，胸胁胀满，咳时胀痛，渴喜冷饮，面赤咽干，便秘，苔黄腻，尿赤，脉滑数。

治法：清热化痰，肃肺止咳。

常用药物：桑白皮、黄芩、栀子、知母、海蛤壳、葶苈子、大黄、芒硝、薏苡仁、鱼腥草、冬瓜仁、芦根等。

（5）寒饮伏肺证

症状：咳嗽喘逆不得卧，咳吐清稀白沫痰，量多，冷空气刺激加重，甚至面浮肢肿，常兼恶寒肢冷，微热，小便不利，舌苔白滑或白腻，脉弦紧。

治法：温肺化饮，散寒止咳。

常用药物：麻黄、桂枝、干姜、细辛、半夏、五味子、炙甘草、葶苈子、白术、茯苓、莱菔子、白芥子等。

2. 虚证（多见于缓解期及慢性迁延期）

（1）肺气虚证

症状：咳嗽气短，痰涎清稀，反复易感，倦怠懒言，声低气怯，面色㿠白，自汗畏风，舌淡苔白，脉细弱。

治法：补肺益气，化痰止咳。

常用药物：熟地黄、人参、黄芪、紫菀、桑白皮、五味子、白芥子、款冬花、半夏、补骨脂、紫河车、山茱萸等。

（2）肺脾气虚证

症状：咳嗽气短，倦怠乏力，咳痰量多易出，面色㿠白，食后腹胀，便溏或食后即便，舌质胖边有齿痕，苔薄白或薄白腻，脉细弱。

治法：补肺健脾，止咳化痰。

常用药物：人参、茯苓、甘草、陈皮、半夏、黄芪、白术、防风、干姜、细辛等。

（3）肺肾阴虚证

症状：咳喘气促，动则尤甚，痰黏量少难咳，伴口咽发干，潮热盗汗，面赤心烦，手足心热，腰酸耳鸣，舌红苔薄黄，脉细数。

治法：滋阴补肾，润肺止咳。

常用药物：沙参、麦冬、川贝母、百部、紫菀、五味子、银柴胡、地骨皮等。

五、常见症状护理

1. 咳嗽、咳痰

（1）鼓励患者增加水分摄入，这样有助于痰液的稀释，从而有效缓解咳嗽症状。

（2）保持室内空气新鲜及环境清洁，避免灰尘及异味刺激，严禁吸烟。温度一般为 $18\sim22{}^\circ\!C$，湿度为 $50\%\sim60\%$。

（3）加强病情观察。望：痰液的色、质、量及咳吐情况；闻：咳嗽性质、程度、持续时间、节律；问：有无恶寒、发热、汗出等伴随症状；切：脉象。

（4）咳嗽剧烈时，协助患者取坐位或半坐位。

（5）协助患者翻身拍背，促进有效排痰。方法如下：

① 有效咳嗽：患者取坐位，先进行深而慢的呼吸 $5\sim6$ 次，后深吸气至膈肌完全下降时屏气 $3\sim5$ 秒，继而缩唇，缓慢地通过口腔呼出肺内气体，再深吸一口气后屏气 $3\sim5$ 秒，指导患者身体适度前倾，进行 $2\sim3$ 次短促有力的咳嗽，以促进痰液排出。

② 胸部物理治疗：叩背排痰、排痰机排痰，促进痰液排出，改善肺的通气。

③ 人工吸痰：清除呼吸道分泌物，确保呼吸道通畅是至关重要的。在此过程中，应密切观察患者的生命体征，呼吸道是否通畅；严格无菌操作；选择型号合适的吸痰管（吸痰管外径不超过人工气道内径的 50%）；吸痰时负压适宜；吸痰时间 <15 秒。

（6）饮食宜清淡、易消化，少食多餐，避免油腻、辛辣刺激及海腥发物。可适当食用化痰止咳的食疗方，如杏仁粥、梨粥、陈皮粥等。

（7）采用适宜的中医外治法进行治疗。

① 穴位贴敷：可取天突、膻中、大椎、肺俞、定喘、风门、膏肓等，痰多者可加丰隆等。这些穴位都与呼吸系统密切相关，通过刺激这些穴位，可以调和气血，缓解咳嗽、咳痰的症状。

② 耳穴贴压：可取支气管、交感、肺、脾、神门等穴。通过刺激耳部穴位，可以调理脏腑功能，宣肺止咳，化痰平喘。同时，耳穴贴压还可以改善气血循环，增强免疫力，可以辅助治疗并促进患者的康复。

③ 拔罐：可取肺俞、风门、列缺等，这些穴位与呼吸系统直接相关，能够有效缓解咳嗽、咳痰的症状。拔罐产生的负压作用，可以刺激穴位，调和气血，化痰平喘，宣肺止咳。

④ 刮痧：常用的部位包括人体的背部膀胱经，重点刮拭肺俞、风门等。刮拭这些部位可以起到清热化痰、调理肺胃的作用，对于缓解支气管炎或其他呼吸系统疾病导致的咳嗽、咳痰等症状有一定效果。具体来说，刮拭背部膀胱经可以宽胸散结、清热化痰；重点刮拭肺俞、风门等可以调理肺脏功能，有止咳化痰、调理肺气不足的作用。

⑤ 艾灸：可取肺俞、风门、中脘、丰隆等。肺俞位于背部，是肺的背俞穴，艾灸此穴可以宣肺止咳、化痰平喘；风门同样位于背部，具有祛风散寒和止咳平喘的双重功效；中脘位于上腹部，擅长健脾和胃、化痰除湿；丰隆位于小腿前外侧，是祛痰的特效穴。

⑥ 穴位按摩：通过按摩特定的穴位，如天突、云门、水突、肺俞、丰隆等，可以刺激经络，调和气血，达到宣肺止咳、化痰平喘的效果。这些穴位大多位于颈部、胸部、背部和腿部，按摩时需要注意力度和频率，以免过度刺激。

2. 发热

（1）密切观察患者的体温、脉搏、呼吸等生命体征，以及汗出情况。

（2）保持口腔清洁，鼓励患者经常漱口和多饮温开水。

（3）采用温水擦浴、冰袋敷等物理降温措施，汗出较甚者切忌当风，并及时更换衣物；风寒束表者注意保暖。

（4）饮食宜清淡、易消化，多吃富含维生素和营养丰富的食物。可以通过调整饮食，选择具有清热、解毒、滋阴等功效的食物，如绿豆、冬瓜、梨等，来帮助缓解发热症状。同时，避免食用辛辣、油腻、生冷等刺激性食物，以免加重病情。

（5）药物治疗。可根据发热的不同原因和类型，选择相应的中药进行治疗。对于外感风寒发热，可使用麻黄汤来辛温发散；对于外感风热发热，可使用银翘散或桑菊饮来清热解毒；对于内伤发热，可使用滋阴的药物来治疗阴虚发热。

（6）采用适宜的中医外治法进行治疗。

① 刮痧：可取大椎、风池、合谷、曲池等穴。大椎、风池具有解表退热的功效。合谷与曲池均属于手阳明大肠经，能够疏风解表、清泻阳明。

② 中药泡洗：可以选择具有清热解毒功效的中药，如金银花、连翘、板蓝根等，煮水后泡脚或全身泡洗。这些中药能够通过皮肤渗透，起到清热解毒、疏散风热的作用，有助于降低体温和缓解热邪引起的不适症状。除了清热解毒的中药，还可以根据个体情况选择其他具有辅助退热作用的中药。例如，对于外感发热的患儿，可以使用薄荷、百合、金银花、柴胡、竹叶、桑叶等中药进行药浴治疗。通过药浴的方式，药物能够直接作用于身体，发挥治疗作用。

③ 耳尖放血：根据病情需要，通过刺激耳尖部位的穴位，达到清热解毒、调和气血的效果，从而辅助治疗发热。

④ 穴位放血：这种疗法通过刺激特定的穴位，放出少量血液，以达到清热解毒、调和气血、退热的效果。在治疗发热时，常用的穴位包括少商、商阳、曲池、大椎等。

⑤ 穴位按摩：可取太阳、天门、坎宫、大椎、合谷、风池等。按摩太阳有清肝明目、通络止痛的功效，患者发热后如果出现头痛、目疾等症状，可以通过按摩此穴来缓解。开天门可以开窍醒脑，疏风解表，对于风寒感冒引起的发热，开天门有助于缓解发热症状。推坎

宫可以缓解发热引起的头痛症状。大椎属于督脉，按摩此穴可以清热解表，对于缓解发热、咳嗽、头颈疼痛等症状有良好的效果。合谷属于手阳明大肠经，按摩此穴可以清热解表，有助于缓解头痛、发热等症状。风池属于足少阳胆经，按摩此穴可以祛外风、清利头目，有助于缓解头痛、发热、鼻塞等症状。

3. 鼻塞、流涕

（1）观察鼻塞情况及涕液颜色、性质等。

（2）掌握正确的擤涕方法。

（3）采用适宜的中医外治法进行治疗。

① 穴位按摩：可取迎香、鼻通、合谷、风池、大椎等。鼻塞时，按摩迎香、鼻通等穴，可以调和气血、通窍解塞。按摩合谷能清热解表，对鼻塞、流鼻涕等症状有明显的缓解作用。按摩风池可以宣肺开窍，减少流鼻涕症状，同时也能缓解鼻塞。按摩大椎可以有效缓解鼻塞的症状，刺激大椎还可以起到解毒清热的疗效。

② 耳穴贴压：可取肺、内鼻、外鼻、风溪等穴。肺主气，开窍于鼻，因此，刺激肺穴可以调节肺的功能，缓解由肺病引起的鼻塞、流涕。刺激内鼻、外鼻可以直接作用于鼻部，有助于缓解鼻塞和流涕的症状。刺激风溪可以祛风止痒，对于由风邪引起的鼻塞、流涕有很好的疗效。

③ 艾灸：对特定穴位进行温热刺激，可取大椎、肺俞、迎香、印堂、百会等。艾灸大椎、肺俞可以刺激经络，温通气血，缓解鼻塞和流涕的症状。艾灸迎香能通利鼻窍、疏风止痒，对于改善肺气郁闭所致的鼻塞有较好的效果。艾灸印堂具有清头明目、醒脑宁神的功效，能缓解鼻塞、流涕等症状。艾灸百会，能升阳举陷，缓解鼻塞的症状。此外，根据引起鼻塞、流涕的不同原因，还可以选择其他穴位进行艾灸。

④ 中药熏蒸：通过利用中药煮沸后产生的气雾进行熏蒸，药物可以直接作用于鼻腔等患部，达到散寒、除湿、清热、解毒、消肿止痛的效果，从而缓解鼻塞、流涕的症状。在中药熏蒸时，常用的中药

包括辛夷、苍耳子、细辛、薄荷等。这些中药都具有温通经络、改善血液循环、散风寒、通鼻窍的功效，对于辅助治疗鼻塞、流涕等症状有良好的效果。

（4）生活方式调整。指导患者保持室内空气流通，避免接触刺激性气体和物质，保证充足的睡眠和适度的锻炼。

六、健康指导

1. 生活起居护理

（1）保持空气清新，戒烟，消除烟尘及有害气体的污染，慎起居、避风寒、防止外感时邪。

（2）加强口腔护理，可用中药或盐水漱口。

（3）注意休息，可适当进行户外运动。缓解期鼓励患者坚持锻炼，如散步、慢跑、练八段锦、打太极拳等，以增强体质，改善肺功能。

2. 饮食护理

建议患者保持饮食清淡，并选择易于消化且营养丰富的食物，同时应多喝水。要避免食用辛辣、刺激性强、过咸、过甜以及油腻的食物。

不同证候分型饮食指导如下：

（1）风寒犯肺证　可摄入疏风散寒、宣肺止咳之品，如葱白、生姜、蒜等。食疗方：姜汁冲白蜜。

（2）风热犯肺证　可摄入清热润燥之品，如白菜、绿豆、萝卜、百合、梨、枇杷等。食疗方：冰糖炖雪梨。

（3）痰浊阻肺证　可摄入燥湿化痰之品，如莲藕、丝瓜、柚子、芹菜、扁豆等。食疗方：扁豆茯苓汤。

（4）痰热郁肺证　可摄入清热化痰之品，如无花果、火龙果、鱼腥草、陈皮、荸荠等。食疗方：荸荠海蜇饮。

（5）寒饮伏肺证　可摄入温肺散寒、化痰止咳之品，如生姜、红糖、大枣等。食疗方：干姜粥。

（6）肺气虚证　可摄入滋补肺阴、富有营养之品，如黑芝麻、银耳、甲鱼、山药等。食疗方：沙参山药粥。

（7）肺脾气虚证　可摄入益气健脾、补肺养阴之品，如小米、粳米、扁豆、猪肚、黄鱼、菜花、胡萝卜、香菇、山药、枸杞子等。食疗方：虫草山药炖鸡。

（8）肺肾阴虚证　可摄入滋阴润肺之品，如百合、银耳、山药、甲鱼、鸭肉、雪梨、荸荠、香蕉、苹果等。食疗方：山药枸杞粥。

3. 用药护理

（1）用药护理注重整体调理和个体差异，旨在通过中药的配伍与调理，达到缓解症状、增强体质、预防复发的目的。

（2）服药后注意观察效果及寒热、汗出、咳嗽、咳痰情况。

（3）咳嗽剧烈时即刻给药。

（4）服用化痰止咳药后，不要立即饮水。止咳糖浆对呼吸道黏膜起安抚作用，服后不宜立即饮水，以免冲淡药物降低疗效。如同时服用多种药物，则应最后服用止咳糖浆。

4. 情志护理

情志与咳嗽的关系：中医认为，情志变化与人体健康密切相关。过度的喜、怒、忧、思、悲、恐、惊等情绪都可能影响气机运行，导致脏腑功能失调，进而引发或加重咳嗽症状。可通过调节患者的情绪状态，使其保持心情平和、气机顺畅，从而减轻咳嗽症状，促进疾病康复。

情志调理的方法如下：

（1）心理疏导　与患者建立信任关系，倾听其诉求，了解其情绪变化的原因，根据患者的具体情况，有针对性地进行心理疏导，帮助患者缓解焦虑、恐惧等不良情绪。

（2）放松训练　进行深呼吸、肌肉放松等放松训练，有助于缓解紧张情绪，改善咳嗽症状。

（3）五音疗法　忧伤所致肺气虚，肺失宣降所致咳喘，可选商调式音乐，如《阳关三叠》《阳春白雪》等。

（4）情志调养　指导患者学习中医情志调养的方法，如培养兴趣爱好、保持积极心态等，以增强自我调节能力，改善咳嗽症状。

5. 康复锻炼

（1）腹式呼吸　患者取立位或坐位或平卧位（两膝半屈或膝下垫小枕），使腹肌放松。一手放于腹部，一手放于胸部，用鼻缓慢吸气时膈肌最大幅度下降，腹肌松弛，腹部手感向上抬起，胸部手在原位不动，抑制胸廓运动；呼气时腹肌收缩帮助膈肌松弛，膈肌随腹腔内压增加而上抬，增加呼气潮气量。同时可配合缩唇呼吸，每天进行锻炼，时间由短到长，逐渐习惯于平稳而缓慢的腹式呼吸。

（2）缩唇呼吸　患者闭嘴经鼻吸气，然后通过缩唇（吹口哨样）缓慢呼气，同时收缩腹部，吸气和呼气时间比为 1∶2 或 1∶3。尽量深吸慢呼，每分钟呼吸 7～8 次，每次 10～20 分钟，每日锻炼 2 次。

（3）坐式呼吸操　坐于椅上或床边，双手握拳，肘关节屈伸 4～8 次，屈吸伸呼；平静深呼吸 4～8 次；展臂吸气，抱胸呼气 4～8 次；双膝交替屈伸 4～8 次，伸吸屈呼；双手抱单膝时吸气，压胸时呼气，左右交替 4～8 次；双手分别搭同侧肩，上身左右旋转 4～8 次，旋吸复呼。

（4）注意事项　①呼吸功能锻炼时，全身肌肉要放松，节奏要自然轻松，动作由慢而快。②呼吸功能锻炼不可操之过急，要长期坚持锻炼。③呼吸功能锻炼不宜空腹及饱餐时进行，宜在饭后 1～2 小时进行。④呼吸操一般每日练习 2～3 次，每次 5～10 分钟，根据个人病情进行，以患者不感到疲劳为宜。

第四节　肺炎

一、疾病概述

肺炎是指肺部出现炎症，为呼吸系统的多发病、常见病。通常是由病原微生物（如细菌、病毒等）感染肺部引起的。当这些病原体侵入肺部并大量繁殖时，它们会破坏肺部的正常结构和功能，导致肺部发炎。肺炎可能会引发一系列的症状，包括咳嗽、咳痰、胸痛、呼吸困难等，严重时甚至可能危及生命。

肺炎的发病率相对较高，尤其在特定人群中更为常见。据统计，肺炎的发病率约占总人群的 12%。每年有大量社区获得性肺炎患者，其中部分患者因病情严重而死亡。医院获得性肺炎也是我国最常见的医院感染类型之一。此外，由于社会人口老龄化、免疫受损宿主增加、病原体变迁、病原学诊断困难以及不合理使用抗生素导致细菌耐药性增加等原因，近年来肺炎的发病率有增加的趋势。

在中医理论中，肺炎被称为风温肺热病。肺炎的发生与人体内的环境变化有关，如寒、热等因素导致体内环境适宜肺炎病原体生存，从而滋生病菌。中医治疗肺炎的思路主要是疏通经络、解决肺部堵塞的原因，通过清热化痰、解表散寒、宣肺止咳等方法来缓解症状。对于重症肺炎患者，中医治疗通常作为辅助治疗手段，与西医治疗相结合，以达到更好的治疗效果。

二、病因病机

西医认为，肺炎的主要病因是感染，包括细菌感染、病毒感染和非典型病原体感染。常见的细菌有肺炎球菌、金黄色葡萄球菌等；病毒则包括流感病毒、呼吸道合胞病毒等；非典型病原体如军团菌、支原体等也是重要的病原体。此外，理化因素如放射性物质、吸入异物等也可能导致肺炎。在病理上，肺炎主要表现为肺部组织的炎症反应。病原体侵入肺部后，会破坏肺部的正常结构和功能，导致肺泡壁毛细血管通透性增高、肺间质水肿及炎症细胞浸润等病理变化。这些变化会影响肺部的气体交换功能，进而引发一系列临床症状。

中医认为，肺炎的病因主要包括外邪入侵和正气虚弱。外邪如风寒、风热等邪气容易侵入人体，导致肺气失宣，从而诱发肺炎。正气虚弱则指人体免疫力下降，肺部容易受到病邪的侵袭。

在病机上，中医认为肺炎是由于肺脏功能失调所致。外邪入侵或正气虚弱导致肺气郁闭，进而出现痰湿、瘀血等病理变化。这些病理变化会进一步影响肺部的宣发肃降功能，导致咳嗽、咳痰、呼吸困难等症状的出现。

病位上，中医认为肺炎主要发生在肺部，但也可能涉及其他脏腑。例如，痰湿、瘀血等病理产物可能随气血运行至其他部位，引发相应的症状。

在病因和病理机制上，西医强调感染等内因致病，着重于针对特定病原体进行治疗；而中医则更注重外邪入侵等外因致病，强调调理体质以增强抗病能力。在治疗上，西医主要采用抗生素、抗病毒药物等针对病原体进行治疗；而中医则采用清热解毒、宣肺化痰等中药来调理肺脏功能，达到治疗肺炎的目的。

肺炎的病因和病理机制涉及多个方面，中医和西医在认识和治疗上都有所不同。在实际治疗中，应根据患者的具体情况，结合中西医的优势，制订个性化的治疗方案，以达到最佳的治疗效果。

三、诊断要点

肺炎的诊断要点包括患者的临床表现、西医的检验检查结果以及影像学检查等。下面结合西医检验检查结果，总结肺炎的诊断要点。

1. 临床表现

肺炎患者的临床表现是诊断的重要参考。典型的肺炎症状包括咳嗽、咳痰、发热、呼吸困难等。需要详细询问患者的病史，了解症状的持续时间、性质和演变过程，以初步判断是否为肺炎。

2. 血液检查

（1）白细胞（WBC）计数　肺炎患者通常会出现白细胞计数升高，特别是中性粒细胞比例增加。这一变化反映了机体的炎症反应。

（2）C反应蛋白（CRP）和血沉　这两项指标在肺炎患者中也会升高，它们同样反映了炎症的存在和严重程度。血液检查的结果对于判断肺炎的严重程度和炎症反应有重要意义，是诊断肺炎的重要依据

呼吸系统常见病中医适宜技术实用手册

之一。

3. 病原学检查

（1）痰液培养　通过采集患者的痰液样本进行培养，可以明确感染的病原体类型。痰液培养对于指导抗生素的选择和治疗方案的制订具有重要意义。

（2）血清学检查　包括抗体检测和抗原检测，可以检测患者体内特定病原体的抗体或抗原水平，从而判断病原体感染情况。病原学检查的结果对于确定肺炎的病原体类型、指导治疗以及预防疾病传播至关重要。

4. 影像学检查

胸部 X 线或 CT 检查是肺炎诊断的重要手段。这些检查可以直观地显示肺部病变的部位、范围和性质，对于肺炎的诊断和鉴别诊断具有重要意义。通过影像学检查，可以观察到肺炎的典型表现，如肺部实变、渗出、浸润等，从而进一步确认肺炎的诊断。

5. 其他检查

根据患者的具体情况，可能还需要进行其他检查，如肺功能检查、动脉血气分析等，以全面评估患者的病情和肺功能状态。

在诊断肺炎时，医生需要综合考虑患者的临床表现、检验检查结果和影像学检查等多个方面的信息。同时，医生还需要具备丰富的专业知识和临床经验，以确保诊断的准确性和专业性。对于疑似肺炎的患者，应及时就医并进行相关检查，以便早期发现、早期治疗，降低并发症的发生率和死亡率。

四、辨证论治

（一）护治原则

以清除炎症、恢复肺功能为原则，护治应因病情而异，遵循"实则泻之，虚则补之"的基本原则。肺炎初期，应以清热解毒、祛痰排脓为主；热毒炽盛者，需重用清热解毒药物。痰热壅肺时，应涤痰开闭，泻肺降逆。对于虚症，则宜扶正祛邪，兼顾调养。

（二）证候分型

肺炎作为中医临床中的一种常见疾病，其症候表现多样。根据中医理论，肺炎的症候分型众多，每一种类型都有其独特的症状和治疗方法。以下介绍几种常见的肺炎证候类型。

1. 风热犯肺证

症状：发热，热度较高，咳嗽频繁，痰液黄而黏稠，不易咳出，并伴有口渴、咽干、咽喉肿痛，舌苔多黄腻，脉象浮数。

治法：清热解毒，疏风散热。

常用药物：金银花、连翘、薄荷、桑叶、菊花等。

2. 风寒束肺证

症状：恶寒发热，咳嗽声重，痰液多为白色，质地较稀，胸闷、气短，全身酸痛，无汗，舌苔多白腻，脉象浮紧。

治法：散寒解表，宣肺止咳。

常用药物：麻黄、桂枝、紫苏叶、生姜、细辛等。

3. 痰热壅肺证

症状：高热不退，咳嗽剧烈，痰鸣有声，呼吸急促，甚至可能出现呼吸困难，可伴有胸闷胸痛、口渴烦躁、大便秘结，舌苔黄腻，脉象滑数。

治法：清热化痰，止咳平喘。

常用药物：黄芩、栀子、桔梗、桑白皮、浙贝母等。

4. 阴虚肺热证

症状：低热不退，咳嗽无力，痰少而黏，不易咳出，可伴有盗汗、口干咽燥、手足心热，舌质红少苔，脉象细数。

治法：养阴清热，润肺止咳。

常用药物：麦冬、百合、川贝母、沙参、玉竹、天花粉等。

五、常见症状护理

1. 发热

（1）密切监测体温变化，及时发现并处理高热情况。应定时测量患者的体温，记录体温变化曲线，以便了解发热的程度和趋势。对于高热患者，应及时采取物理降温措施，如使用退热贴、冰袋等，以降低体温。同时，也可以遵医嘱给予退热药物，如对乙酰氨基酚等，以缓解发热带来的不适。

（2）在降温过程中，需要注意患者的舒适度。避免过度降温导致患者感到寒冷或不适。同时，保持患者所处环境的温度适宜，避免过冷或过热对患者的影响。

（3）发热可能导致患者出汗增多，因此还需要关注患者的皮肤护理。及时更换汗湿的衣物和床单，保持患者皮肤的干燥和清洁，防止皮肤感染的发生。

2. 咳嗽

（1）鼓励患者咳痰，保持呼吸道通畅。指导患者正确的咳痰方法。对于年老体弱或无法自行咳痰的患者，可协助其进行体位引流或吸痰操作，以促进痰液的排出。同时，保持室内空气的新鲜和湿润，有助于减轻咳嗽症状。

（2）对于咳嗽频繁或剧烈的患者，遵医嘱给予止咳化痰药物。在使用这些药物时，需要了解药物的适应证、禁忌证和不良反应等信息，确保患者的用药安全。同时，观察患者咳嗽症状的变化，及时调整用药方案。

（3）关注患者的饮食护理。建议选择清淡、易消化的食物，避免刺激性食物的摄入，以免加重咳嗽症状。同时，保证充足的水分摄入，有助于稀释痰液，促进咳痰。

（4）采用适宜的中医外治法进行治疗。针灸疗法通过刺激特定的穴位，可以调整人体的气血运行，增强免疫力，促进炎症的消退。拔罐和刮痧疗法则通过刺激体表特定部位，促进气血流通，改善肺部微循环，有助于缓解肺炎症状。按摩疗法可以舒缓肌肉紧张，促进痰液排出，缓解患者的不适感。

3. 呼吸困难

（1）对于出现呼吸困难的患者，应及时给予吸氧治疗。根据患者的血氧饱和度情况，调整氧流量和氧浓度，确保患者获得足够的氧气供应。同时，密切观察患者的呼吸频率、深度和节律等变化，以便及时发现并处理可能出现的呼吸问题。

（2）协助患者采取舒适的卧位也是缓解呼吸困难的重要措施。对于呼吸困难严重的患者，可以采取半卧位或坐位，以减少肺部压迫，改善呼吸状况。同时，保持床单的整洁和干燥，避免患者因不适而加重呼吸困难症状。

（3）关注患者的心理护理。呼吸困难可能导致患者产生焦虑、恐惧等负面情绪，影响其配合治疗和护理的积极性。因此，应耐心倾听患者的诉求和担忧，给予积极的心理支持和安慰，帮助患者树立战胜疾病的信心。

六、健康指导

1. 生活起居护理

在生活起居方面，肺炎患者需要注意休息，避免过度劳累，保证充足的睡眠。同时，要注意保持室内空气流通，定期开窗通风，但避免直接吹风，以防感冒。患者应根据天气变化增减衣物，注意保暖，避免受凉。此外，还应避免出入人群密集的场所，防止交叉感染。

2. 饮食护理

饮食护理对肺炎患者的康复至关重要。患者应以高热量、高蛋白、富含维生素的食物为主，如瘦肉、鱼、蛋、奶及新鲜蔬菜水果等。同时，要保证饮食的清淡易消化，避免过于油腻、辛辣、生冷的食物，以免刺激呼吸道，加重咳嗽、咳痰等症状。另外，患者应保证充足的水分摄入，有助于稀释痰液，促进排痰。

3. 用药护理

在用药方面，肺炎患者需严格遵医嘱用药，不得擅自停药或更改剂量。肺炎的用药护理是肺炎治疗过程中的重要环节，包括西医用药护理和中医用药护理两个方面。

（1）西医用药护理

① 抗生素应用：肺炎的治疗中，抗生素是常用的药物。在使用

抗生素时，需要严格按照医生的指导进行，确保药物的剂量、用法和用药时间准确无误。同时，要密切观察患者是否有过敏反应或不良反应，如皮疹、呼吸困难等，一旦发现应立即停药并告知医生。

② 祛痰药和止咳药：对于咳嗽、咳痰症状明显的患者，遵医嘱使用祛痰药和止咳药。在使用这些药物时，要注意观察患者的痰液排出情况，以及咳嗽是否减轻。同时，要告知患者祛痰药和止咳药的作用，让他们了解药物的效果，增强治疗的信心。

③ 退热药：对于发热的患者，遵医嘱使用退热药。在使用退热药时，要注意观察患者的体温变化，以及是否有出汗过多、虚脱等不良反应。同时，要告知患者退热药的使用方法，避免过量使用或误用。

（2）中医用药护理

① 中药煎服：中医治疗肺炎通常采用清热解毒、润肺止咳的中药方剂。在煎服中药时，要注意火候和时间的掌握，以确保药效的发挥。同时，要告知患者中药的服用方法和注意事项，如服药时间、饮食禁忌等。

② 中药外敷：对于部分肺炎患者，还可采用中药外敷的方法进行治疗。在外敷中药时，要注意药物的剂量和浓度，以及敷药的时间和部位。同时，要观察患者是否有过敏反应或不适反应，如有异常应及时处理。

4. 情志护理

情志护理对于肺炎患者的康复同样重要。患者应保持积极乐观的心态，避免焦虑、恐惧等不良情绪的影响。家属和医护人员应给予患者关心和支持，帮助他们树立战胜疾病的信心。同时，患者可通过听音乐、阅读、冥想等方式调节情绪，缓解压力。

5. 康复锻炼

肺炎的康复锻炼在患者恢复过程中起着至关重要的作用。适当的锻炼不仅可以增强肺功能，促进呼吸道的通畅，还有助于提高身体的免疫力，从而加速康复进程。下面将详细介绍两种适合肺炎患者的康复锻炼方法：呼吸操和八段锦。

（1）呼吸操　是一种针对呼吸系统的锻炼方法，有助于改善肺功能，促进肺部康复。以下是一些常见的呼吸操动作：

① 深呼吸：站立或坐下，放松身体，深吸一口气，然后慢慢呼出，重复数次。有助于增加肺活量，改善通气功能。

② 缩唇呼吸：用鼻子吸气，呼气时嘴唇缩成吹口哨状，慢慢呼出气体。这种呼吸方式有助于延长呼气时间，减少肺内残气量。

③ 胸部扩张：双手放在肋骨下方，吸气时用力将肋骨向外扩张，呼气时放松。这个动作有助于增加胸部肌肉的弹性，改善呼吸功能。

（2）八段锦　是一种古老的健身功法，通过柔和的动作和呼吸配合，达到调理身体、增强免疫力的效果。对于肺炎患者来说，八段锦有助于促进肺部康复，提高身体素质。八段锦动作详见本章第一节。

除了呼吸操和八段锦外，患者还可以根据个人情况选择其他适合的康复锻炼方法，如慢跑、快走、游泳等有氧运动。但需要注意的是，锻炼时应适度，避免过度劳累，以免对身体造成负担。同时，在锻炼过程中要保持呼吸顺畅，避免屏气和过度用力。

在康复锻炼的同时，患者还应注重日常生活的调理。保持良好的作息习惯，保证充足的睡眠；饮食应以清淡易消化为主，多吃新鲜蔬菜和水果；避免接触烟雾、粉尘等刺激性物质；保持良好的心态，积极配合治疗。

第五节　慢性阻塞性肺疾病

一、疾病概述

慢性阻塞性肺疾病（COPD）简称慢阻肺，是以持续气流受限为特征的可以预防和治疗的疾病，其气流受限多呈进行性发展，与气道和肺组织对香烟烟雾等有害气体或有害颗粒的异常慢性炎症反应有关。

二、病因病机

西医认为，慢阻肺的表现主要为气流受限和气道阻塞等病理生理改变。其确切病因尚不清楚，应是内因（个体易患因素）与外因（环境因素）共同作用的结果。在大多数患者中，慢阻肺往往合并其他有明显临床症状的慢性病，这会增加慢阻肺的发病率和病死率。目前最常见和最主要的病因是长期吸烟，此外长期吸入职业性粉尘和化学气体，也会增加慢阻肺的发生风险。遗传基因、年龄和性别、肺生长发育、社会经济状况、哮喘、慢性支气管炎、感染等同样也是导致慢阻肺发病或恶化的因素。

中医认为慢阻肺多属于中医学的"喘病""肺胀"等范畴。正气亏虚是发病的内在因素，外邪侵袭是发病的外在条件，正虚、积损为其主要病机。正虚是指肺脾肾虚损而以肺虚为始、以肾虚为基，以气虚为本、时或及阴阳；积损是指痰瘀及其互结成积、胶痼积蓄难除并日益损伤正气，正气逐渐虚损而积损难复。正虚、积损互为因果，终致肺之形气俱损，呈持续进展而恢复困难。慢阻肺的病理性质为本虚标实，稳定期以虚为主，可见气（阳）虚、气阴两虚兼有痰瘀；急性加重期以实为主，可见痰邪（痰热、痰湿）阻肺或痰瘀互阻，常兼气虚或气阴两虚；急性加重危险窗期，则虚实夹杂、虚实各半，邪实渐去，本虚渐露，可见痰湿、痰瘀与气虚、气阴两虚相互兼杂。

三、诊断要点

主要根据存在吸烟等高危因素、临床症状、体征及肺功能检查等，并排除可能引起类似症状和肺功能改变的其他疾病，综合分析确定。持续气流受限是慢阻肺诊断的必要条件。吸入支气管舒张药后 $FEV_1/FVC<0.7$ 为确定存在持续气流受限的界限。

四、辨证论治

（一）护治原则

治疗应遵循"急则治其标""缓则治其本"的原则。急性加重期以清热、涤痰、活血、宣肺降气、开窍而立法，兼顾气阴。稳定期以益气（阳）、养阴为主，兼祛痰、活血。急性加重危险窗期多虚实夹杂并重，治当以补虚扶正、化痰活血。

（二）证候分型

1. 急性加重期（喘证）

（1）风寒袭肺证

症状：咳嗽或喘息，痰多色白清稀，发热，恶寒无汗，或肢体酸痛、鼻塞、流清涕，舌苔白，脉浮或浮紧。

治法：宣肺散寒，止咳平喘。

常用药物：麻黄、杏仁、荆芥、紫苏子、白前、百部、桔梗、枳壳、陈皮、炙甘草等。

（2）外寒内饮证

症状：咳嗽或喘息，恶寒无汗，或鼻塞、流清涕，或肢体酸痛，痰白稀薄或兼泡沫，痰易咳出，喉中痰鸣，胸闷甚至气逆不能平卧，舌苔白滑，脉弦紧或浮弦紧。

治法：疏风散寒，温肺化饮。

常用药物：麻黄、桂枝、干姜、白芍、细辛、半夏、五味子、甘草、杏仁、紫苏子、厚朴等。

（3）痰热郁肺证

症状：咳嗽或喘息气急，痰多色黄或白黏，咳痰不爽，发热或口渴喜冷饮，大便干结，舌质红、舌苔黄或黄腻，脉数或滑数。

治法：清肺化痰，降逆平喘。

常用药物：桑白皮、半夏、浙贝母、栀子、黄芩、杏仁、黄连、鱼腥草、麦冬、陈皮等。

（4）痰浊壅肺证

症状：咳嗽或喘息、气短，痰多、白黏或呈泡沫状，胃脘痞满，口黏腻，纳呆或食少，舌苔白腻，脉滑或弦滑。

治法：燥湿化痰，宣降肺气。

常用药物：半夏、厚朴、当归、前胡、陈皮、茯苓、白术、白芥子、紫苏子、莱菔子、生姜等。

（5）痰蒙神窍证

症状：神志异常（烦躁、恍惚、嗜睡、谵妄、昏迷），肢体瘈疭甚则抽搐，喘息气促，喉中痰鸣，舌质淡或红、舌苔白腻或黄腻，脉滑或数。

治法：豁痰开窍。

常用药物：半夏、胆南星、茯苓、甘草、枳实、竹菇、人参、石菖蒲、生姜等。

2. 稳定期（肺胀）

（1）肺气虚证

症状：咳嗽或喘息、气短，动则加重，神疲乏力，或自汗，恶风，易感冒，舌质淡、舌苔白，脉沉细或细弱。

治法：补肺益气固卫。

常用药物：党参、黄芪、白术、胡桃肉、百部、川贝母、杏仁、厚朴、紫苏子、地龙、陈皮、桔梗、炙甘草等。

（2）肺脾气虚证

症状：咳嗽或喘息、气短，动则加重，神疲乏力，或自汗，动则加重，恶风，易感冒，纳呆或食少，胃脘胀满或腹胀或便溏，舌体胖大或有齿痕，舌苔薄白或白腻，脉沉细或沉缓或细弱。

治法：补肺健脾，降气化痰。

常用药物：党参、黄芪、白术、茯苓、杏仁、川贝母、地龙、厚朴、紫菀、紫苏子、淫羊藿、陈皮、炙甘草等。

（3）肺肾气虚证

症状：喘息，气短，动则加重，乏力，或自汗，动则加重，易感冒，恶风，腰膝酸软，耳鸣，头昏或面目虚浮，小便频数、夜尿多，或咳而遗溺，舌质淡、舌苔白，脉沉细或细弱。

治法：补肾益肺，纳气定喘。

常用药物：人参、黄芪、山茱萸、枸杞子、五味子、淫羊藿、浙贝母、赤芍、地龙、紫苏子、陈皮等。

（4）肺肾气阴两虚证

症状：喘息、气短，动则加重，自汗或乏力，动则加重，易感冒，腰膝酸软，耳鸣，头昏或头晕，干咳或少痰、咳痰不爽，盗汗，手足心热，舌质淡或红、舌苔薄少或花剥，脉沉细或细弱或细数。

治法：补肺滋肾，纳气定喘。

常用药物：人参、黄芪、黄精、熟地黄、枸杞子、麦冬、五味子、肉桂（后下）、紫苏子、浙贝母、牡丹皮、地龙、百部、陈皮、炙甘草等。

五、常见症状护理

（一）急性加重期

1. 咳嗽、咳痰

（1）保持病室空气新鲜、温湿度适宜，温度保持在 18～22℃，湿度控制在 50%～60%。减少环境的不良刺激，避免待在寒冷环境中。

（2）使患者保持舒适体位，咳嗽胸闷者取半卧位或半坐卧位，持续性咳嗽时，可多饮温开水，以减轻咽喉部的刺激。

（3）保持口腔卫生，每日至少漱口 2～3 次，有助于预防口腔感染、增进食欲。

（4）密切观察咳嗽的性质、程度、持续时间、规律，以及痰液的颜色、性状、量及气味，有无喘促、发绀等伴随症状。

（5）加强气道湿化，痰液黏稠时多饮水。在心肾功能正常的情况下，每天饮水 1500mL 以上，必要时遵医嘱行雾化吸入，痰液黏稠无力咳出者可行机械吸痰。

（6）协助翻身拍背，指导患者掌握有效咳嗽、咳痰、深呼吸的方法。

（7）指导患者正确留取痰标本，及时送检。

（8）遵医嘱给予止咳、祛痰药物。用药期间注意观察药物疗效及不良反应。

（9）遵医嘱耳穴贴压，根据病情需要，可选择肺、气管、神门、皮质下等穴。

（10）遵医嘱穴位贴敷，三伏天根据病情需要，可选择肺俞、膏肓、定喘、天突等穴。

（11）遵医嘱行拔罐疗法，根据病情需要，可选择肺俞、膏肓、定喘、脾俞、肾俞等穴。

（12）饮食宜清淡、易消化，少食多餐，避免油腻、辛辣刺激及海腥发物。可适当食用化痰止咳的食疗方，如杏仁粥、梨粥、陈皮粥等。

2. 喘息、气短

（1）保持病室安静、整洁，空气流通，温湿度适宜。避免灰尘、刺激性气味。

（2）密切观察生命体征变化，遵医嘱给予吸氧，一般给予鼻导管、低流量、低浓度持续吸氧，$1\sim2L/min$，可根据血气分析结果调整吸氧的方式和浓度，以免引起二氧化碳潴留。

（3）根据喘息、气短的严重程度及伴随症状，取适宜体位，如高枕卧位、半卧位或端坐位；鼓励患者缓慢深呼吸，以减轻呼吸困难。

（4）密切观察患者喘息、气短的程度、持续时间及有无短期内突然加重的征象。评价缺氧的程度。观察有无皮肤红润、多汗、球结膜充血、搏动性头痛等二氧化碳潴留的表现。

（5）指导患者进行呼吸功能锻炼，常用的锻炼方式有缩唇呼吸、腹式呼吸等。

（6）遵医嘱耳穴贴压，根据病情需要，可选择交感、心、胸、肺、皮质下等穴。

（7）遵医嘱穴位按摩，根据病情需要，可选择列缺、内关、气海、足三里等穴。

（8）遵医嘱行艾灸疗法，根据病情需要，可选择大椎、肺俞、命门、足三里、三阴交等穴。

（9）指导患者进食低碳水化合物、高热量、高蛋白、高维生素饮食，忌食辛辣、煎炸之品。

3. 发热

（1）保持病室整洁、安静，空气清新流通，温湿度适宜。

（2）指导患者多饮水，卧床休息。

（3）采用温水擦浴、冰袋敷等物理降温措施，患者汗出时，及时协助擦拭和更换衣被，避免汗出当风。

（4）做好口腔护理，鼓励患者经常漱口，可用金银花液等漱口，每日饮水≥2000mL。

（5）饮食以清淡、易消化、富营养为原则。多食新鲜水果和蔬菜，进食清热生津之品，如苦瓜、冬瓜、绿豆、荸荠等，忌煎炸、肥腻、辛辣之品。

（6）遵医嘱使用发汗解表药时，密切观察体温变化、汗出情况以及药物不良反应。

（7）刮痧疗法适用于外邪引起的发热，遵医嘱行刮痧疗法，可选择大椎、风池、肺俞、脾俞等穴。

4. 腹胀、纳呆

（1）保持病室整洁、空气流通，避免刺激性气味，及时倾倒痰液，更换污染被褥、衣服，以利促进患者食欲。

（2）保持口腔清洁，去除口腔异味，咳痰后及时用温水或漱口液漱口。

（3）与患者有效沟通，积极开导，帮助其保持情绪稳定，避免不良情志刺激。

（4）鼓励患者多运动，以促进肠蠕动，减轻腹胀。病情较轻者，鼓励其下床活动，可每日散步 20～30 分钟，或打太极拳等。病情较重者，指导其在床上进行翻身、四肢活动等主动运动，或予四肢被动运动，每日顺时针按摩腹部 10～20 分钟。

（5）遵医嘱耳穴贴压，根据病情需要，可选择胸、三焦、胰、胆等穴。

（6）遵医嘱穴位按摩，根据病情需要，可选择足三里、中脘、内

呼吸系统常见病中医适宜技术实用手册

关等穴。

（7）遵医嘱穴位贴敷，根据病情需要，可选择中脘、气海、关元、神阙等穴。

（8）饮食宜清淡、易消化，忌肥甘厚味、甜腻之品。正餐进食量不足时，可安排少量多餐。避免在餐前和进餐时过多饮水，避免豆类、芋头、红薯等产气食物的摄入。

（二）稳定期

1. 咳嗽、咳痰

（1）取舒适体位，指导患者有效咳嗽、咳痰、深呼吸的方法。卧床患者定时翻身拍背；痰液无力咳出者，予胸部叩击或机械排痰。

（2）遵医嘱耳穴贴压，取肺、气管、神门、皮质下等穴。

（3）遵医嘱拔罐，取大椎、定喘、肺俞、风门、膏肓等穴。

（4）遵医嘱足部中药泡洗。

（5）咳嗽痰多时可遵医嘱雾化吸入。

2. 喘息、气短

（1）观察喘息、气短的程度及有无发绀，遵医嘱给予氧疗，观察吸氧效果。

（2）取合适体位，如高枕卧位、半卧位或端坐位。指导采用放松术，如缓慢呼吸、全身肌肉放松、听音乐等。

（3）指导患者进行呼吸功能锻炼，常用的锻炼方式有缩唇呼吸、腹式呼吸等。

（4）遵医嘱穴位贴敷，取大椎、定喘、肺俞、脾俞、天突等穴。

（5）遵医嘱耳穴贴压，取交感、心、胸、肺、皮质下等穴。

（6）遵医嘱穴位按摩，取列缺、内关、气海、关元、足三里等穴。

（7）遵医嘱艾灸，取大椎、肺俞、命门、足三里、三阴交、气海等穴，用补法。

3. 自汗、盗汗

（1）选择柔软、透气的衣服，便于穿脱；汗出时及时擦干汗液、换衣服，避免汗出当风。

（2）遵医嘱耳穴贴压，取交感、肺、内分泌、肾上腺等穴。

（3）遵医嘱穴位贴敷，取神阙等穴。

4. 腹胀、纳呆

（1）病室整洁，避免刺激性气味，咳痰后及时用温水漱口。

（2）顺时针按摩腹部 10～20 分钟，鼓励患者适当运动，促进肠蠕动，减轻腹胀。

（3）遵医嘱穴位贴敷，取中脘、气海、关元、神阙等穴。

（4）遵医嘱耳穴贴压，取脾、胃、三焦、胰、交感、神门等穴。

（5）遵医嘱穴位按摩，取中脘、足三里等穴。

（6）遵医嘱艾灸，取中脘、足三里等穴。

六、健康指导

1. 生活起居护理

（1）保持居室空气自然清新，定期开窗及通风。外出工作时需注意戴口罩，戒烟，防止接触刺鼻空气及减少有害气体吸入。房间内暂勿摆放鲜花、盆景等任何可能引发过敏的物件，防止花粉刺激及致敏物质的吸入。防寒保暖，合理进行疫苗接种，预防上呼吸道感染。

（2）在进入寒冷季节后或在气候条件转变明显时，应及时增减御寒衣物，勿汗出当风。在秋季呼吸道传染病易发流行季期间，尽量要避免常去到人群相对密集地区的室内公共场所，避免诱发或加重病情。

（3）劳逸结合，起居规律，保证较充足有效的睡眠及休息时间，病情急性加重时可减少体力活动。

（4）多做深呼吸，腹式呼吸法和缩唇深呼气可联合交替应用，提高机体肺活量，改善心肺功能。

（5）自我保健锻炼

① 行走：每天行走 500～1500 米，活动量应由小到大。刚刚开始行走时，可用适合自己步伐习惯的中速程序行走，以后就可依次采用中速—快速—慢速的程序来行走。

呼吸系统常见病中医适宜技术实用手册

② 按摩保健穴位：按摩睛明、迎香、颊车、合谷、内关、足三里、肾俞、脾俞、三阴交等。

③ 足底按摩：取肾、输尿管、膀胱、肺、支气管、肾上腺等反射区，每个反射区按摩 3 分钟，每日 3 次。

④ 叩齿与按摩：指导患者反复叩齿，每天于早晚各做一遍，每次 3 分钟左右。叩齿时可用双手指有节律地搓双侧耳孔，提拉双耳郭直到微微发热为止。

⑤ 中华传统养生操：可选择八段锦或太极拳，每周进行 3 次以上，每次 15 分钟。

2. 饮食护理

饮食以高热量、高蛋白和高维生素为宜，并补充适量的矿物质。同时避免摄入过多碳水化合物及易产气食物，多吃绿叶蔬菜及水果，食物烹饪以蒸、煮为宜，食物宜软烂，以利于消化吸收，同时忌辛辣、肥腻、过甜、过咸及煎炸之品。

（1）风寒袭肺证　进食辛温、清淡、宣肺止咳之品，如葱白、生姜、蒜等。

（2）外寒内饮证　进食疏风散寒、宣肺止咳之品，如紫苏粥、白果煲鸡等。

（3）痰热郁肺证　进食清热化痰之品，如梨、柚子、苦瓜等。

（4）痰浊壅肺证　进食燥热化痰、宣肺平喘之品，如雪梨银耳百合汤等。

（5）痰蒙神窍证　进食涤痰、开窍之品，如石菖蒲、大米、橘皮等。

（6）肺气虚证　进食滋补肺阴、富有营养之品，如黑芝麻、银耳等。

（7）肺脾气虚证　进食益气健脾、补肺养阴之品，如小米、扁豆、猪肚、胡萝卜、山药、枸杞子等。

（8）肺肾气虚证　宜食补益肺气、肾气之品，如枸杞子、黑芝麻、核桃、木耳、山药、杏仁、桂圆、牛肉、猪心、羊肉等。

（9）肺肾气阴两虚证　宜食益气养阴之品，如莲子、牛乳、蛋类、百合、荸荠、鲜藏红花、雪梨、银耳、老鸭等。

（10）汗出较多者，可多饮淡盐水，进食含钾丰富的食物，如橘子、香蕉等；腹胀纳呆者，可用山楂、炒麦芽少许代茶饮。

3. 用药护理

（1）汤剂一般宜温服。服药后注意观察胸闷、气促、咳痰等症状是否改善。

（2）喘证患者慎用镇静剂。喘促剧烈时，遵医嘱正确使用气雾剂。

（3）表寒里热者，药后以微汗为佳，并注意观察患者的缺氧情况、呼吸的深度和频率；肺气郁闭者，所用药物多属芳香走窜之品，不宜久煎，中病即止；痰热郁肺者，可遵医嘱予二陈丸、半夏止咳糖浆以化痰平喘；痰稠难咳者，可用鲜竹沥水送服川贝粉以清热化痰。

4. 情志护理

（1）本病缠绵难愈，患者思想负担较重，常伴有焦虑、抑郁、烦躁等复杂情绪，应多与患者进行交流，掌握患者临床心理，及早予以心理疏导。

（2）及时主动向患者介绍疾病知识，使患者全面了解引起慢阻肺发作的病理机制，指导合理排痰治疗和进行呼吸换气功能训练，鼓励患者主动积极自我防治，消除悲观、抑郁、恐惧、焦虑、紧张的情绪。

（3）鼓励患者与病友多交流沟通自身防治疾病的知识经验，指导患者学会正确排解内心烦恼，通过积极适当有氧运动、音乐欣赏、书法与绘画训练等方式移情易性，保持乐观和开朗的情绪，避免忧思恼怒情绪对人体功能的一些不利影响。

（4）提倡患者亲属多陪同患者，给予患者情感心理支持，增强其治疗疾病的信心。

5. 康复锻炼

（1）**腹式呼吸**　患者取立位或坐位或平卧位（两膝半屈或膝下垫

小枕），使腹肌放松。一手放于腹部，一手放于胸部，用鼻缓慢吸气时膈肌最大幅度下降，腹肌松弛，腹部手感向上抬起，胸部手在原位不动，抑制胸廓运动；呼气时腹肌收缩帮助膈肌松弛，膈肌随腹腔内压增加而上抬，增加呼气潮气量。同时可配合缩唇呼吸，每天进行锻炼，时间由短到长，逐渐习惯于平稳而缓慢的腹式呼吸。

（2）缩唇呼吸　患者闭嘴经鼻吸气，然后通过缩唇（吹口哨样）缓慢呼气，同时收缩腹部，吸气和呼气时间比为 1∶2 或 1∶3，尽量深吸慢呼，每分钟呼吸 7～8 次，每次 10～20 分钟，每日锻炼 2 次。

（3）坐式呼吸操（急性加重期可选择）　坐于椅上或床边，双手握拳，肘关节屈伸 4～8 次，屈吸伸呼；平静深呼吸 4～8 次；展臂吸气，抱胸呼气 4～8 次；双膝交替屈伸 4～8 次，伸吸屈呼；双手抱单膝时吸气，压胸时呼气，左右交替 4～8 次；双手分别搭同侧肩，上身左右旋转 4～8 次，旋吸复呼。

（4）全身呼吸操（稳定期可选择）　以鼻吸气与张口缩唇呼气互相配合的肢体动作训练为主。

第一节　双手上举时吸气，放下时呼气，10～20 次。

第二节　双手放于身体侧面，交替沿身体侧面抬手放手，抬起时吸气，放下时呼气，10～20 次。

第三节　双肘屈曲握拳，交替向斜前方击拳，出拳时吸气，还原时呼气，10～20 次。

第四节　双腿交替抬起，屈曲 90°，抬起时吸气，放下时呼气，10～20 次。

第六节　支气管哮喘

一、疾病概述

支气管哮喘，简称哮喘，是由嗜酸性粒细胞、肥大细胞、T 淋巴细胞、中性粒细胞等多种气道炎症细胞和气道上皮细胞、平滑肌细胞等结构细胞及细胞组分参与的气道慢性炎症性疾病。这种慢性炎症导致气道高反应性，常出现广泛多变的可逆性气流受限，并引起反复发作的喘息、气急、胸闷或咳嗽等。多数患者可自行或经治疗缓解。根据临床表现，哮喘分三期，即急性发作期、慢性持续期和临床缓解期。本病多属于中医学"哮病"范畴。

二、病因病机

西医认为哮喘的致病因素主要分为两大类，即环境因素与宿主因素，两者可单独致病，亦可共同作用。哮喘的病理机制则较为复杂，其中以"气道慢性炎症"机制占主导地位，此病理机制也是目前大多数医学研究者承认的本病发作的主要原因之一。虽然现代医学的发展突飞猛进，学者们对哮喘病因病机的研究亦逐渐深入，但是仍不够彻底，不能完全阐述，故对于哮喘的西医治疗大多只能以控制症状为主，很少能够完全根治，而且很多患者也只能达到部分控制，即便是完全控制，患者仍有一些症状或不适的表现，具有一定局限性。在临床中，西医治疗哮喘主要以抗气道慢性炎症的药物为主。实践证明，吸入性糖皮质激素（ICS）是目前抗哮喘气道慢性炎症的首选药物，同时还有一些如支气管扩张药、抗胆碱药等具有解痉、平喘功能的辅助性药物。然而，ICS 一般需要长期使用，由此引起的激素依赖以及长期用药导致的 T 淋巴细胞功能紊乱和免疫力低下等不同程度的副作用，皆严重影响着患者的健康。

中医对于哮喘的防治自古代便有了较深刻的认识，具有极为悠久的历史。历代医家在反复辨证论治与实践的基础上，积累了丰富的临床诊疗经验并取得了较好的疗效，尤其是张仲景首创的射干麻黄汤、越婢加半夏汤等多首治哮名方，至今仍广泛运用于临床。

哮喘的病因病机复杂多变，古代医家对之认识历来是众说纷纭，各有陈述，有认为外感致哮的，但不单局限于六淫外邪，其中还包括风媒花粉、气候骤变、接触异味异物等诸多外在因素刺激；也有人认为内伤才是哮病发生的根本原因，他们认为哮喘多因饮食不当、情志失调、过度劳作以及肺、脾、肾三脏功能虚衰等内在因素而发。

然而自仲景以后，各家流派论及哮喘病因病机时多不离"痰饮"，皆认为本病发生发展的根本病理因素是"痰饮"内伏。如隋·巢元方，明确指出本病病理特性为"痰气相击，随嗽动息"，认为在哮喘治疗时应加一些"消痰破饮之药"。元·朱丹溪在其《丹溪心法》中所记述的"哮喘……专主于痰"之说，更是受到后世医家推崇。痰的产生，主要责之于肺虚导致布散津液功能失职，脾虚导致运化水谷功能失职，肾虚导致蒸化水液功能失职。脏腑功能失司而致体内津液泛滥，水湿凝而成痰饮，"痰饮"不化，伏藏于肺络之中，成为本病发作的潜在"夙根"，若遇外感、体虚、情绪、疲劳、花粉、饮食等诸多诱因引触，痰随气升，壅塞气道，痰气搏结，肺失宣降，故致气息喘促，痰鸣如吼。此病理变化过程与明·戴原礼所著《秘传证治要诀·哮喘证治》中："喘气之病……或宿有此根，如遇寒暄则发……"的理论不谋而合。清·李用粹对本病之理解则更为全面透彻，他认为哮喘之所以发作，是"因内有壅塞之气，外有非时之感，膈有胶固之痰，三者相合"而发，非时之感既是哮喘的外部因素，又是本病急性发作的诱因；壅塞之气即脏腑虚衰，摄纳无权，导致气道狭窄受阻，是为本病的内部因素，亦为哮喘发病的根本；脏腑功能不足，亦致痰浊内生，痰饮内伏，即为胶固之痰，也是哮喘发病的"夙根"。

"痰瘀互结"亦为哮喘之病机，历代医家以痰论哮，以"消痰逐饮"法治哮，虽取得较好疗效，但哮喘至今仍属疑难疾患，可见哮喘之病因病机非独"痰"也。近年来，现代中医家们认识到瘀血亦为哮喘发作的重要病理因素，他们在前人观点的基础上，提出了"痰瘀互结"为患的新夙根理论。"痰"为有形之实邪，浓稠称痰，稀薄谓饮。根据气血津液学说，痰乃津液不得化而凝聚而成的病理产物，肺脾肾三脏功能失调，津液输布失常，凝而成之；瘀乃气机阻滞或气虚推动无力，血液运行失常，聚集而生。而津血本为一体，均由水谷之精气所化，由此可得出，痰瘀亦同源，痰瘀之间亦可相互转化，胶结为害。临床中，本病常遇诱因引触而发，痰随气升，阻滞气道，气机郁滞，则发为血瘀；此外，哮病常反复发作，易耗气伤津，久病则致肺气受损，脉络不通，亦能形成血瘀。津液湿滞，气血不畅，痰留生瘀，瘀滞成痰，痰瘀互生，又互为因果，相互影响，逐渐形成恶性循环，终致哮喘病程缠绵，难以治愈。这与现代医学研究中，哮喘患者气流受限可能是由于支气管平滑肌增生与细胞外基质沉积重塑导致，血液呈高黏滞性、气道黏膜水肿淤血等易致哮喘加重等论断不谋而合。可见，"痰"与"瘀"既是哮喘患者脏腑虚衰而产生的继发病理产物，又是哮喘缠绵难愈、反复无常的"夙根"，本病必定存在有"痰瘀互结"的病理机制。

三、诊断要点

（1）反复发作喘息、气急、胸闷或咳嗽，多与接触变应原、冷空气、物理或化学性刺激、病毒性上呼吸道感染和运动等有关。

（2）发作时在双肺可闻及散在或弥漫性以呼气相为主的哮鸣音，呼气相延长。

（3）上述症状可经平喘药物治疗后缓解或自行缓解。

（4）除外其他疾病所引起的喘息、气急、胸闷或咳嗽。

（5）临床表现不典型者（如无明显喘息或体征）至少应有下列 3 项中的 1 项：①支气管激发试验或运动试验阳性；②支气管舒张试验阳性；③昼夜 PEF 变异率>20%。

符合上述（1）～（4）条或第（4）、（5）条者，可以诊断为支气管哮喘。

四、辨证论治

（一）护治原则

朱丹溪提出："未发以扶正气为主，既发以攻邪气为急。"故哮喘发作时治标、平时治本是本病的护治原则。发作时痰阻气道为主，故治以祛邪治标，豁痰利气，但应分清痰之寒热，寒痰则温化宣肺，热痰则清化肃肺，表证明显者兼以解表。未发时正虚为主，故治以扶正固本，但应分清脏腑阴阳，阳气虚者予以温补，阴虚者予以滋养，肺虚者补肺，脾虚者健脾，肾虚者益肾，以减轻、减少或控制其发作。至于病深日久，发时虚实兼见者，不可拘泥于祛邪治标，当标本兼顾，攻补兼施，寒热错杂者，当温清并用。哮喘的预防，在于增强体质，增强抗邪能力，减少宿痰的产生和避免触发因素对患者的侵袭，以减少发作机会。

（二）证候分型

1. 冷哮

症状：呼吸急促，喉中哮鸣有声，胸膈满闷如塞，咳不甚，痰少咳吐不爽，白色黏痰，口不渴或渴喜热饮，天冷或遇寒而发，形寒怕冷，或有恶寒、喷嚏、流涕等表寒证，舌苔白滑，脉弦紧或浮紧。

治法：温肺散寒，化痰平喘。

常用药物：射干、麻黄、细辛、半夏、生姜、紫菀、款冬花、甘草、五味子、大枣等。

2. 热哮

症状：气粗息涌，喉中痰鸣如吼，胸高胁胀，张口抬肩，咳呛阵作，咳痰色黄或色白，黏浊稠厚，排吐不利，烦闷不安，汗出，面赤，口苦，口渴喜饮，舌质红，苔黄腻，脉弦数或滑数。

治法：清热宣肺，化痰定喘。

常用药物：麻黄、杏仁、黄芩、桑白皮、半夏、款冬花、苏子、白果、甘草等。

3. 虚哮之肺虚证

症状：气短声低，动则尤甚，或喉中有轻度哮鸣声，咳痰清稀色白，面色㿠白，常自汗畏风，易感冒，每因劳倦、气候变化等诱发哮病，舌淡苔白，脉细弱或虚大。

治法：补肺固卫。

常用药物：黄芪、白术、防风、桂枝、白芍、大枣、附子、北沙参、玉竹等。

4. 虚哮之脾虚证

症状：平素痰多气短，倦怠无力，面色萎黄无华，食少便溏，或食油腻易于腹泻，每因饮食不当而诱发，舌质淡，苔薄腻或白滑，脉细弱。

治法：健脾化痰。

常用药物：党参、茯苓、白术、甘草、陈皮、半夏、干姜、桂枝等。

5. 虚哮之肾虚证

症状：平素短气息促，动则尤甚，吸气不利，或喉中有轻度哮鸣，腰膝酸软，脑转耳鸣，劳累后易诱发哮病；或畏寒肢冷，面色苍白，舌淡苔白，舌质胖嫩，脉象沉细；或颧红，烦热，汗出黏手，舌红苔少，脉细数。

治法：补肾摄纳。

常用药物：附子、肉桂、熟地黄、山茱萸、山药、泽泻、茯苓、牡丹皮、五味子等。

五、常见症状护理

1. 喘息、哮鸣

（1）观察呼吸频率、节律、深浅，发作持续时间，发现异常应及时报告医师。

（2）取适宜体位，可高枕卧位、半卧位或端坐位。

（3）遵医嘱耳穴贴压，取平喘、肺、肾上腺、交感等穴。

（4）遵医嘱穴位按摩，取中府、云门、孔最、膻中等穴。

（5）遵医嘱拔罐，取肺俞、膏肓、定喘等穴。

（6）遵医嘱穴位贴敷，取肺俞、天突、天枢、定喘等穴，三伏贴效果尤甚。

（7）遵医嘱中药泡洗。

（8）遵医嘱中药离子导入。

2. 咳嗽、咳痰

（1）观察咳嗽的性质、程度、持续时间、规律以及咳痰的量、颜色、性状。

（2）咳嗽胸闷者取半坐卧位。

（3）持续性咳嗽时，可频饮温开水。

（4）做深呼吸训练，采用有效咳嗽、翻身拍背、胸背部叩击或使用设备进行排痰等方法。

（5）保持口腔清洁。

（6）遵医嘱耳穴贴压，取肺、气管、神门、皮质下、大肠等穴。

（7）遵医嘱行拔罐疗法，取肺俞、膏肓、定喘、脾俞、肾俞等穴。

（8）遵医嘱穴位贴敷，取肺俞、膏肓、定喘、天突等穴。

（9）遵医嘱穴位按摩，取肺俞、膻中、中府、云门、孔最等穴。

3. 胸闷

（1）观察胸闷的性质、持续时间、诱发因素及伴随症状等。

（2）协助患者变换舒适体位。

（3）遵医嘱穴位按摩，取膻中等穴。

（4）遵医嘱耳穴贴压，取心、胸、神门、小肠、皮质下等穴。

六、健康指导

1. 生活起居护理

体质辨识、改善个体体质是实现"治未病"、预防疾病的主要途径，结合体质差异制订有针对性的调养方案，有利于判断每一个个体对某些疾病的倾向性或易感性，通过改善其体质，从而增强其抵抗外邪入侵的能力，以预防疾病的发生。

（1）平和质哮喘患者建议衣着应适度（以一般活动背部微汗为度），尤以头温为要，忌重衣、厚帽。注意增减衣服，预防感冒。生活起居方面，需保证充足的睡眠时间，适度参加户外活动，保证足够的阳光沐浴，保持大便通畅，每日应排便，忌滥用保健药物。饮食方面，应注意饮食荤素搭配合理有节，不要过饱过饥，多食水果、蔬菜、少食生冷、油腻及辛辣之食物。情志培养方面，应注意保持天真、乐观、活泼的精神状态。

（2）热性质哮喘患者建议衣着应偏凉（以一般活动背部无汗为度），尤以头凉为要，忌重衣、厚帽。生活起居方面，应保证充足睡眠，保证每天户外活动，保持大便通畅，每日应排便，忌滥用保健药物。饮食方面，应注意定时正餐及合理搭配，慎用或忌用辛辣、香燥之品，忌边吃饭边喝水。情志培养方面，应克服任性、急躁，培养大度、合群、讲理的性格。

（3）寒性质哮喘患者建议衣着应偏温（以一般活动背部温而无汗为度），尤以头温为要，忌重衣、厚帽。生活起居方面，应保证充足睡眠，保证每天户外活动，保持大便通畅，每日应排便，忌滥用保健药物。饮食方面，注意定时正餐及合理搭配，慎用或忌用苦寒攻伐之品等。情志培养方面，应克服沉闷、压抑，培养活泼、开朗、合群的性格。

2. 饮食护理

饮食宜清淡富营养，忌肥腻难消化；宜少吃多餐，忌食得过饱。宜多吃通利二便食物，忌刺激和过敏性食物。

（1）冷哮　宜食温肺祛痰、通络止痛之品，如白芥子粥等。

（2）热哮　宜食清热润肺、降气止血之品，如枇杷叶粥等。

（3）虚哮之肺虚证　宜食益气敛肺、止咳平喘之品，如参味苏梗茶等。

（4）虚哮之脾虚证　宜食健脾补中、利水渗湿、养心安神之品，如茯苓酒等。

（5）虚哮之肾虚证　宜食补肺益肾、补虚损之品，如虫草炖老鸭等。

3. 用药护理

（1）吸入剂　指导支气管哮喘患者正确使用吸入剂，如沙丁胺醇、沙美特罗、福莫特罗等，提高治疗效果。吸药后应立即漱口、洗脸，以防口咽部真菌感染。

（2）氨茶碱　支气管哮喘患者静脉注射氨茶碱时，速度不宜过快，注射时间 10 分钟以上。目的是防止中毒症状发生。

（3）糖皮质激素　支气管哮喘患者应用糖皮质激素，如强的松或甲泼尼龙等，全身用药时，应注意肥胖、糖尿病、高血压、骨质疏松症、消化性溃疡等不良反应。

4. 情志护理

（1）正确理解和减轻压力 患者及其家属应正确和全面地认识支气管哮喘，减轻精神上的压力，提高治疗的积极性。

（2）避免精神刺激和过度劳累 教导患者避免精神刺激和过度劳累，制订合理的生活起居计划，保持舒心的生活氛围和正常的心理状态。

（3）鼓励适当体育活动 在缓解期，鼓励患者参加适当的体育活动，提高机体免疫力，降低支气管哮喘的发作频率。

5. 功能锻炼

（1）腹式呼吸 患者取立位或坐位或平卧位（两膝半屈或膝下垫小枕），使腹肌放松。一手放于腹部，一手放于胸部，用鼻缓慢吸气时膈肌最大幅度下降，腹肌松弛，腹部手感向上抬起，胸部手在原位不动，抑制胸廓运动；呼气时腹肌收缩帮助膈肌松弛，膈肌随腹腔内压增加而上抬，增加呼气潮气量。同时可配合缩唇呼吸，每天进行锻炼，时间由短到长，逐渐习惯于平稳而缓慢的腹式呼吸。

（2）缩唇呼吸 患者闭嘴经鼻吸气，然后通过缩唇（吹口哨样）缓慢呼气，同时收缩腹部，吸气和呼气时间比为 1：2 或 1：3。尽量深吸慢呼，每分钟呼吸 7～8 次，每次 10～20 分钟，每日锻炼 2 次。

（3）中医传统功法

① 八段锦：八段锦具有调理脏腑气血、改善代谢、强身健体的作用。相对于其他健身训练来说，八段锦具有动静相宜、柔和连绵、强度适中、简单易学的特点，同时具有通调肺气、调理脾胃、补肾纳气之功效。八段锦动作详见本章第一节。

② 太极拳：太极拳有颐养性情、强身健体等多种功能，是结合中医阴阳五行、经络、导引、吐纳等多种理论形成的中国传统拳术。24 式简化太极拳的练习讲求动作缓慢、平稳，强调吐纳与动作相配合。动作分别为：起势、左右野马分鬃、白鹤亮翅、左右搂膝拗步、手挥琵琶、左右倒卷肱、左揽雀尾、右揽雀尾、单鞭、云手、单鞭、高探马、右蹬脚、双峰贯耳、转身左蹬脚、左下势独立、右下势独

立、左右穿梭、海底针、闪通臂、转身搬拦捶、如封似闭、十字手、收势。太极拳练习者强调"调神"，对患者的精神情绪有一定的调节作用，研究证实其可减缓焦虑和抑郁症状。太极拳强调"调息"，通过正确的"调息"，能显著改善肺的通气功能，对调理脏腑功能也大有裨益。在太极拳运动中，崇尚呼吸"悠、深、匀、细、缓"，这样患者可在肢体运动的同时，自然地完成呼吸肌的锻炼。太极拳的深长呼吸可促使人体排出大量浊气，吸入较多的清气，从而提高肺部的排浊功能，有利于增强肺组织的弹性，增强胸廓活动度，从而改善肺功能。

③ 五禽戏：《三国志·华佗传》中言："吾有一术，名五禽之戏：一曰虎，二曰鹿，三曰熊，四曰猿，五曰鸟。亦以除疾，兼利蹄足，以当导引。"五禽戏是由东汉名医华佗通过观察虎、鹿、熊、猿、鸟五类动物的生活习性和运动特点，结合人体经络脏腑特性总结整理创编的一套仿生导引养生功法。该法易于学习、安全有效，历千年而不衰。练习五禽戏时，需要靠深呼吸吸入大量氧气，要求有意识地锻炼腹式呼吸，久之能增加膈肌的运动范围，使呼吸肌得到充分的锻炼，呼吸越深，吸入氧气量越大，可以改善肺的通气量，使患者的肺功能得到恢复。练习五禽戏时要注意全身放松，意守丹田，呼吸均匀，做到形神兼备，达到外动内静、刚柔并济、内外兼备的效果。具体要求如下。虎戏：模仿虎神态，目光炯炯，摇头摆尾，扑按，转斗，表现出威猛神态，要刚劲有力，刚中有柔，刚柔并济；鹿戏：模仿神态如鹿样，心静体松，姿态舒展，表现其探身、仰脖、奔跑、回首之神态；熊戏：模仿熊浑厚沉稳，笨重中寓轻灵的神态；猿戏：模仿猿神态，仿其敏捷好动，表现出纵山跳涧、攀树蹬枝、摘桃献果之神态；鸟戏：表现出鹤的昂然挺拔，悠然自得，模仿其亮翅、轻翔、落雁、独立之神态。

④ 六字诀：六字诀养生法又称为吐纳法，是一种具有几千年历史的传统养生方法。它是通过嘘、呵、呼、呬、吹、嘻六个字的不同发音口型，唇齿喉舌的用力不同，以牵动不同的脏腑经络气血的运行。练习要点为：每个字读六遍后，应调息一次，稍事休息，待恢复

自然后再进行下一次练习。动作要保持"缓、舒、圆、滑"，呼吸匀长细缓。嘘字功平复肝气，呵字功补益心气，呼字功培育脾气，呬字功补益肺气，吹字功补肾纳气，嘻字功理通三焦。该法最大特点：强调人体自身的作用，通过呼吸导引，充分诱发和调动脏腑自身的潜能以抵御外邪，促进恢复，不仅适用于轻度脏腑功能障碍患者的康复，亦适用于健康人群调理脏腑，预防疾病。

第七节　支气管扩张症

一、疾病概述

支气管扩张症主要指急、慢性呼吸道感染和支气管阻塞后，反复发生支气管炎症，致使支气管壁结构破坏，引起支气管异常和持久性扩张的一类异质性疾病的总称，临床表现主要为慢性咳嗽、咳大量脓痰和（或）反复咯血。近年来，随着急、慢性呼吸道感染的恰当治疗，其发病率有下降趋势。支气管扩张症的患病率各国报道差别较大，为（1～52）/10 万。我国报道 40 岁以上人群中支气管扩张症的患病率可达到 1.2%，部分慢阻肺患者合并支气管扩张症的比例高达30%。本病属中医"肺痈""咳嗽""咯血""肺胀"等范畴。

二、病因病机

西医认为支气管扩张症的原因包括以下几种情况：

部分病例病因不明，有遗传、免疫或解剖缺陷的患者常可出现弥漫性支气管扩张，包括以下患者群体：严重的 α_1-抗胰蛋白酶缺乏症、囊性纤维化、纤毛缺陷症等先天性遗传疾病患者；免疫缺陷者，如免疫力低下的白血病患者；巨气管支气管症等罕见气道结构异常者，等等。也可能与变态反应有关，如支气管肺曲霉病等。肺叶切除后未经治疗的肺炎、异物或肿瘤、外力压迫或解剖移位等，均可引起支气管局部扩张。

上述疾病会损伤气道清除机制和防御功能，易发生感染和炎症。反复感染可使气道因充满炎症介质和病原菌黏稠液体而逐渐扩大，形成瘢痕和扭曲。引起感染的常见病原体为铜绿假单胞菌、流感嗜血杆菌、卡他莫拉菌、肺炎克雷伯菌、金黄色葡萄球菌、非结核分枝杆菌、腺病毒和流感病毒等。支气管壁由于水肿、炎症和新血管形成而变厚。周围间质组织和肺泡的破坏导致了纤维化和（或）肺气肿。

支气管扩张常常是位于段或亚段支气管壁的破坏和炎症改变，受累管壁结构破坏后被纤维组织替代，形成柱状扩张、囊状扩张和不规则扩张三种类型。病变支气管相邻肺实质可有纤维化、肺气肿、支气管肺炎和肺萎陷。炎症可使支气管壁血管增多，并伴有相应支气管动脉扩张及支气管动脉和肺动脉吻合。

中医认为，引起支气管扩张症的原因包括以下几个方面：

（1）反复感邪　是由于外邪侵入，风邪入肺，肺气不畅，以致咳嗽不止，尤其是屡遭恶气，致使肺内藏痰浊郁结，肺气上逆而咳。或恶毒伤及肺络，血溢于气道而引起咯血。

（2）情志失调　情志郁结，怒发冲冠，忧虑过度，思虑过度，以致心火过盛，邪火入肺，致使肺失清肃之功，而引起咳逆。

（3）饮食不慎　多因过食甘肥油腻或辛辣之品，积湿生热而酿痰，内蕴中焦，上逆于肺而致。

（4）久病肺虚　患者久咳难愈，肺功能渐弱，以致气不化津，津聚为痰；还可能伴有哮喘、肺结核病史，或受风寒影响迟迟不愈，逐渐耗损肺气，致使体内湿痰热毒聚集，肺脏失去宣降功能，久咳不止，气喘不止，也是诱发此病的因素之一。

本病按中医辨证，病位在肺，但与脾、肾关系密切，早期和急性发作期，以感寒伤肺、痰热蕴肺、瘀阻肺络为主，实证居多，后期涉及诸脏虚损则以虚中夹实为主。

三、诊断要点

诊断支气管扩张症需要综合考虑患者的病史和临床表现、听诊、

X 线检查、其他检查以及支气管造影术。在诊断支气管扩张症时，需要满足以下条件：

（1）病史和临床表现　患者通常有慢性咳嗽、咳大量脓性痰、间断咯血、反复肺部感染等表现，或仅表现为反复咯血。此外，患者可能有幼年时患麻疹肺炎、百日咳、支气管肺炎等呼吸道感染疾病，或患慢性鼻炎、副鼻窦炎等鼻部疾病的病史。

（2）听诊　可以通过听诊器听到患者肺部存在局限性粗、中度湿啰音，这些啰音在咳嗽排痰后可暂时减少或消失，但随后又会出现。部分患者还可能出现杵状指（趾）。

（3）X 线检查　胸部 X 线摄片可以显示患侧下部肺野纹理增多、紊乱，或有不规则环状透亮阴影或卷发样阴影。

（4）其他检查　纤维支气管镜、胸部 CT 等检查可以发现支气管扩张的改变，检查结果对于诊断支气管扩张症具有重要意义。

（5）支气管造影术　可以确定诊断，并能够明确支气管扩张的部位、性质和范围，为考虑手术切除提供重要的资料。然而，如果患者的临床表现非常明确且估计为双侧病变或不宜手术者，则不必进行支气管造影术。

四、辨证论治

（一）护治原则

本病的发生与机体内在因素有密切关系，是在肺经痰热素盛或原有肺系疾病的基础上，外感风热毒邪，内外合邪所致，病位在肺。本病的主要病机为邪热郁肺。成痈化脓的病理基础在于热壅血瘀。溃脓期是病情顺和逆的转折点，其病理属性主要表现为邪盛的实热证候。根据病情的发展，其病理演变分为初期、成痈期、溃脓期、恢复期四个阶段。治疗以清热祛邪为基本原则，重视"有脓必排"的原则。

（二）证候分型

1. 风热犯肺证

症状：咳嗽频繁而剧烈，喉痒引起咳嗽，难以将黄色痰液咳出，常伴有寒战、发热、全身酸痛、口渴，舌苔薄黄，脉浮数或浮滑。

治法：疏风清热，宣肺化痰。

常用药物：桑叶、菊花、苦杏仁、桔梗等。

2. 痰热壅肺证

症状：咳嗽声音粗哑，咳出大量黄色痰或脓痰，可伴有咯血或痰中带血丝，感到胸闷气短或有胸痛，舌呈红色，舌苔黄或黄腻，脉滑。

治法：清肺化痰，宣肺止咳。

常用药物：苇茎、薏苡仁、冬瓜仁、桃仁等。

3. 痰浊阻肺证

症状：咳嗽、咳声重浊，痰多、色白或带灰、晨起或饭后尤多，伴胸闷、脘痞、食少、倦怠、便溏，舌苔白腻，脉滑。

治法：燥湿化痰，理气止咳。

常用药物：姜半夏、茯苓、陈皮、厚朴等。

4. 肝火犯肺证

症状：咳嗽气逆，痰少而黄，质黏难咳出，或咯血鲜红，胸胁胀痛，伴有急躁、口苦咽干，舌质红，苔薄黄，脉弦数。

治法：清肺泻肝，清热化痰，宣肺止咳。

常见药物：青黛、蛤蜊砂、黄芩、生地黄等。

5. 阴虚肺燥证

症状：咳嗽反复发作，或伴有咯血，血色鲜红，或痰中带血，痰少，或干咳无痰，潮热盗汗，五心烦热，两颧潮红，口干咽燥，舌红少津，苔少或无苔，脉细数。

治法：滋阴润燥。

常用药物：生地黄、熟地黄、麦冬、百合、白芍等。

6. 肺脾气虚证

症状：咳嗽咳痰，痰稀色白，胸闷气短，自汗过多，易感冒，倦怠乏力，纳差，大便溏薄，舌质淡，苔白或腻，脉滑。

治法：健脾补肺，润燥止咳，健脾益气，化痰止咳。

常用药物：人参、白术、炙甘草、紫苏子等。

7. 肺肾气阴两虚证

症状：干咳或咳痰较少，痰液白色黏稠或黄白色，有时痰中带血或反复咯血，呼吸急促，体力不支，活动时症状加重，口干口渴，可能出现盗汗或自汗，手足心发热，舌较小，舌苔淡白或微红，舌苔不厚而少或有花剥现象，脉沉或细弱或细数。

治法：固肺益肾，滋阴补气。

常用药物：北沙参、黄芪、当归、熟地黄等。

8. 气不摄血证

症状：反复咯血不止，血色淡红或血块紫暗，气短胸闷，出汗，面色苍白，舌苔薄白，脉细。

治法：补中益气，摄血补血。

常用药物：黄芪、人参、炒白术、肉桂心、升麻等。

五、常见症状护理

1. 持续或反复咳嗽、咳（脓）痰

（1）保持病房内空气清新，保持温度和湿度适宜，温度保持在18～22℃，湿度控制在50％～60％，降低对环境造成的不良影响。避免接触空气、烟尘、花粉等物质，以及寒冷干燥的刺激性气体。

（2）让患者保持舒服的姿势，若患者咳嗽、胸闷，可让其取半卧位或半坐卧位。若咳嗽不断，可常饮温开水，对缓解咽喉部刺激有一定帮助。

（3）保持口腔卫生，每日清洁口腔2次，对预防口腔感染有很大的帮助，还能促进食欲。

（4）仔细观察咳嗽的特点、轻重、持续时间、出现的规律，以及是否伴有喘息、发绀等症状，并记录痰的颜色、质地、量、气味等情况。

（5）增加气道湿润性，痰液黏稠时应多饮水，只要心肾功能正常，每日饮水量应保持在1500mL以上，必要时可按医嘱使用雾化吸入治疗。对于痰液黏稠难以咳出的情况，可考虑机械吸痰。

（6）协助翻身拍背，指导患者掌握有效咳嗽、咳痰、深呼吸的方法。

（7）对患者进行正确的痰液标本留样指导，并及时送去化验。

（8）在注意观察药物疗效和不良反应的同时，按医嘱服用止咳、祛痰药物。

（9）遵医嘱耳穴贴压，取肺、气管、神门、皮质下等穴，可根据病情需要选用。

（10）遵医嘱穴位贴敷，取肺俞、膏肓、定喘、天突等穴，可以在三伏天根据病情的需要来选择。

（11）遵医嘱行拔罐疗法，取肺俞、膏肓、定喘、脾俞、肾俞等穴，可以根据病情进行选择。

（12）饮食以清淡、易消化为原则，忌油腻，忌辛辣刺激和腥臭发物，宜少食多餐。杏仁粥、梨粥、陈皮粥等化痰止咳的食疗方可适当食用。

2. 呼吸困难和喘息

（1）病室宜静、宜洁、宜温、舒适、安全，切忌尘土飞扬、气味刺鼻。

（2）要根据医生的建议，密切监视生命体征的变化，进行吸氧治疗。通常情况下，给予 $1\sim2L/min$ 的低流量、低浓度持续给氧，可以使用鼻导管。吸氧方式和浓度可根据血气分析结果进行调节。每天至少进行 15 小时的氧疗，以防止二氧化碳潴留。

（3）根据患者呼吸困难程度及伴随症状，在需要的时候，选择适宜的姿势，如高枕卧位、半卧位或坐位等，以方便患者休息，并鼓励其进行缓慢的深呼吸，对缓解呼吸不畅的感觉有一定的帮助。

（4）为了评估缺氧程度，仔细监测患者呼吸困难的严重程度、持续时间热量及有没有突然加重的迹象。观察患者有无皮肤红润、体温升高、出汗多、球结膜充血、搏动性头痛等表现，以判断有无二氧化碳潴留。

（5）指导患者进行呼吸功能锻炼，缩唇呼吸、腹式呼吸等都是常用的锻炼方式。

（6）遵医嘱耳穴贴压，取交感、心、胸、肺、皮质下等穴。

（7）遵医嘱穴位按摩，取天突、风池、关元、合谷等穴。

（8）遵医嘱行艾灸疗法，取大椎、肺俞、命门、足三里、三阴交等穴。

（9）指导患者避免进食辛辣、油炸食物，宜进食高热量、高蛋白、高维生素饮食。

3. 咯血

（1）休息和体位　轻度咯血者要安静地躺在床上，重度咯血者则要绝对卧床，尽量避免翻身的动作。患者取侧卧位，在利于侧肺通气的同时，可减少患者胸腔活动，防止病灶向对侧扩散。

（2）饮食调养　咯血多者忌食，咯血少者可适量摄取温凉流质的食物，以免诱发或加重咯血，应避免吃过凉或过热的食物。多喝水、多吃富含纤维的食物，以保持大便通畅，避免便秘时腹压增大而引起咯血复发。

（3）对症护理　安排专人护理、安抚患者。保持口腔清洁，防止因口腔异物刺激引起剧烈咳嗽，为患者在咯血后漱口、擦净血污，防止诱发咯血的发生，同时也要做好相应的预防工作。及时清理患者咯出的血块和被污染的衣被，对稳定情绪有很大的帮助，可增加安全感，避免因过度紧张而加重病情。对于精神极度紧张、剧烈咳嗽的患者，可使用小剂量镇静药或镇咳药。

（4）保持呼吸道通畅　如果痰液黏稠，难以咳出，鼻腔吸痰可帮助排出痰液。对于重症患者，为避免因吸痰引起低氧血症的发生，应在吸痰前后适当提高吸氧浓度。为清除气管内的痰液和积血，保证呼吸道畅通，应指导并协助患者轻柔咳嗽。咯血时轻拍患者后背，提醒患者不要憋气，以免引起喉部痉挛，造成血块排出不畅而引起窒息。

（5）药物护理　垂体后叶素可使小动脉收缩，肺血流量减少，从而缓解咯血症状。但此药亦可引起子宫及肠平滑肌收缩、冠状动脉痉挛，故冠心病、高血压患者及妊娠妇女均不宜用此药。静脉滴注时，切忌速度过快，以免引起不良反应，如恶心、腹泻、心悸、面色苍白等。年老体弱、肺功能不良的患者在使用镇静药、镇咳药后，需要特别注意呼吸中枢抑制和咳嗽反射，以及可能引起呼吸衰竭、窒息的危险，对不能咳痰、呼吸抑制等严重后果，需要及早发现和处理。

(6) 窒息抢救方法　在病床旁准备好急救设备，以备大咯血或患者神志不清时使用。如有窒息迹象，立即将患者置于头低脚高约 45°的俯卧位置，一边轻拍背部，一边侧卧。尽快清除气道、口咽部的血块，或刺激咽喉促使血块咳出。供给高浓度的氧气。为缓解可能需要气管插管或气管切开的呼吸道梗阻做好准备和协作工作。

(7) 病情观察　有无胸闷、气促、呼吸困难、发绀、面色苍白、冷汗淋漓、烦躁不安等憋闷征象，密切观察患者咯血的量、颜色、性质和出血速度，观察生命体征和意识状态的变化；有无阻塞性肺不张的表现，有无肺部感染的表现，有无休克等并发症。

(8) 穴位注射　遵医嘱穴位注射，可取孔最、血海、膈俞等穴。

(9) 穴位贴敷　遵医嘱穴位贴敷，主要取涌泉。

(10) 艾灸疗法　遵医嘱行艾灸疗法，可取大椎、肺俞、天突、膻中、三阴交等穴。

六、健康指导

1. 生活起居的护理

(1) 注意寒温适度，起居有节，视气候随时增减衣服，以防受邪致病；注意室温的调节，做好防寒保温；居处要清洁，避免烟尘刺激。

(2) 应静卧于床上，每日静观并记录体温及脉象变化，咳嗽及痰的质、量、味等情况。

(3) 预防的重点是针对个人情况，积极治疗肺部病症，如咳嗽、气喘等，防止其转变为肺痿，同时加强体育锻炼；应尽量减少外出，避免在时邪流行时接触患者。

(4) 注意避免接触有刺激性的物质，如烟、粉尘等，这样可以帮助防止病情再度发作，避免病情加重。

（5）康复指导强调清除痰液，对缓解症状和防止感染都有很大的帮助。指导患者及其家属学习掌握咳嗽、胸部叩击、雾化吸入、体位引流等有效排痰的方法，并鼓励其长期坚持。

2. 饮食护理

饮食宜选择高热量、高蛋白质、高维生素食物，并戒烟，减少对呼吸道的刺激，以利于肺气的复原。忌饮酒，忌食辛辣、煎炸之物，以免引起肺燥伤肺。饮食应以清淡为主，多吃绿叶蔬菜及水果，最好选择蒸煮的方式烹调，以柔软易消化的食物为主。发热者可予半流质饮食，忌油炸之品，忌所有辛辣刺激之品。

（1）风热犯肺证　宜食宣肺化痰、疏风清热之品。

（2）痰热壅肺证　宜食宣肺止咳、清肺化痰之品。

（3）痰浊阻肺证　宜食清肺化痰、理气止咳之品。

（4）肝火犯肺证　宜食清泻肝火、宣肺止咳之品。

（5）阴虚肺燥证　宜食清热镇咳、滋阴降火之品。

（6）肺脾气虚证　宜食补脾肺、润燥止咳之品。

（7）肺肾气阴两虚证　宜食益气养阴之品。

（8）气不摄血证　宜食补中益气、补血之品。

3. 用药护理

（1）外感咳嗽，服用的汤药多为发散之品，不宜久煎（15～20分钟）。

（2）汤药服用时温凉适宜。热证（如风热犯肺证、肝火犯肺证、痰热壅肺证等）凉服。虚证（如肺脾气虚证、肺肾气阴两虚证等）温服。

（3）服药后注意观察效果及寒热、汗出、咳嗽、咳痰情况。

（4）咳嗽剧烈时即刻给药。

（5）服用化痰止咳药后，不要立即饮水。止咳糖浆具有安抚呼吸道黏膜的作用，服后不宜立即喝水，以免冲淡药物降低疗效。如同时服用多种药物，应最后服用止咳糖浆。

4. 情志护理

（1）症状难以减轻时，患者心理压力较大，常有焦躁、挫折感，护士应及时与患者交流，了解他们的心理状况并给予心理支持。

（2）护士应积极向患者介绍支气管扩张症的相关知识，使其明白病因，明白疾病的发展过程，并指导患者进行排痰、呼吸等方面的有效锻炼。同时鼓励患者积极进行疾病的预防和控制，帮助患者消除负面情绪，树立乐观向上的心态，克服对疾病的恐惧，这对改善患者的治疗依从性有很大的帮助。

（3）鼓励患者多交流防病治病的经验，引导患者学会自我排忧解难、移情易性，通过适当的运动、欣赏音乐、书法绘画等活动，使患者保持乐观开朗的精神状态。鼓励家属对患者进行更多的陪护，在情绪上给予支持，坚定其治疗信心。

5. 康复锻炼

（1）根据患者的体质选择适合的运动，如打太极拳、练八段锦、练五禽戏、慢跑等，有利于提高抵抗力、增加肺活量、改善肺功能。注意耐寒锻炼，适应气候变化，增强肺卫功能。

（2）**青蛙趴姿势轻拍背部**　每天早晨和晚上睡前采取青蛙趴的姿势，家属或陪护可以轻拍患者背部，患者轻咳几声，可帮助排痰。

（3）**左右循环拍打胸壁**　站在通风、空气新鲜的地方，患者抬头挺胸做深呼吸，用左手拍打右侧胸壁，再用右手拍打左侧胸壁，左右手循环轻拍胸壁，每日进行 1～2 次，可加强肺部血液循环，有助于排痰。

（4）穴位按摩

① **按揉迎香**：疏散风热，通利鼻窍。

② **按揉天突**：宽胸理气，降痰宣肺。

③ **推按风池**：祛风解毒，通利官窍。

（5）疏肝解郁、养肺理气操

① **屈肘展臂**：左右交替 4～8 次，屈呼伸吸，疏通肺经。

② **捶胸**：双手虚握拳或掌心微凹，交替轻拍胸部正中的膻中（两乳头连线中点），轻柔有节奏，以有微震感为宜，每次拍打 30～50 次，约 1～2 分钟，可促进全身血液循环。

③ **伸展运动**：双手高举过头，使双肺尽量扩张，双脚轮流点地，

具有强心养肺、活血益气的作用。

第八节　肺脓肿

一、疾病概述

肺脓肿是由多种致病菌所引起的肺组织化脓性病变。早期为化脓性炎症，继而坏死形成脓肿。临床特征为发热、咳嗽和咳大量脓臭痰。胸部 X 线显示一个或多发的含气液平面的空洞。多发生于青壮年，男多于女。临床上，根据感染途径可将肺脓肿分为三个类型，即吸入性肺脓肿、继发性肺脓肿和血源性肺脓肿；又根据发病的时间分为急性肺脓肿和慢性肺脓肿。自临床广泛应用抗生素以来，肺脓肿的发病率已大为降低。肺脓肿属中医"肺痈"范畴。肺痈是指由于风寒热毒瘀结于肺叶，以致肺叶生疮血败肉腐，从而形成脓疡的一种病证。临床表现多以发热、咳嗽、胸痛、咳吐腥臭浊痰甚则脓血相兼为主。根据病程发展的先后不同阶段和临床表现，分为初期、成痈期、溃脓期、恢复期。

二、病因病机

由于肺脓肿的病因比较复杂，目前西医认为最重要的影响因素是支气管阻塞。主要的诱导因素是呼吸系统的感染。既往多有慢性咳嗽史，这说明长期的支气管炎症，可能导致支气管防御功能减退，促使支气管栓塞。由此可见预防本病的重要措施是积极防治呼吸道感染。除此之外，血行感染及邻近器官延及，或外伤创口侵入等原因也可能导致肺脓肿。

中医学对本病病因的认识，包括内因、外因两个方面。内因主要是指正气不足，易于感受外来病邪，即所谓"邪之所凑，其气必虚"。由于风热外袭，先侵犯肺卫，故初起即见恶寒、发热、咳嗽等肺卫证候。肺受热灼，气失清肃，炼津为痰，痰热壅塞肺络，肺叶受损，进而血败肉腐，形成脓肿，咳出大量脓痰或血痰。若病势迁延，热邪不退，耗损气阴，则可致正虚邪恋，导致慢性病变。说明其病势消长取决于病邪强弱、正气虚实以及治疗得当与否。外因主要是指风热病邪自口鼻侵袭于肺，或素来痰热偏盛，如平时过食辛热煎炙食品或长期嗜酒而致湿热内蕴等，复感外邪而发病。因此，早期、合理地治疗是很重要的。

三、诊断要点

1. 血象

血白细胞总数升高，可达（20～30）× 10^9/L，中性粒细胞显著增加并核左移，中性粒细胞在80%以上，可出现中毒颗粒。慢性肺脓肿患者的白细胞无明显改变，但可有轻度贫血。

2. 病原学检查

痰液涂片革兰染色检查、痰液培养（包括厌氧菌培养）和药物敏感试验，有助于确定病原体和选择有效的抗生素治疗。可采用纤维支气管镜防污染毛刷采集标本或经胸腔穿刺采集胸腔脓液，进行厌氧菌和需氧菌培养。血源性肺脓肿患者的血培养可发现致病菌。

3. 胸部影像学检查

肺脓肿的X线表现根据类型、病期、支气管的引流是否通畅以及有无胸膜并发症而有所不同。吸入性肺脓肿在早期化脓性炎症阶段，其典型的X线征象为大片密度较高的炎性模糊浸润阴影，边缘不清，分布在一个或数个肺段，与细菌性肺炎相似。脓肿形成后，大片密度高的炎性阴影中出现圆形透亮区及液平面。在消散期，脓腔周围炎症逐渐吸收，脓腔缩小而至消失，最后残留少许纤维条索阴影。慢性肺脓肿脓腔壁明显增厚，内壁边界呈不规则状，周围炎症略呈消散，但不完全，常伴有纤维组织增生，并有程度不等的肺叶萎缩，胸膜增厚。纵隔向患侧移位。血源性肺脓肿在一侧或两侧肺周边部有多发的散在小片状炎症阴影或边缘整齐的球形病灶，中心可见透亮区及液平面。肺脓肿并发脓胸时，患侧胸部呈大片浓密阴影；若伴发气胸，则可见液平面。

胸部CT检查可发现多发类圆形的厚壁脓腔，脓腔内可有液平面出现。脓腔内壁常表现为不规则状，周围有模糊炎性阴影。

有误吸病史或者口腔疾病，根据临床表现如急性或亚急性起病，畏寒发热，咳嗽和咳大量脓性痰或脓臭痰，血白细胞升高，胸部X线肺脓肿改变，可建立诊断。

四、辨证论治

（一）护治原则

祛邪清肺要贯穿始终。脓未成应着重清肺消痈，脓已成应排脓解毒。重视"有脓必排"的原则，在溃脓期，脓液是否能畅利排出，是治疗成败的关键。肺痈病久，正气受损，当补肺扶正。补肺应重在清养，不可滥用温补。

（二）证候分型

1. 风热袭肺证

症状：起病急骤，恶寒发热，咳嗽胸痛，痰量逐渐增多，舌苔薄黄，脉象浮数而滑。

治法：解表，清肺，化痰。

常用药物：荆芥穗、牛蒡子、薄荷、金银花、竹叶、淡豆豉、生甘草、芦根、桔梗、连翘。

2. 肺热痈脓证

症状：高热，胸痛，咳嗽，咳大量脓痰或血痰，味臭，舌质红，舌苔黄腻，脉象滑数。

治法：清热，解毒，排脓。

常用药物：薏苡仁、冬瓜仁、桔梗、桃仁、苇茎等。

3. 邪留正虚证

症状：咳嗽、咳吐脓痰或脓血痰，经久未愈。口燥咽干，微有胸痛，气短，自汗、盗汗，低热，舌质偏红或淡红，舌苔薄黄或薄白，脉象细数或虚数。

治法：补肺，清热，化痰。

常用药物：沙参、麦冬、玉竹、百合、贝母等。

五、常见症状护理

1. 初期

（1）避免受凉而复感外邪，避免吸入有害气体。

（2）密切观察体温变化。患者应卧床休息。

（3）保持病室安静、舒适、空气流通。冬季注意保持一定的室温。

（4）出汗后及时擦干汗液，更换湿衣被。

（5）保持口腔清洁。每日进食前后用银花甘草露或生理盐水漱口，防止继发感染。

（6）饮食上忌辛辣、油腻之品，宜予清淡之半流质饮食。多食梨、荸荠、枇杷等。

（7）鼓励患者多饮水。

（8）中药汤剂宜凉服。

2. 成痈期

（1）病室内定时通风，使空气清新。

（2）密切观察体温的变化及痰液的量、色、气味的变化。

（3）做酒精浴等物理降温时不宜使体温骤降，以免引起虚脱。

（4）可用生石膏100g煎水，凉后擦五心（手心、足心、心窝）。

（5）饮食上宜予素半流质。可选食燕麦粥、藕粉莲子羹、绿豆汤等，亦可用鱼腥草30g煎汤代茶饮。多食新鲜水果。

（6）中药汤剂宜凉服。

（7）采用合适的中医特色技术。

① 针灸疗法：可选择针刺曲池、尺泽、肺俞、内关、大椎等穴，达到疏通经络、清热解毒的作用，可改善发热、咳嗽、咳痰等不适症状。

② 穴位贴敷：可选择肺俞、复溜等穴，达到补益肺气的作用。

呼吸系统常见病中医适宜技术实用手册

3. 溃脓期

（1）病室按时通风，有条件时尽量安置患者在单人病房，减少与其他患者接触。

（2）观察痰液的性状。《金匮要略》中说肺痈患者"吐脓如米粥"。痰液能清晰地分为三层。吐黄绿色痰乃因热毒亢盛；黄色黏稠痰则为热毒蒸肺；血痰则为热伤肺络；腥臭或恶臭痰则为肉腐血败。

（3）指导患者取健侧卧位，轻拍背部以助排痰，脓血痰较多或痰涌喉间无力咳吐者及时予吸引器吸痰，必要时行气管切开，以保持呼吸道通畅，防止窒息。

（4）溃脓期出现痰液减少则提示排脓不畅，可予鲜竹沥水500mL 口服以稀释痰液或予中药超声雾化给药以助排痰，同时每日 2 次做口腔护理。嘱患者吐痰入杯，痰杯每日浸泡消毒。

（5）饮食方面注意清淡，避免辛辣刺激。

4. 恢复期

（1）为患者提供光照充足的病房，患者可以适当活动，但不宜疲劳过度。

（2）鼓励患者咳出痰液，必要时继续配合体位引流。

（3）予富于营养之食物，宜食蛋、鱼、山药、百合、薏苡仁等。

六、健康指导

1. 生活起居护理

（1）应初步治疗口腔、上呼吸道慢性感染病灶，如龋齿、化脓性扁桃体炎、鼻窦炎、牙周溢脓等，以防止病灶分泌物吸入肺内诱发感染。重视口腔清洁，经常漱口，多饮水，预防口腔炎的发生。积极治疗皮肤外伤感染、痈、疖等化脓性病灶，不挤压痈、疖，防止血源性肺脓肿的发生。避免受寒、醉酒和极度疲劳导致的机体免疫力低下与气道防御清除功能减弱而诱发吸入性感染。

（2）教会患者有效咳嗽、体位引流的方法，及时排出呼吸道分泌物，必要时采取胸部物理治疗协助排痰，以保持呼吸道通畅，促进病变的愈合。指导患有慢性基础疾病、年老体弱患者的家属经常为患者翻身、叩背，促进痰液排出，疑有异物吸入时要及时就医以清除异物。

（3）肺脓肿常因病情本身而耗损正气，所以要节制房事，以固阴精，存真气。

2. 饮食护理

肺脓肿患者应戒烟限酒，少食膏粱厚味，以免助热生痰。肺脓肿初期，患者恶寒发热口干，饮食宜清淡，宜多食梨、荸荠、百合粥等清热之品；成痈期热毒灼盛，易伤阴，要特别注意饮食不宜滋腻，以免助邪盛，可食用黄芪薏苡仁粥、绿豆汤、藕粉莲子羹；溃脓期忌食辛辣、海腥、发物等以免助毒热而加重病情，平时多食用橘子、葡萄果汁等，或以山药、薏苡仁、大枣煮粥，以粥汤食补之法帮助机体排脓解毒；恢复期一般宜予高热量、高蛋白、高维生素膳食，鼓励患者多进食以培本逐邪，加速机体康复，可选择食用瘦肉粥、沙参百合粥、山药茯苓粥、大枣粥及牛奶制品、新鲜瓜果蔬菜等。但应注意忌食之物。凡治愈后终身戒食鸭蛋、红萝卜、石首鱼、甲鱼，犯之则复发难治。

3. 情志护理

肺脓肿虽然起病凶猛，但如果及时治疗且有效，一般预后较好。但是因为起病急、进程快、病程迁延，治疗效果不明显，患者心理负担重，忧思多虑。《素问·阴阳应象大论》指出"忧伤肺"，《杂病源流犀烛·惊悸悲恐喜怒忧思源流》说"忧者，肺与脾也。肺居华盖之顶，下通心肝之气，心有所愁苦而不乐，则上搏乎肺而成忧，故忧为肺病"。由此论述了情志与本病的重要关系。临床护理中对肺脓肿患者初期的忧虑心理应予充分的重视，通过与患者的沟通，让患者了解本病的发展与转归，保持开朗、稳定的情绪，并在疾病的每个阶段给予患者正确的指导，同时护理人员要以热情周到的护理、精湛的技术、严谨的工作作风取得患者的信任，使患者树立治疗信心。

4. 康复锻炼

（1）腹式呼吸　患者取立位或坐位或平卧位（两膝半屈或膝下垫

小枕），使腹肌放松。一手放于腹部，一手放于胸部，用鼻缓慢吸气时膈肌最大幅度下降，腹肌松弛，腹部手感向上抬起，胸部手在原位不动，抑制胸廓运动；呼气时腹肌收缩帮助膈肌松弛，膈肌随腹腔内压增加而上抬，增加呼气潮气量。同时可配合缩唇呼吸，每天进行锻炼，时间由短到长，逐渐习惯于平稳而缓慢的腹式呼吸。

（2）缩唇呼吸　患者闭嘴经鼻吸气，然后通过缩唇（吹口哨样）缓慢呼气，同时收缩腹部，吸气和呼气时间比为1:2或1:3，尽量深吸慢呼，每分钟呼吸7~8次，每次10~20分钟，每日锻炼2次。

（3）屏气呼吸　吸气，屏住通气约3秒，同时向右转头，呼气。吸气，屏住呼吸3秒，同时向左转头，呼气。

（4）伸展呼吸　两臂伸直，向前、向上逐渐高举过头，同时深吸气；然后两臂合拢，身体前倾，同时深呼气。注意：尽量用腹式呼吸。

（5）按揉鼻翼迎香　两手拇指屈曲，用第一指关节按揉迎香（迎香在鼻翼外缘中点旁开，当鼻唇沟中）。

（6）推按风池　手掌五指伸开，分别用拇指关节的侧面或小鱼际处推按同侧枕后风池（风池在颈后区，枕骨之下，胸锁乳突肌上端与斜方肌上端之间的凹陷中），以达酸痛感为度。

（7）胸部叩击　两手手指弯曲后并拢，使掌侧呈杯状，以手腕力量有节律地叩击胸壁。

第九节　肺结核

一、疾病概述

肺结核是由结核分枝杆菌引起的传染性疾病，主要侵害肺部和呼吸系统。结核分枝杆菌属于分枝杆菌属，可以通过飞沫传播等途径进行传播。经过长期的潜伏期，感染后可能发展成为不同类型的临床结核病变。本病属中医"肺痨"范畴，与肺脏虚弱、正气不足等有关。

二、病因病机

从西医的角度而言，肺结核是一种由结核分枝杆菌感染引起的慢性传染病，主要通过呼吸道飞沫传播。结核分枝杆菌感染是肺结核的根本原因。结核分枝杆菌通过空气中的微滴（如咳嗽、打喷嚏时释放）传播给他人。结核分枝杆菌侵入肺部后，引起炎症反应，导致肺泡腔渗出液体和炎症细胞聚集，形成小的结核结节。结核结节可能发展为干酪样坏死，这是由于病灶中心组织坏死并伴有大量结核分枝杆菌。周围可有纤维化包裹，形成结核球。部分病灶可因组织坏死崩解而形成空洞，空洞内含有活的和死的结核分枝杆菌，具有高度传染性。

在中医理论中，肺痨的病因病机较为复杂，不仅涉及外邪侵袭，还与人体内在脏腑功能失调密切相关。

1. 外因："痨虫"侵袭与六淫外邪

在中医视角下，肺结核的外因主要归咎于"痨虫"的侵袭，这与现代医学中的结核分枝杆菌感染相呼应。中医认为，痨虫作为一种外邪，可通过呼吸道等途径进入人体，直接伤害肺脏，尤其当人体正气不足时，痨虫更易乘虚而入，引发疾病。古时人们常将与肺痨患者近距离接触，如照顾患者、共处一室等行为视为感染痨虫的常见途径。六淫外邪——风、寒、暑、湿、燥、火等自然界的气候变化，尤其是风热、湿热之邪，易乘虚而入，与"痨虫"相合，加剧病情，影响肺的宣发肃降功能。

2. 内因：正气亏虚和脏腑功能失调

内因则聚焦于人体自身的体质和功能状态，特别是肺肾阴虚。中医理论认为，正气是维持人体健康、抵御外邪的关键，正气亏虚，尤其是肺肾之阴津不足，会显著降低机体的防御能力。长期的劳累过度、情绪波动、饮食不节、先天体质虚弱等因素均可导致正气耗损，为痨虫入侵提供可乘之机。肺肾阴虚不仅直接损害肺部功能，还会波及全身，影响其他脏腑的功能平衡。

肺痨在中医病位上主要定位于肺，但其影响深远，不仅关乎肺的宣发肃降功能，还与脾肾紧密相连。脾为后天之本，负责运化水谷精微，一旦脾虚，则气血生化乏源，进一步影响肺和其他脏器的功能。肾脏作为先天之本，其精气的盈亏直接影响到全身阴阳平衡。因此，肺痨的病机不仅限于局部，而是涉及多脏腑、多层次的复杂病理变化，治疗上需综合考虑，调和全身气血阴阳，以达恢复健康之目的。

三、诊断要点

患者出现长期咳嗽，尤其是出现干咳或咳少量白色黏痰、咯血、午后低热、夜间盗汗、体重减轻、乏力、食欲减退等症状时，应怀疑肺结核的可能。

影像学检查，如胸部 X 线片或 CT 扫描是诊断肺结核的重要手段，可显示肺部病变为浸润、结节、空洞或钙化灶，尤其关注上叶分布的异常阴影。

直接检查痰液中是否有抗酸杆菌，快速但敏感性较低。结核菌素皮肤试验（TST）或 γ 干扰素释放试验（IGRA）可评估患者是否曾被结核分枝杆菌感染，但不能区分活动性感染与潜伏感染。痰培养是诊断肺结核的金标准，能确定结核分枝杆菌的存在，并进行菌种鉴定及药物敏感性测试。PCR 技术检测痰液或其他生物样本中的结核分枝杆菌 DNA，可快速诊断并进行耐药基因分析。

四、辨证论治

（一）护治原则

中医强调分清标本缓急，根据患者的具体病情，灵活运用扶正祛邪、清热化痰、活血化瘀、滋阴润肺等治法，辨证施治，以达到既治标又治本，既消除病因又恢复人体健康的目的。同时，在治疗过程中，还需注意调理患者的饮食起居，保持良好的生活习惯，以提高治疗效果，促进疾病的康复。

（二）证候分型

1. 肺阴亏损证

症状：干咳，无痰或痰少而黏稠，痰中可能带有血丝，午后潮热、夜间盗汗，自觉五心烦热，口干咽燥，饮水不解渴，颜面或颧骨泛红，舌尖红，舌苔薄或少苔，脉象细数。

治法：滋阴降火，养肺止咳。

常用药物：百合、玄参、麦冬、桔梗、甘草等。

2. 阴虚火旺证

症状：低热缠绵难解，伴有烦躁不安、心悸失眠、头晕目眩、耳鸣、腰膝酸软等一派阴虚火旺的现象，舌质偏红或红绛，苔薄黄或少苔，脉象弦细而数。

治法：滋阴降火，宁心安神。

常用药物：熟地黄、山茱萸、山药、知母、黄柏等。

3. 气阴两虚证

症状：咳嗽无力，呼吸气短，神疲乏力，食欲减退，面色萎黄或淡白，自汗与盗汗并存，午后潮热虽仍在，但热度不高，脉象细弱无力。

治法：兼顾益气养阴。

常用药物：南沙参、麦冬、五味子、人参等。

4. 阴阳两虚证

症状：咳喘气逆，气息微弱，动则尤甚，痰中带血或血丝，面色苍白或晦暗无华，四肢不温，夜尿频多，男子可能出现遗精滑泄，女子可能出现月经量少或闭经，舌质淡暗或暗淡无光泽，苔薄白，脉象细弱或微细而数。

治法：阴阳双补。

常用药物：黄芪、党参、熟地黄、鹿茸等。

5. 瘀血阻滞证

症状：咳嗽频繁，痰中带血，胸痛定位清晰且持续不止，面色晦暗，唇舌紫暗或有瘀斑，脉象涩滞。

治法：在补益的基础上辅以活血化瘀之法。

常用药物：桃仁、红花、川芎等。

6. 肺脾气虚证

症状：食欲减退，脘腹胀满，大便溏薄，肌肉松弛，面色萎黄，四肢倦怠，舌质淡嫩，苔白腻，脉象濡弱。

治法：兼顾健脾益肺。

常用药物：党参、白术、茯苓等。

五、常见症状护理

1. 咳嗽

肺结核患者常有持续性咳嗽，尤其是早晨起床后更为明显。应鼓励患者定时咳痰，清理呼吸道，避免痰液积聚滋生细菌。同时，保持室内湿度适宜，使用加湿器有助于降低咳嗽频率。对于剧烈咳嗽引起的不适，可指导患者采用舒适的体位，如半卧位，并酌情给予止咳药物，但必须在医生指导下使用，以免掩盖病情。

2. 咯血

部分肺结核患者会出现咯血现象，对此应立即通知医护人员，并协助患者取侧卧位，避免因血液误吸导致窒息。同时，准备冰袋敷在颈动脉处，可降低颅内压，减缓出血速度。如有必要，可提前备好止血药物和急救设备。

3. 发热

患者可能会出现周期性午后低热，需监测体温变化，及时给予物理降温，如温水擦浴、冰敷等，同时关注患者出汗情况，做好保暖和衣物更换工作，以防止感冒。

4. 乏力、体重下降

鼓励患者保持充足休息，合理安排作息，保证足够睡眠。加强营养支持，提供高蛋白、高热量、易消化的膳食，辅以维生素和矿物质补充剂，以增强体质，改善体重下降状况。

5. 抗结核药不良反应

使用抗结核药可能出现肝肾功能损害、肠胃不适等不良反应，需密切关注患者服药后的反应，定期进行肝肾功能检查，指导合理用药，减轻药物不良反应。

此外，可采用中医特色技术改善相关症状。

（1）针灸疗法　可以选择针刺肺俞、太渊、足三里、膏肓等穴位，以调理肺脏功能，增强免疫力，促进康复。

（2）按摩　可以选择按摩胸骨、肺俞等部位或穴位，以调整机体气血阴阳平衡，改善免疫功能，促进气机畅通，改善症状。

（3）拔罐疗法　在肺结核治疗中，适当运用拔罐疗法可缓解咳嗽、咳痰等症状，同时对于因久病导致的疲劳乏力、肌肉酸痛等问题也有一定的调理作用。但需要注意的是，拔罐疗法并非适用于所有肺结核患者，尤其是病情严重、体质虚弱或有出血倾向者应谨慎使用，必须由专业医师评估后决定，并严格按照操作规程进行，以防造成皮肤损伤、出血或加重原有病情。

（4）中药熏蒸　可以选择一些具有清肺化痰、祛痰止咳作用的中药，如薄荷、紫苏叶等，进行熏蒸治疗，可以起到舒缓咳嗽、润肺止咳的作用。

（5）刮痧疗法　对肺结核患者而言，适当刮痧可以改善肺部微循环，缓解胸闷、气促等症状，同时能够调动全身气血，提高免疫力，有利于疾病的康复。

六、健康指导

1. 生活起居护理

在中西医结合的角度下，肺结核患者的生活起居应遵循"养生以静为主，防病以避为先"的原则。应保持室内空气流通，避免居住环境潮湿阴暗，以防痰湿内生，加重病情。西医认为，结核分枝杆菌在通风良好的环境中存活率较低，故保持室内空气新鲜对抑制病菌繁殖至关重要。患者应合理安排作息时间，保证充足的睡眠，夜间 10 点至凌晨 2 点是人体脏腑修复的关键时段，尤其对于肺部疾病的恢复尤为关键。中医强调顺应自然，日出而作，日落而息，有利于体内气血运行和阴阳调和。

2. 饮食护理

肺结核患者的饮食应以清淡、营养丰富、易于消化为主。中医主张"五谷为养，五果为助，五畜为益，五菜为充"，推荐食用具有润肺止咳、补气养血功效的食物，如百合、雪梨、银耳、山药、瘦肉、鸡蛋等。

西医则强调高蛋白、高维生素饮食及补充微量元素，包括优质蛋白质（如鱼、鸡胸肉、豆腐等）、富含维生素C（柑橘类水果、绿叶蔬菜）和铁质（红肉、菠菜）的食物，以促进身体功能恢复，提高免疫力，对抗结核分枝杆菌。

食物不仅仅是维持生命活动的能量来源，更具有调节人体功能、预防和治疗疾病的重要作用。对于肺结核患者来说，运用食疗手段进行调养显得尤为重要。针对肺结核这种消耗性疾病，中医食疗着重于滋养肺阴、清泄虚火、补益气血等方面。具体而言，推荐以下几类食物：燕窝，富含蛋白质和多种氨基酸，具有滋阴润肺、化痰止咳的功效；雪蛤，即林蛙油，被誉为"软黄金"，可滋润五脏，尤其对肺部有良好的滋养效果；银耳，以其胶质丰富、口感滑嫩著称，能有效补充体内津液、滋养肺阴。肺结核病程中常伴有内热症状，因此食用一些具有清热解毒功效的食物有助于消除体内的火热之邪，如百合、麦冬、梨等能清热生津，对于缓解肺热咳嗽、口干舌燥等症状大有益处。肺结核患者由于长期病痛消耗，往往气血亏损严重，选择能够补益气血的食物至关重要。瘦肉、鱼、蛋类富含优质动物蛋白，是快速补充身体能量、修复组织损伤的理想食材。此外，黑米、红枣、枸杞子等食物温补而不腻，具有很好的补气养血作用。

3. 情志护理

情绪状态对人体健康的影响不容忽视。中医理论认为"忧伤肺"，长期精神抑郁、忧虑不安会耗损肺气，影响疾病康复。肺结核病程长，易使患者产生消极情绪。护理人员应耐心倾听患者感受，提供情感支持，鼓励参加有益身心的活动，如阅读、绘画、音乐疗法等，以改善心理状态。必要时，可联系心理医生进行干预。对于担心传染他人或遭受歧视的患者，应普及肺结核的防治知识，明确告知规范治疗后传染性大大降低的事实，鼓励他们积极参与社交活动，恢复正常生活。

4. 康复锻炼

对于肺结核患者，推荐练习如八段锦、易筋经、六字诀等传统健身功法，这些功法通过调整呼吸节奏，使气息变得深长均匀，从而强化肺部功能。同时，结合静心养神的吐纳调息方法，有利于身心的和谐统一，加速疾病的康复进程。

此外，建议患者进行腹式呼吸锻炼，此法在中医理论中可强化肺肾之气，西医则证实其能够有效改善肺功能，缓解咳嗽、气促等症状。但需注意运动强度应适中，以免过度劳累引发病情反复。

第十节　肺癌

一、疾病概述

肺癌为起源于呼吸上皮细胞的恶性肿瘤。根据病理类型，肺癌分为非小细胞肺癌（NSCLC）和小细胞肺癌（SCLC）两大类，其中非小细胞肺癌包括腺癌、鳞癌等组织学亚型，其余为小细胞肺癌。

二、病因病机

肺癌的病因和发病机制尚未明确，一般认为与下列因素有关。

1. 吸烟和被动吸烟

吸烟是目前公认的肺癌最重要的危险因素。香烟在点燃过程中会形成 60 余种致癌物。烟草中的亚硝胺、多环芳香族碳氢化合物、苯并芘等，是对呼吸系统致癌性很强的物质。吸烟与肺癌危险度的关系与烟草的种类、开始吸烟的年龄、吸烟的年限、吸烟量有关。在一项对国内外公开发表的关于中国吸烟人群与肺癌的研究文献进行的荟萃分析显示，吸烟者患肺癌的风险为不吸烟者的 2.77 倍。

被动吸烟也是肺癌发生的危险因素，主要见于女性。

2. 慢性阻塞性肺疾病史

慢性阻塞性肺疾病（COPD）是由慢性炎症引起的气道病变，可导致肺泡破坏，支气管腔狭窄，终末期出现不可逆性肺功能障碍。在对国内外 1995 年以来公开发表的探索 COPD 与肺癌关联强度的研究系统检索并进行荟萃分析的结果显示，病例对照研究和队列研究中，COPD 患者患肺癌的风险是无 COPD 者的 1.43 倍。

3. 职业暴露

多种特别职业接触可增加肺癌的发病危险，包括石棉、氡、铍、铬、镉、镍、硅、煤烟和煤烟尘等。

4. 肺癌家族史和遗传易感性

肺癌患者中存在家族聚集现象，说明遗传因素可能在对环境致癌物易感的人群和（或）个体中起重要作用。目前认为机体对致癌物的代谢、基因组不稳定、DNA 修复及细胞增殖和凋亡调控的基因多态性均可能是肺癌的遗传易感因素，其中代谢酶基因和 DNA 损伤修复基因多态性是研究较多的两个方面。

5. 其他

与肺癌发生有关的其他因素还包括营养及膳食、体育锻炼、免疫状态、雌激素水平、感染（人类免疫缺陷病毒、人乳头状瘤病毒）、肺部慢性炎症、经济文化水平等，但其与肺癌的关联尚存在争议，需要进一步研究评价。

从中医的范畴上来讲，肺癌属于"肺积""痞癖""咳嗽""咯血"等范畴，肺癌的发病机制为人体正气不足、阴阳气血失调，在此基础上患者受到外界因素的影响，以致邪气乘虚而入，从而导致患者的肺气失宣，最终形成肺癌。

三、诊断要点

肺癌的治疗效果与预后取决于肺癌的早期诊断，医务人员需要对肺癌早期征象高度警惕，通过详细询问病史，根据肺癌的症状、体征和影像学检查特点及时进行细胞学及呼吸内镜检查，80％～90％的患者可确诊。

四、辨证论治

（一）护治原则

以扶正祛邪为原则。早期肺癌患者正气不虚，治疗以祛邪为主；中晚期肺癌患者正气亏虚、体弱无力、实邪变重，给予益气养阴，治疗以扶正为主。

（二）证候分型

1. 脾肺气虚证

症状：久咳痰稀，胸闷气短，神疲乏力，腹胀纳呆，浮肿，便溏，舌质淡。

治法：益肺健脾。

常用药物：人参、白术、茯苓、甘草、陈皮、半夏等。

2. 气阴两虚证

症状：咳嗽气短，干咳痰少，潮热盗汗，五心烦热，口干口渴，舌苔少、边有齿痕，或舌体瘦小、苔薄。

治法：益气养阴。

常用药物：麦冬、红参、五味子等。

3. 气滞血瘀证

症状：咳嗽气短而不爽，气促胸闷，心胸刺痛或胀痛，痞块疼痛拒按，唇暗，舌紫暗或有瘀斑，苔薄。

治法：行气活血。

常用药物：柴胡、瓜蒌根、当归、红花、甘草、大黄、桃仁等。

4. 痰热阻肺证

症状：痰多咳重，痰黄黏，气憋胸闷，发热，舌质红，苔黄腻或黄。

治法：清肺化痰。

常用药物：生地黄、熟地黄、麦冬、百合、玄参等。

五、常见症状护理

1. 咳嗽、咳痰

（1）观察呼吸、咳嗽状况，有无咳痰，痰液的性质、颜色、量；遵医嘱雾化吸入后观察有无咳痰以及痰液的性质、颜色、量。

（2）保持病室空气新鲜、温湿度适宜，避免灰尘及刺激性气味。

（3）咳嗽胸闷者取半卧位或半坐卧位，减少说话；痰液黏稠难咳者，可变换体位。

（4）协助翻身拍背（咯血及胸腔积液者禁翻身拍背），教会患者有效咳嗽、咳痰、深呼吸的方法。

（5）保持口腔清洁，咳痰后以淡盐水或漱口液漱口。

（6）遵医嘱耳穴贴压（耳穴埋豆），可选择肺、气管、神门、皮质下等穴。

（7）进食健脾益气、补肺止咳食物，如山药、白果等。持续咳嗽时，可频饮温开水或薄荷叶泡水代茶饮，减轻咽喉部的刺激。

2. 咯血

（1）密切观察咯血的性质、颜色、量及伴随症状，监测生命体征、尿量、皮肤弹性等，准确、及时记录。

（2）保持病室空气新鲜、温湿度适宜。

（3）指导患者不用力吸气、屏气、剧咳，喉间有痰轻轻咳出。

（4）少量咯血时静卧休息；大量咯血时绝对卧床，头低脚高位，头偏向健侧，尽量减少翻身。

（5）及时清除口腔积血，淡盐水擦拭口腔。

（6）消除恐惧、焦虑不安的情绪，禁恼怒、戒忧愁、宁心神。

（7）少量出血者可进食凉血养血、甘凉滋养之品，如黑木耳、茄子等；大量咯血者遵医嘱禁食。

3. 发热

（1）注意观察体温变化及汗出情况。

（2）病室凉爽，光线明亮，空气保持湿润。

（3）卧床休息，限制活动量，避免劳累。

（4）协助擦干汗液，温水清洗皮肤，及时更换内衣，切忌汗出当风。

（5）穴位按摩，可选择合谷、曲池；或耳尖、大椎放血（营养状况差者慎用）。

（6）进食清热生津之品，如苦瓜、冬瓜、猕猴桃等，忌辛辣、香燥、助热动火之品；阴虚内热者，多进食滋阴润肺之品，如蜂蜜、莲藕、杏仁、银耳、梨等。协助多饮温开水。

4. 胸痛

（1）观察疼痛的性质、部位、程度、持续时间及伴随症状，遵医嘱予止痛剂后观察用药反应。

（2）保持环境安静，光线柔和，色调淡雅，避免噪声及不必要的人员走动。

（3）给予舒适体位，避免体位突然改变。胸痛严重者，宜患侧卧位。

（4）避免剧烈咳嗽，必要时用手按住胸部疼痛处，以减轻胸痛。

（5）指导采用放松术，如缓慢呼吸、全身肌肉放松、听舒缓音乐等。

（6）遵医嘱耳穴贴压，可选择神门、皮质下、交感、肺等穴。

（7）遵医嘱使用理气活血通络中药外敷。

5. 气促、胸闷

（1）密切观察生命体征变化，遵医嘱给予吸氧。

（2）保持病室安静、空气新鲜、温湿度适宜，避免灰尘、刺激性气味。

（3）取半卧位或半坐卧位，减少说话等活动，避免不必要的体力消耗。

（4）与患者有效沟通，帮助其保持情绪稳定，消除紧张、焦虑等。

（5）教会患者进行缓慢的腹式呼吸。

（6）病情允许情况下，鼓励患者下床适量活动，以增加肺活量。

（7）遵医嘱协助胸腔穿刺抽液或胸腔药物灌注，治疗后观察症状、生命体征变化，指导患者进食高热量、高营养及富含蛋白质的食物。

（8）遵医嘱耳穴贴压，可选择肺、气管、神门、皮质下、脾、肾等穴。

6. 便溏

（1）观察排便次数、量、性质及有无里急后重感。

（2）保持肛周皮肤清洁。

（3）遵医嘱耳穴贴压，可选择大肠、小肠、胃、脾、交感、神门等穴。

（4）穴位按摩，可选择足三里、天枢、中脘、关元等穴。

（5）遵医嘱艾灸腹部，以肚脐为中心，上、下、左、右旁开1～1.5寸，时间20～30分钟。

（6）进食健脾养胃及健脾利湿的食物，如胡萝卜、杏仁、赤小豆、栗子等。

7. 纳呆

（1）保持病室空气流通、新鲜。

（2）做好心理疏导，化解不良情绪。

（3）遵医嘱耳穴贴压，可选择脾、胃、交感等穴。

（4）穴位按摩，可选择足三里、阳陵泉、内关、脾俞、胃俞等穴。

（5）进食增加胃肠动力的食物，如苹果、番茄、白萝卜、菠萝等；忌肥甘厚味、甜腻之品；少食多餐。

8. 便秘

（1）指导患者规律排便，适度增加运动量。

（2）餐后1～2小时，以肚脐为中心顺时针按摩腹部，促进肠蠕动。

（3）指导患者正确使用缓泻剂。

（4）遵医嘱耳穴贴压，可选择大肠、胃、脾、交感、皮质下、便秘点等穴。

（5）穴位按摩，可选择天枢、脾俞、大肠俞等，寒证可加灸。

（6）遵医嘱给予中药泡洗。

（7）进食富含膳食纤维的食物，如蔬菜、菱藕、粗粮等。适当增加液体的摄入。

9. 恶心、呕吐

（1）保持病室整洁，光线色调柔和，无异味刺激。

（2）遵医嘱及时、准确给予止吐药物，必要时记录出入量。

（3）保持口腔及床单位清洁，协助淡盐水或漱口水漱口。

（4）体质虚弱或神志不清者呕吐时应将头偏向一侧，以免呕吐物误入气管，引起窒息。

（5）选择易消化的食物，如蔬菜、水果、山药、小米等；少食多餐，每天4～6餐；避免进食易产气、油腻或辛辣的食物。

（6）呕吐后不要立即进食，休息片刻后进清淡的流食；频繁呕吐时，宜进食水果和富含电解质的饮料，以补充水分和钾离子。因吐不能进食或服药者，可在进食或服药前先滴姜汁数滴于舌面，等片刻再进食或服药以缓解呕吐。

（7）指导采用放松术，如聆听舒缓的音乐、做渐进式的肌肉放松等。

（8）遵医嘱耳穴贴压，可选择脾、胃、神门等穴。

（9）穴位按摩，可选择合谷、内关等穴。

六、健康指导

1. 生活起居护理

（1）避免受凉，勿汗出当风。

（2）保证充分的休息，咯血者绝对卧床。

（3）经常做深呼吸，尽量把呼吸放慢。

（4）戒烟酒，注意避免被动吸烟。

2. 饮食护理

（1）脾肺气虚证　进食补益肺气、脾气之品，如糯米、山药、乳鸽、牛肉、鱼肉、鸡肉、大麦、白扁豆、南瓜、蘑菇等。食疗方：糯米山药粥。

（2）气阴两虚证　进食益气养阴之品，如莲子、桂圆、瘦肉、蛋类、鱼肉、山药、海参等。食疗方：皮蛋瘦肉粥、桂圆山药羹。

（3）气滞血瘀证　进食行气活血、化瘀解毒之品，如山药、桃仁、大白菜、芹菜、白萝卜、生姜、大蒜等。食疗方：白萝卜丝瓜汤。

（4）痰热阻肺证　进食清肺化痰之品，如生梨、白萝卜等，咯血者可吃海带、韭菜、菠菜等。食疗方：凉拌海带丝。

3. 情志护理

（1）采用暗示疗法、认知疗法、移情调志法，帮助患者建立积极的情志状态。

（2）指导患者聆听五音中的商调式音乐，抒发情感，缓解紧张焦虑的情绪，达到调理气血阴阳的作用。

（3）指导患者进行八段锦、简化太极拳锻炼。

（4）护士多与患者沟通，了解其心理状态，及时予以心理疏导。

（5）鼓励家属多陪伴患者，亲朋好友给予情感支持。

（6）鼓励病友间相互交流治疗体会，提高认知，增强治疗信心。

第十一节　胸腔积液

一、疾病概述

胸膜腔是胸膜的脏壁两层在肺根处相互转折移行所形成的一个密闭的潜在腔隙，由紧贴于肺表面的脏层胸膜和紧贴于胸廓内壁的壁层胸膜构成。在正常情况下，脏层胸膜和壁层胸膜表面有一层很薄的液体，在呼吸运动时起润滑作用。胸腔积液指胸膜腔内病理性液体积聚，其病因常与手术损伤、肺不张、局部胸腔空腔、低蛋白血症等相关。胸腔积液过多患者常表现为呼吸困难、胸痛、咳嗽。在中医中归为"悬饮"一类。

二、病因病机

西医认为，胸腔积液会影响肺部通气功能和血流动力学稳定性。肺、胸膜、肺外疾病和药物等均可引起胸腔积液，最常见的病因是充血性心力衰竭、癌症、肺炎和肺栓塞。

从中医的角度而言，"悬饮"的病机为三焦气化失宣，病理性质总属本虚标实，以阳虚阴盛为本，水湿内盛、气滞血瘀为标。

1. 本在肺脾肾心气虚

悬饮发病一般认为是肺、脾、肾功能失调，水液运化失常，导致水饮内停为患。《素问·经脉别论》曰："饮入于胃，游溢精气，上输于脾。脾气散精，上归于肺，通调水道，下输膀胱。水精四布，五经并行。"可见水液的正常代谢依赖于脾的运化，肺的宣发肃降以及肾的蒸化开阖。疾病日久，发展至末期，肺脾肾功能亏虚，尤其影响其阳气运化功能，津液运化失常，致水饮内停。悬饮病因病机除与肺脾肾相关外，与心也有密切联系。心是君主之官，以阳气为用，心之阳气能推动心脏搏动，温通全身血脉，对各脏腑有统领和主宰作用。心阳受损，不能温煦机体，而使肺脾肾功能失常。心阳本于肾阳，相互影响，肾阳虚衰，水气凌心，可致心阳亦虚；而心阳虚亦能损伤肾阳。心阳不足则水湿内停，郁久则化热，蒸灼津液，或疾病后期，真阴亏损，元气大伤，又可导致气阴两虚。

2. 标在水饮留聚，痰瘀互阻

肺、脾、肾三脏功能失常，导致水饮留聚于胸胁，津液聚湿生痰，邪伏留于肺，有形之痰随气道而出。疾病日久，肺脾肾心气亏虚，气为血之帅，气行则血行，气虚推动无力，则血行不畅，瘀血内生。此外痰浊阻滞脉道，可加重瘀血；饮积不化，气机升降受阻，亦可导致血瘀。痰瘀水湿互相胶结，耗乏正气，元气愈加亏虚，致疾病缠绵难愈。由此可见，治疗悬饮不能只看到饮停胸胁，更需注意痰瘀互结、气机升降受阻的病机。

三、诊断要点

初期以咳唾胸胁引痛，或伴有恶寒发热为主症，发病缓急不一。积饮形成后，胸痛减轻，胸闷逐渐明显，重者有呼吸困难。积饮消退，可后遗胸胁疼痛，咳声不扬，少痰，迁延不已。少量积液时患侧可闻及胸膜摩擦音。积液量多时患侧呼吸运动受限制，胸部隆起，肋间隙增宽。叩诊呈浊音或实音。血白细胞总数正常或偏高，血沉增快。胸部 X 线摄片检查，可见肋膈角变钝或消失。积液多者患侧有密度均匀致密阴影，纵隔向健侧移位。包裹性积液边缘光滑饱满，不随体位改变而移动。超声探查有积液。胸水常规检查：胸水呈透明黄色或微混，少数可呈血性；比重大于 1.018，蛋白含量大于 $30g/L$；细胞计数以淋巴细胞为主。胸水结核分枝杆菌培养可为阳性。

四、辨证论治

（一）护治原则

中医认为，其病形成与脾胃虚弱、肺气不宣、肾阳不足等有关，饮之病症，若施治得法，一般预后尚佳，若饮邪内伏或久留体内，其病势多缠绵难愈。故在治疗时注重调和脏腑功能，疏通经络，采用温肺化饮、健脾利水、温肾化阳等法则，以达到祛除病邪、恢复机体平衡的目的。

（二）证候分型

1. 邪郁少阳证

主症：寒热往来，或恶寒发热，咳嗽痰少，舌质薄白，脉弦数。

次症：咽干、咽痒，胸闷，咳引胁痛。

治法：解表宣肺，平衡阴阳，疏解邪郁，止咳化痰。

常用药物：柴胡、黄芩、瓜蒌壳等。

2. 饮停胸胁证

主症：呼吸困难，咳唾引痛，患侧胸胁胀满，脉象沉弦。

次症：胸胁痛，喘息气促，胸闷，咳嗽咳痰，痰质黏稠，面色白，神疲乏力，饮食不佳，二便少。

治法：补气健脾，祛饮逐邪，温通助阳。

常用药物：椒目、瓜蒌、桑白皮、葶苈子等。

3. 肺络不畅证

主症：胸闷不畅，时轻时重，常随太息、嗳气而减，情志抑郁，喘息，鼻扇。

次症：可见便秘，形寒肢冷，无汗，喜冷饮。

治法：清肺化饮，助阳补肺。

常用药物：香附、苍术、川芎、栀子、神曲等。

五、常见症状护理

1. 发热

（1）密切观察患者的体温、脉搏、呼吸等生命体征，以及汗出情况。

（2）物理降温，如用冰帽或冰袋冰敷头部、温水浴，汗出较甚切忌当风，并及时更换衣物。

（3）保持口腔清洁，鼓励患者经常漱口和多饮温开水。

（4）饮食宜清淡、易消化，多食用富含维生素和蛋白质的食物。可以通过调整饮食，选择具有清热、解毒、滋阴等功效的食物，如绿豆、冬瓜、梨等，来帮助缓解发热症状。同时，避免食用辛辣、油腻、生冷等刺激性食物，以免加重病情。

2. 胸痛

（1）密切观察胸痛的部位、性质、持续时间、诱发因素及伴随症状；注意监测心率、心律、脉搏、血压等变化；出现异常或胸痛加剧，汗出肢冷时，立即汇报医生。

（2）发作时绝对卧床休息，必要时给予氧气吸入。

（3）穴位贴敷　选择心俞、膈俞、脾俞、肾俞等穴。

（4）耳穴贴压　取心、神门、交感、内分泌、肾等穴。

（5）穴位按摩　取内关、神门、心俞等穴。

3. 呼吸困难

（1）中药治疗　根据具体病情选择适合的中药方剂，如银翘散、桑菊饮、止嗽散等，以清除体内的邪气，调和肺脏的功能，缓解呼吸不畅的症状。

（2）穴位按压　按压中府和云门，身体坐直后，将一只手放置在臀部，然后用另一只手对锁骨外尖下缘出现的三角形凹痕的中心位置施加压力。中府和云门位于脾经和肺经的交会处，是理气的理想穴位。这2个穴位对治疗肺气虚弱十分有益。通过经常刺激中府和云门，可以促使呼吸更为顺畅，气血畅通，肺部健康。

（3）针灸疗法　取肺俞、风池、足三里等，可以调节肺脏的功能，缓解咳嗽、气喘等症状。

六、健康指导

1. 生活起居护理

（1）环境安全，空气新鲜，温湿度适宜。

（2）避免劳累、饱餐、情绪激动、寒冷、便秘、感染等诱发因素，戒烟限酒。

（3）起居有常　发作时休息；缓解期适当锻炼，如快步走、打太极拳等，以不感疲劳为度。

2. 饮食护理

（1）邪郁少阳证　饮食可适当选择理气解郁、清解郁热的药食，可适当多吃粗粮、高纤维素食物，应该避免辛辣、甜腻、酸涩的药食，以及煎炸烧烤类食物，以防止阻碍气机或者助生火热，如西梅、泡菜、石榴、杨梅、柿饼、桃子等。常选择的药食有玫瑰花、绿萼梅、陈皮、香橼、佛手、大麦、荞麦、高粱、橘子、橙子、菠萝、芥菜、芹菜、白萝卜等。

（2）饮停胸胁证　应避免生冷油腻食物，建议多食用温性食物，如姜、葱、大蒜等，以助温中散寒，促进气血运行。同时可适量饮用具有健脾利湿的药膳汤，如薏米红豆汤，以减轻胸胁胀满症状。

（3）肺络不畅证　可适当食用雪梨汤、百合粥、枇杷膏、柚子、麦冬、沙参、猪肺、水鸭等润肺之品。

3. 情志护理

（1）嘱患者保持情绪稳定，避免不良刺激。

（2）鼓励患者表达内心感受，针对性给予心理支持。

（3）指导患者掌握自我排解不良情绪的方法，如音乐疗法、谈心释放法、转移法等。

第三章

灸类技术操作规范

第一节 隔物灸技术

隔物灸也称间接灸、间隔灸，是利用药物等材料将艾炷和穴位皮肤间隔开，借间隔物的药力和艾炷的特性发挥协同作用，达到治疗虚寒性疾病的一种操作方法，属于艾灸技术范畴。

一、评估

（1）病室环境及温度。

（2）主要症状、既往史及是否妊娠。

（3）有无出血病史或出血倾向、哮喘病史或艾绒过敏史。

（4）对热、气味的耐受程度。

（5）施灸部位皮肤情况。

（6）是否对生姜、蒜等介质过敏。

二、告知

（1）施灸过程中出现头昏、眼花、恶心、颜面苍白、心慌出汗等不适现象，及时告知护士。

（2）施灸后如出现轻微咽喉干燥、大便秘结、失眠等现象，无需特殊处理，多喝温开水即可。

（3）个别患者艾灸后局部皮肤可能出现小水疱，无需处理，可自行吸收。如水疱较大，遵医嘱处理。

（4）灸后注意保暖，饮食宜清淡。

三、物品准备

艾炷、治疗盘、间隔物、打火机、镊子、弯盘、纱布、速干手消毒剂，必要时准备浴巾、屏风。

四、基本操作方法

（1）核对医嘱，评估患者，排空二便，做好解释。

（2）备齐用物，携至床旁。

（3）协助患者取合理、舒适体位。

（4）遵照医嘱确定施灸部位，充分暴露施灸部位，注意保护隐私及保暖。

（5）在施灸部位放置间隔物，点燃艾炷，进行施灸。

（6）常用施灸方法

① 隔姜灸：准备直径 2～3cm、厚 0.3～0.5cm 的姜片，在其上用针点刺小孔若干，放在施灸的部位。将艾炷放置在姜片上，从顶端点燃艾炷，待燃尽时接续一个艾炷，一般灸 5～10 壮。

② 隔蒜灸：准备厚度 0.2～0.3cm 的鲜蒜片，在其上用针点刺小孔若干，放在施灸的部位。将艾炷放置在蒜片上，待燃尽时接续一个艾炷，一般灸 5～7 壮。

③ 隔盐灸：用于神阙穴灸，用纯净干燥的精制食盐填平肚脐，上放艾炷，从顶端点燃艾炷，待燃尽时接续一个艾炷，一般灸 3～9 壮。

④ 隔附子饼灸：准备底面直径约 3cm、厚度约 0.8cm 的附子饼，用针点刺小孔若干，放在施灸的部位。将艾炷放置在附子饼上，从顶端点燃艾炷，待燃尽时接续一个艾炷，一般灸 5～10 壮。

（7）施灸过程中询问患者有无不适。

（8）观察皮肤情况，如有艾灰，用纱布清洁局部皮肤。协助患者着衣，取舒适卧位。

（9）开窗通风，注意保暖，避免对流风。

五、禁忌证

（1）实热证与阴虚火旺者禁用，恐助火伤阴。

（2）有破损、溃疡、疱疹或严重皮肤病等忌用。

（3）出血倾向性疾病忌用。

六、注意事项

（1）大血管处、孕妇腹部和腰骶部、有出血倾向者不宜施灸。

（2）一般情况下，施灸顺序自上而下，先头身，后四肢。

（3）防止艾灰脱落烧伤皮肤或衣物。

（4）注意皮肤情况，对有肢体感觉障碍的患者，需谨慎控制施灸强度，防止烧伤。

（5）施灸后，如局部出现小水疱，无需处理，可自行吸收。如水疱较大，用无菌注射器抽出疱液，并以无菌纱布覆盖。

隔物灸技术操作流程图见图 3-1。

隔物灸技术操作评分标准见表 3-1。

表 3-1　隔物灸技术操作评分标准

<table>
<tr><th colspan="2">项目</th><th>要求</th><th>得分</th><th>扣分</th><th>说明</th></tr>
<tr><td colspan="2">素质及
环境要求</td><td>仪表大方，举止端庄，态度和蔼，服装、鞋帽整齐</td><td>5</td><td></td><td></td></tr>
<tr><td colspan="2"></td><td>安静、整洁、舒适，温湿度适宜</td><td>5</td><td></td><td></td></tr>
<tr><td rowspan="6">操
作
前
准
备</td><td rowspan="2">护士</td><td>遵照医嘱要求，对患者进行正确、全面的评估</td><td>5</td><td></td><td></td></tr>
<tr><td>洗手，戴口罩</td><td>2</td><td></td><td></td></tr>
<tr><td>物品</td><td>艾炷、治疗盘、间隔物、打火机、镊子、弯盘、纱布、速干手消毒剂，必要时准备浴巾、屏风</td><td>6</td><td></td><td></td></tr>
<tr><td rowspan="2">患者</td><td>核对姓名、诊断，介绍并解释，取得患者理解与配合</td><td>6</td><td></td><td></td></tr>
<tr><td>体位舒适、合理，暴露施灸部位，保暖</td><td>6</td><td></td><td></td></tr>
<tr><td rowspan="6">操
作
流
程</td><td>定位</td><td>再次核对，明确腧穴部位</td><td>5</td><td></td><td></td></tr>
<tr><td rowspan="4">施灸</td><td>间隔物扎小孔后，置于应灸部位</td><td>10</td><td></td><td></td></tr>
<tr><td>点燃艾炷，方法正确</td><td>2</td><td></td><td></td></tr>
<tr><td>及时除掉艾灰</td><td>5</td><td></td><td></td></tr>
<tr><td>灸至局部皮肤稍起红晕，施灸时间合理</td><td>10</td><td></td><td></td></tr>
<tr><td>观察及询问</td><td>观察局部皮肤及病情，询问患者有无不适</td><td>4</td><td></td><td></td></tr>
<tr><td>灸毕</td><td>灸后艾炷彻底熄灭，清洁局部皮肤</td><td>4</td><td></td><td></td></tr>
</table>

项目		要求	得分	扣分	说明
操作后	整理	整理床单位,合理安排体位	4		
		处理用物,归还原处,洗手	5		
	评价	施灸部位准确、皮肤情况、患者感觉、目标达到的程度	8		
	记录	按要求记录及签名	2		
技能熟练		操作熟练,动作轻巧,运用灸法正确	6		
合计			100		

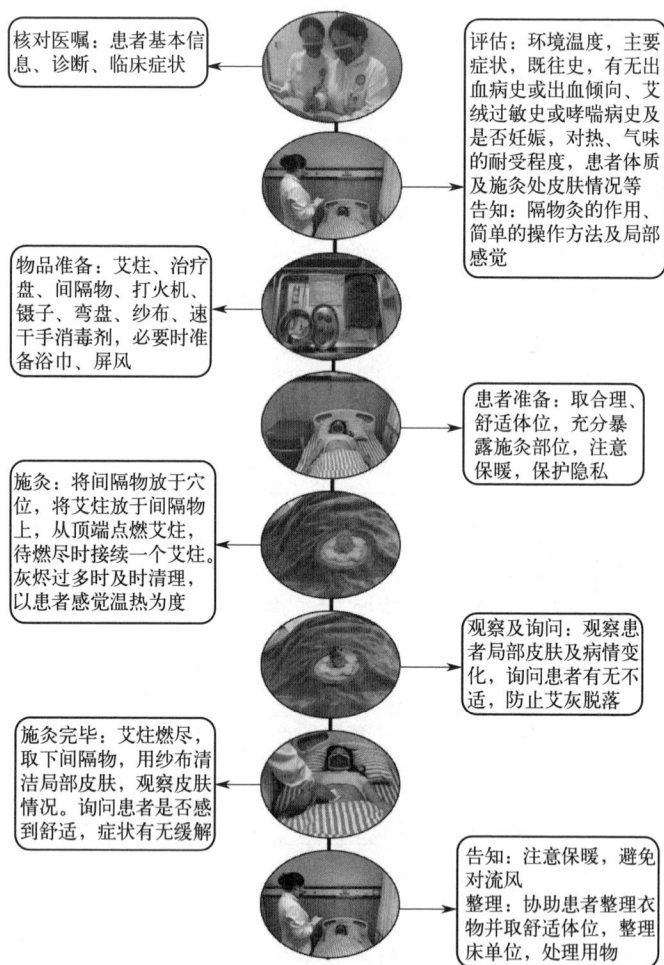

核对医嘱:患者基本信息、诊断、临床症状

评估:环境温度,主要症状,既往史,有无出血病史或出血倾向、艾绒过敏史或哮喘病史及是否妊娠,对热、气味的耐受程度,患者体质及施灸处皮肤情况等
告知:隔物灸的作用、简单的操作方法及局部感觉

物品准备:艾炷、治疗盘、间隔物、打火机、镊子、弯盘、纱布、速干手消毒剂,必要时准备浴巾、屏风

患者准备:取合理、舒适体位,充分暴露施灸部位,注意保暖,保护隐私

施灸:将间隔物放于穴位,将艾炷放在间隔物上,从顶端点燃艾炷,待燃尽时接续一个艾炷。灰烬过多时及时清理,以患者感觉温热为度

观察及询问:观察患者局部皮肤及病情变化,询问患者有无不适,防止艾灰脱落

施灸完毕:艾炷燃尽,取下间隔物,用纱布清洁局部皮肤,观察皮肤情况。询问患者是否感到舒适,症状有无缓解

告知:注意保暖,避免对流风
整理:协助患者整理衣物并取舒适体位,整理床单位,处理用物

图 3-1 隔物灸技术操作流程图

第二节 悬灸技术

悬灸技术是将点燃的艾条悬于选定的穴位上或病痛部位之上，通过艾的温热和药力作用刺激穴位或病痛部位，达到温经散寒、扶阳固脱、消瘀散结、防病保健的一种操作方法，属于艾灸技术范畴。根据施灸手法的不同分为温和灸、雀啄灸、回旋灸。

一、评估

（1）病室环境及温度。

（2）主要症状、既往史及是否妊娠。

（3）有无出血病史或出血倾向、哮喘病史或艾绒过敏史。

（4）对热、气味的耐受程度。

（5）施灸部位皮肤情况。

二、告知

（1）施灸过程中出现头昏、眼花、恶心、颜面苍白、心慌出汗等不适现象，及时告知护士。

（2）个别患者在治疗过程中艾灸部位可能出现水疱。

（3）灸后注意保暖，饮食宜清淡。

三、物品准备

艾条、治疗盘、打火机、酒精灯、弯盘、灭火罐、纱布、速干手消毒剂，必要时备浴巾、屏风。

四、基本操作方法

（1）核对医嘱，评估患者，做好解释。

（2）备齐用物，携至床旁。

（3）协助患者取合理、舒适体位。

（4）遵照医嘱确定施灸部位，充分暴露施灸部位，注意保护隐私及保暖。

（5）点燃艾条，进行施灸。

（6）常用施灸方法

① 温和灸：将点燃的艾条对准施灸部位，距离皮肤 2～3cm，以患者局部有温热感为宜，每处灸 10～15 分钟，以皮肤出现红晕为度。

② 雀啄灸：将点燃的艾条对准施灸部位，距离皮肤约 3cm，一上一下进行施灸，如此反复，每处灸 10～15 分钟，以皮肤出现红晕为度。

③ 回旋灸：将点燃的艾条悬于施灸部位上方约 2cm 处，反复旋转，移动范围约 3cm，每处灸 10～15 分钟，以皮肤出现红晕为度。

（7）将艾灰及时弹入弯盘，防止灼伤皮肤。

（8）施灸结束后，立即将艾条插入灭火罐，熄灭艾火。

（9）施灸过程中询问患者有无不适，观察患者皮肤情况，如有艾灰，用纱布清洁。协助患者着衣，取舒适卧位。

（10）酌情开窗通风，注意保暖，避免对流风。

五、禁忌证

（1）中风闭证、阴虚阳亢、热毒炽盛、中暑高热等忌用。

（2）咯血、吐血等出血性疾病忌用。

（3）孕妇的腹部和腰骶部不宜施灸。

六、注意事项

（1）大血管处、孕妇腹部和腰骶部、皮肤感染处、溃疡处、瘢痕处，有出血倾向者不宜施灸。空腹或餐后 1 小时左右不宜施灸。

（2）一般情况下，施灸顺序自上而下，先头身，后四肢。

（3）施灸时防止艾灰脱落烧伤皮肤或衣物。

（4）注意观察皮肤情况，对糖尿病、肢体麻木及感觉迟钝的患者，尤应注意防止烧伤。

（5）如局部出现小水疱，无需处理，可自行吸收。如水疱较大，用无菌注射器抽吸疱液，并用无菌纱布覆盖。

悬灸技术操作流程图见图 3-2。

悬灸技术操作评分标准见表 3-2。

表 3-2 悬灸技术操作评分标准

项目		要求	得分	扣分	说明
素质及环境要求		仪表大方,举止端庄,态度和蔼,服装、鞋帽整齐	5		
		安静、整洁、舒适,温湿度适宜	5		
操作前准备	护士	遵照医嘱要求,对患者进行正确、全面的评估	5		
		洗手,戴口罩	2		
	物品	艾条、治疗盘、打火机、酒精灯、弯盘、灭火罐、纱布、速干手消毒剂,必要时备浴巾、屏风	6		
	患者	核对姓名、诊断,介绍并解释,取得患者理解与配合	6		
		体位舒适、合理,暴露部位正确,保暖	6		
操作流程	定位	再次核对,明确腧穴部位及施灸方法	5		
	施灸	点燃艾条,灸法正确	5		
		艾条与皮肤距离符合要求	6		
		及时弹去艾灰	5		
		艾条灸至局部皮肤出现红晕为度,施灸时间合理	8		
	观察及询问	观察局部皮肤及病情,询问患者有无不适	5		
	灸毕	灸后将艾条插入灭火罐彻底熄灭,清洁局部皮肤	5		
操作后	整理	整理床单位,合理安排体位	4		
		处理用物,消毒处理	6		
	评价	施灸部位准确、皮肤情况、患者感觉、目标达到的程度	8		
	记录	按要求记录及签名	2		
技能熟练		操作熟练,动作轻巧,运用灸法正确	6		
合计			100		

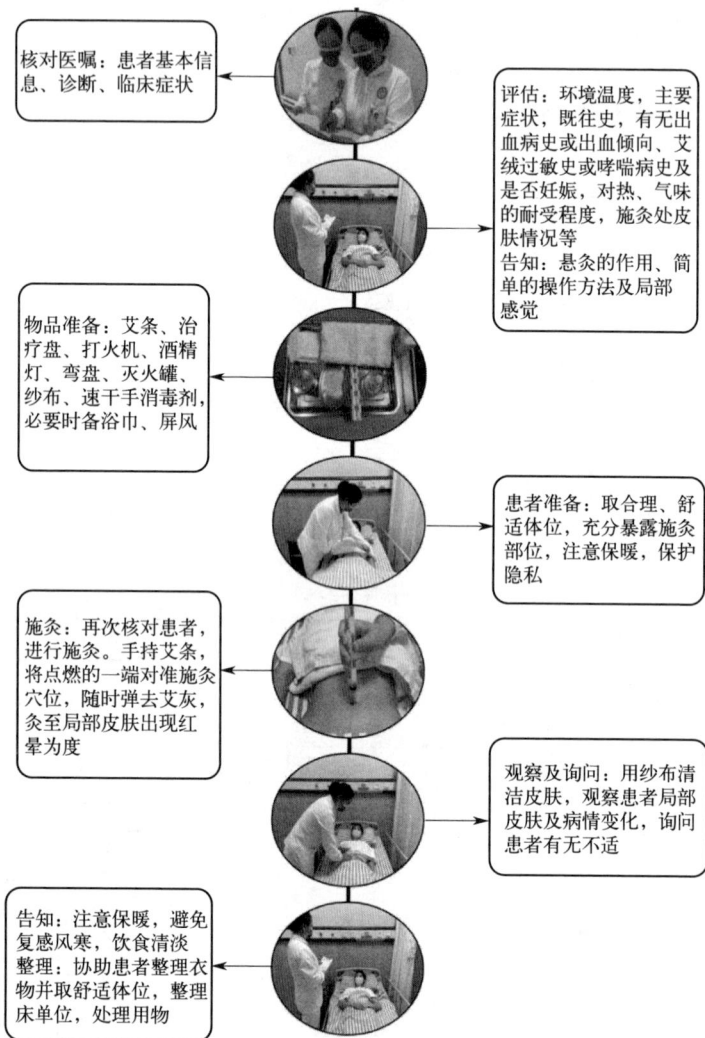

核对医嘱：患者基本信息、诊断、临床症状

评估：环境温度，主要症状，既往史，有无出血病史或出血倾向、艾绒过敏史或哮喘病史及是否妊娠，对热、气味的耐受程度，施灸处皮肤情况等
告知：悬灸的作用、简单的操作方法及局部感觉

物品准备：艾条、治疗盘、打火机、酒精灯、弯盘、灭火罐、纱布、速干手消毒剂、必要时备浴巾、屏风

患者准备：取合理、舒适体位，充分暴露施灸部位，注意保暖，保护隐私

施灸：再次核对患者，进行施灸。手持艾条，将点燃的一端对准施灸穴位，随时弹去艾灰，灸至局部皮肤出现红晕为度

观察及询问：用纱布清洁皮肤，观察患者局部皮肤及病情变化，询问患者有无不适

告知：注意保暖，避免复感风寒，饮食清淡
整理：协助患者整理衣物并取舒适体位，整理床单位，处理用物

图 3-2 悬灸技术操作流程图

第三节　火龙灸技术

　　火龙灸，亦称"长蛇灸""督灸""铺灸""龙骨灸"，它是在人体背部督脉及足太阳膀胱经上进行的一种大面积隔物灸，取穴一般多为大椎至腰俞间督脉段，可灸全段或分段，是目前灸疗中施灸范围最大、一次灸疗时间最长的灸法。其施灸面广、温通力强，非一般灸法所及，它能够通过大面积、大剂量渗透的温热方式使经络畅通，激发经气，内达脏腑，外通肢节，从而起到强壮真元、调和阴阳、温通气血、通络开痹、活血化瘀、引邪外出、暖宫散寒等作用。

一、评估

　　（1）病室环境及温度。

　　（2）主要症状、既往史及是否妊娠。

　　（3）有无出血病史或出血倾向、哮喘病史或艾绒过敏史。

　　（4）对热、气味的耐受程度。

　　（5）施灸部位皮肤情况。

　　（6）脊柱侧弯程度。

二、告知

　　（1）施灸过程中出现头昏、眼花、恶心、颜面苍白、心慌出汗等不适现象，及时告知护士。

　　（2）施灸过程中出现发热、发烫现象及时告知护士，对症处理。

　　（3）灸后出现发疱现象属正常反应，水疱小者可自行吸收，水疱大者及时去医院检查，医生做专业处理。

　　（4）灸后注意保暖，饮食宜清淡，多饮温水。

三、物品准备

治疗车、药酒纱块、治疗盘、艾绒、95％乙醇、50mL 注射器、打火机、脸盆 1 个、不锈钢桶 1 个、大毛巾 1 条、小毛巾 3 条、浴巾 1 条，必要时备屏风。

四、基本操作方法

（1）核对医嘱，评估患者，做好解释。

（2）备齐用物，携至床旁。

（3）协助患者取合理、舒适体位。

（4）遵照医嘱确定施灸部位，充分暴露施灸部位，注意保护隐私及保暖。

（5）施灸

① 在施灸部位铺药酒纱块→铺大毛巾（叠两层）→铺温热湿小毛巾→铺艾绒→撒酒精（50mL 左右）→点火→患者主诉能耐受的温热点时用湿小毛巾（两条重叠）盖施灸部位灭火→对热点部位降温（轻抬大小毛巾）→双手按压艾绒部位。共施灸 5 壮。

② 观察患者施灸部位皮肤情况，有无红斑、水疱、烫伤等，询问患者的感觉。

五、禁忌证

（1）背部皮肤溃烂者、孕妇、老人、小儿及体质过于虚弱者忌用。

（2）实热证及阴虚发热者不宜使用。

六、注意事项

（1）大血管处、孕妇腹部和腰骶部、有出血倾向者不宜施灸。

（2）防止艾灰脱落烧伤皮肤或衣物。

（3）注意观察皮肤情况，对糖尿病、肢体感觉障碍的患者，需谨慎控制施灸强度，防止烧伤。

（4）施灸后，如局部出现小水疱，无需处理，可自行吸收。如水疱较大，用无菌注射器抽出疱液，并以无菌纱布覆盖。

火龙灸技术操作流程图见图 3-3。

火龙灸技术操作评分标准见表 3-3。

表 3-3　火龙灸技术操作评分标准

项目		要求	得分	扣分	说明
素质及环境要求		仪表大方，举止端庄，态度和蔼，服装、鞋帽整齐	3		
		无易燃易爆物品、光线明亮、温度适宜	2		
操作前准备	护士	遵照医嘱要求，对患者进行正确、全面的评估	4		
		洗手，戴口罩	4		
	物品	治疗车、药酒纱块、治疗盘、艾绒、95％乙醇、50mL 注射器、打火机、脸盆 1 个、不锈钢桶 1 个、大毛巾 1 条、小毛巾 3 条、浴巾 1 条，必要时备屏风	9		
	患者	核对姓名、诊断，介绍并解释，取得患者理解与配合	4		
		体位舒适、合理，暴露部位正确，注意保暖，保护隐私	4		
操作流程	施灸	再次核对患者信息	2		
		在施灸部位铺药酒纱块→铺大毛巾（叠两层）→铺温热湿小毛巾→铺艾绒→撒酒精（50mL 左右）→点火→患者主诉能耐受的温热点时用湿小毛巾（两条重叠）盖施灸部位灭火→对热点部位降温（轻抬大小毛巾）→双手按压艾绒部位。共施灸 5 壮	40		
	观察及询问	观察患者施灸部位皮肤情况，有无红斑、水疱、烫伤等，询问患者的感觉	4		
操作后	宣教	告知患者治疗后适当喝温开水，抹干汗液，注意保暖，4～6 小时后方可沐浴	4		
	整理	整理床单位，合理安排体位	4		
		处理用物，消毒处理	2		
	评价	施灸部位的皮肤情况、患者感觉、目标达到的程度	6		
	记录	按要求记录及签名	2		
技能熟练		步骤正确，手法娴熟，操作时与患者有互动	6		
合计			100		

核对医嘱：患者基本信息、诊断、临床症状

评估：病室环境，主要症状，既往史，是否妊娠，有无出血病史或出血倾向、哮喘病史、艾绒过敏史，对热、气味的耐受程度，施灸部位皮肤情况，脊柱侧弯程度等
告知：火龙灸的作用、操作方法，签署告知书

物品准备：治疗车、药酒纱块、治疗盘、艾绒、95%乙醇、50mL注射器、打火机、脸盆1个、不锈钢桶1个、大毛巾1条、小毛巾3条、浴巾1条，必要时备屏风

患者准备：取俯卧位，暴露施灸部位，注意保暖，保护隐私

实施：在施灸部位铺药酒纱块

实施：铺大毛巾(叠两层)→铺温热湿小毛巾

实施：铺艾绒→撒酒精(50mL左右)

实施：点火

实施：患者主诉能耐受的温热点时用湿小毛巾(两条重叠)盖施灸部位灭火→对热点部位降温(轻抬大小毛巾)→双手按压艾绒部位。共施灸5壮

观察及询问：移除纱布及毛巾，观察患者施灸部位皮肤情况，有无红斑、水疱、烫伤等，询问患者的感觉

告知：注意保暖，饮食宜清淡，多饮温水
整理：协助患者整理衣物并取舒适体位，整理床单位，处理用物

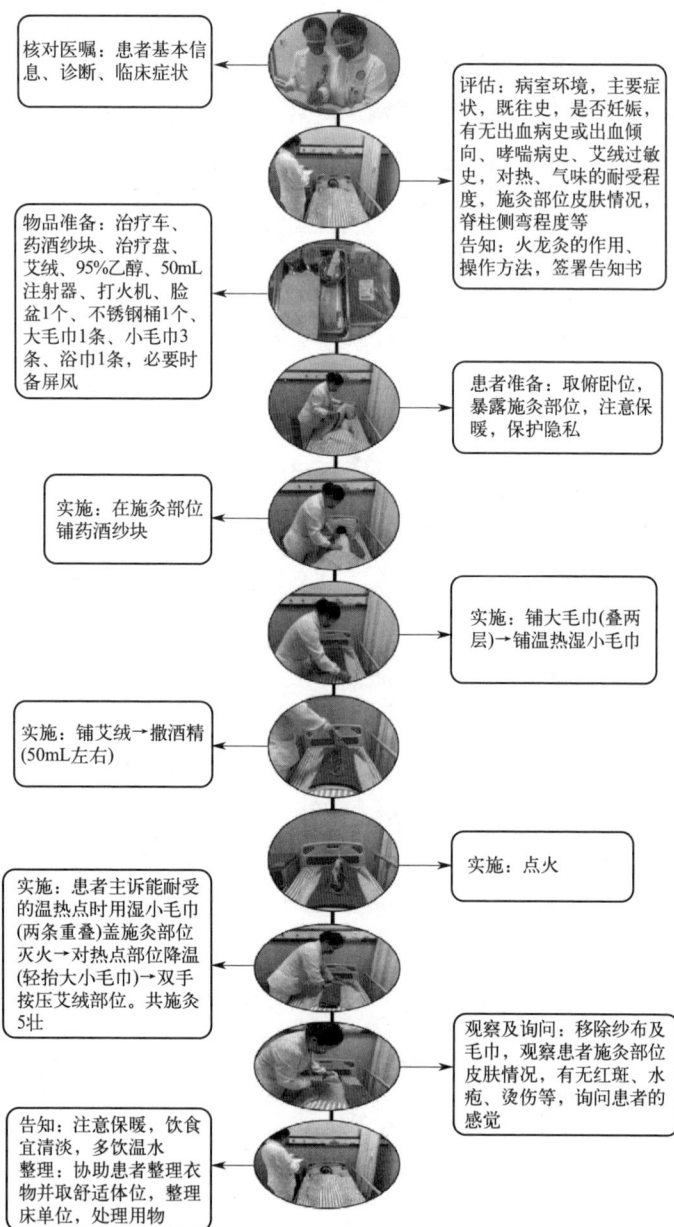

图 3-3　火龙灸技术操作流程图

第四节　督灸技术

督灸是指于督脉的脊柱段施以"隔药灸"并使之发疱（或不发疱，临床观察不发疱对强直性脊柱炎治疗作用稍差）的一种特殊的艾灸法，是在传统中医外治的基础上创立的新技术。

一、评估

（1）病室环境及温度。

（2）主要症状、既往史及是否妊娠。

（3）有无出血病史或出血倾向、哮喘病史或艾绒过敏史。

（4）对热、气味的耐受程度。

（5）施灸部位皮肤情况。

（6）脊柱侧弯程度。

二、告知

（1）施灸过程中出现头昏、眼花、恶心、颜面苍白、心慌出汗等不适现象，及时告知护士。

（2）施灸过程中出现发热、发烫现象及时告知护士，对症处理。

（3）灸后出现发疱现象属正常反应，水疱小者可自行吸收，水疱大者及时去医院检查，医生做专业处理。

（4）灸后注意保暖，饮食宜清淡，多饮温水。

三、物品准备

治疗盘、弯盘、艾绒、纱布、督灸粉、姜泥、50mL注射器、督灸器具、打火机、速干手消毒剂，必要时备浴巾、屏风。

四、基本操作方法

（1）核对医嘱，评估患者，做好解释。

（2）备齐用物，携至床旁。

（3）协助患者取合理、舒适体位。

（4）遵照医嘱确定施灸部位，充分暴露施灸部位，注意保护隐私及保暖。

（5）施灸

① 取穴：用拇指指甲沿脊椎尖端按压"十"字形痕迹。

② 清洁：用纱布沿施术部位自上而下清洁皮肤。

③ 撒督灸粉：沿施术部位撒督灸粉，使之成线条状。

④ 覆盖纱布：将纱布覆盖在督灸粉上后放置督灸器具。

⑤ 铺姜泥：把姜泥牢固地铺在督灸器具上，要求下宽上窄呈梯形。

⑥ 铺艾绒：在姜泥上沿督脉标准线放置艾绒。

⑦ 点燃艾绒：点燃上、中、下三点，任其自燃自灭，待燃尽时接续2次艾绒。

⑧ 移去姜泥：艾绒燃尽后移去姜泥。

⑨ 轻擦灸处：移去督灸器具，用纱布轻轻擦干净灸后药泥。

五、禁忌证

（1）中风闭证、阴虚阳亢、热毒炽盛、中暑高热等忌用。

（2）咯血吐血等出血性疾病忌用。

（3）孕妇的腹部和腰骶部不宜施灸。

六、注意事项

（1）忌食肥甘厚腻、寒凉及辛辣之品，如酒类（特别是啤酒）、肥肉、水产品、辣椒、香菜、韭菜等。以清淡素食为主，多食用植物蛋白。

（2）起居有常，不熬夜，节房事。

（3）灸后半小时内忌饮水。

（4）每天早晚坚持做广播体操或打太极拳或练五禽戏，每次以汗出为度。

（5）治疗完毕立即覆盖衣物，扣穴，不能吹冷风，不能淋雨。

督灸技术操作流程图见图 3-4。

督灸技术操作评分标准见表 3-4。

表 3-4　督灸技术操作评分标准

项目		要求	得分	扣分	说明
素质及环境要求		仪表大方，举止端庄，态度和蔼，服装、鞋帽整齐	5		
		无易燃易爆物品、光线明亮、温度适宜	5		
操作前准备	护士	遵照医嘱要求，对患者进行正确、全面的评估	5		
		洗手，戴口罩	2		
	物品	治疗盘、弯盘、艾绒、纱布、督灸粉、姜泥、50mL 注射器、督灸器具、打火机、速干手消毒剂，必要时备浴巾、屏风	6		
	患者	核对姓名、诊断，介绍并解释，取得患者理解与配合	8		
		体位舒适、合理，暴露部位正确，保暖	4		
操作流程	定位	再次核对，明确部位及施灸方法	4		
	施灸	撒督灸粉成一条细线，在督脉标准线上	8		
		在督灸粉上覆盖纱布并放置督灸器具	4		
		艾绒与姜泥摆放方法正确，姜泥紧凑无缝隙。点燃艾绒三点式位置正确	10		
		灸至皮肤发红	6		
		施灸时间合理	6		
	观察及询问	观察局部皮肤反应	2		
		询问患者有无不适	4		
	灸毕	灸后艾绒彻底熄灭，清洁局部皮肤	4		
操作后	整理	整理床单位，合理安排体位	2		
		处理用物，消毒处理	2		
	评价	操作熟练、体位合理、患者感觉、目标达到的程度	6		
	记录	按要求记录及签名	2		
技能熟练		操作熟练，用力适中	5		
合计			100		

核对医嘱：患者基本信息、诊断、临床症状

评估：病室温度，主要症状，既往史，过敏史，有无出血病史或出血倾向、哮喘病史及是否妊娠，施灸处皮肤情况，脊柱侧弯程度等

告知：督灸的作用、简单的操作方法及局部感觉

物品准备：治疗盘、弯盘、艾绒、纱布、督灸粉、姜泥、50mL注射器、督灸器具、打火机、速干手消毒剂，必要时备浴巾、屏风

患者准备：取合理体位，充分暴露施灸部位，注意保暖，保护隐私

实施：定穴、清洁皮肤

实施：沿施术部位撒督灸粉，使之成线条状

实施：将纱布覆盖在督灸粉上后放置督灸器具，铺姜泥，在姜泥上沿督脉标准线放置艾绒

实施：点燃艾绒上、中、下三点，任其自燃自灭，待燃尽时接续2次艾绒。艾绒燃尽，取下姜泥及督灸器具

观察及询问：用纱布清洁皮肤，观察患者局部皮肤及病情变化，询问患者有无不适

告知：注意保暖，饮食宜清淡、多饮温开水

整理：协助患者整理衣物并取舒适体位，整理床单位，处理用物

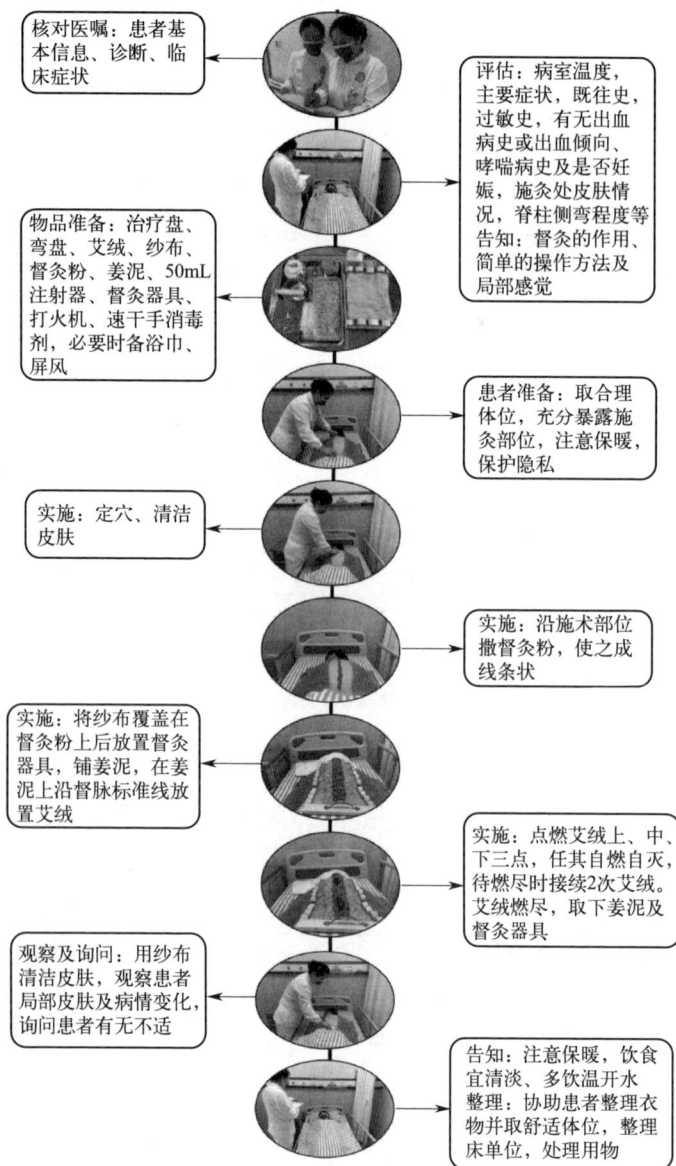

图 3-4 督灸技术操作流程图

呼吸系统常见病中医适宜技术实用手册

第五节　脐灸技术

脐灸是指在肚脐上施以"隔药灸"，利用肚脐皮肤薄、敏感度高、吸收快的特点，借助艾火的纯阳热力，透入肌肤，刺激组织，以调和气血，疏通经络，从而达到防病健体的目的。

一、评估

（1）病室环境及温度。

（2）主要症状、既往史及是否妊娠。

（3）有无出血病史或出血倾向、哮喘病史或艾绒过敏史。有无腹部手术史或急性消化道疾病。

（4）对热、气味的耐受程度。

（5）施灸部位皮肤情况。

二、告知

（1）施灸过程中出现头昏、眼花、恶心、颜面苍白、心慌出汗等不适现象，及时告知护士。

（2）施灸过程中出现发热、发烫现象及时告知护士，对症处理。

（3）灸后出现发疱现象属正常反应，水疱小者可自行吸收，水疱大者及时去医院检查，医生做专业处理。

（4）灸后注意保暖，饮食宜清淡，多饮温水。

三、物品准备

治疗盘、艾炷、面饼、棉质垫布、打火机、脐灸粉、穴位空贴、镊子、弯盘、纱布、速干手消毒剂，必要时准备浴巾、屏风。

四、基本操作方法

（1）核对医嘱，评估患者，做好解释。

（2）备齐用物，携至床旁。

（3）协助患者取合理、舒适体位。

（4）遵照医嘱确定施灸部位，充分暴露脐部，注意保护隐私及保暖。

（5）施灸

① 选择体位：协助患者仰卧于床上。

② 取穴：神阙。

③ 清洁神阙及周围皮肤。

④ 撒脐灸粉：将脐灸粉撒在脐部。

⑤ 覆盖棉质垫布。

⑥ 放面饼：把面饼牢固地铺在棉质垫布上。

⑦ 放置艾炷：在面饼上面放置艾炷（直径约 2cm，高 2cm），放于面饼中间圆洞内。

⑧ 点燃艾炷：任其自燃自灭。

⑨ 换艾炷：连续灸完 3 壮。

（6）移去面饼和棉质垫布：灸完 3 壮后取下面饼和棉质垫布。

（7）清洁皮肤：用纱布轻轻擦干净脐周皮肤。

（8）固定脐灸粉：用穴位空贴将留在神阙内的药粉封住，于 6 小时后揭去。

五、禁忌证

（1）严重心肺疾病者，意识不清及不配合者忌用。

（2）脐部感染溃烂者，脐疝或术后未愈合者忌用。

（3）实热证与阴虚火旺者忌用。

（4）孕妇禁用。

六、注意事项

（1）忌食肥甘厚腻、寒凉及辛辣之品，如酒类（特别是啤酒）、肥肉、水产品、辣椒、香菜、韭菜等。以清淡素食为主，多食用植物蛋白。

（2）起居有常，腹部保暖。

（3）施灸前，安置好患者体位，确保舒适，不能摆动，防止燃尽

呼吸系统常见病中医适宜技术实用手册

的艾灰滚落燃损皮肤和衣物。

（4）施灸过程中要密切观察患者的病情及对施灸的反应，若发生晕灸，应立即停止艾灸，使患者头低位平卧。

（5）治疗完毕及时处理火源，避免失火发生。

脐灸技术操作流程图见图 3-5。

脐灸技术操作评分标准见表 3-5。

表 3-5 脐灸技术操作评分标准

项目		要求	得分	扣分	说明
素质及 环境要求		仪表大方，举止端庄，态度和蔼，服装、鞋帽整齐	5		
		安静、整洁、舒适，温湿度适宜	5		
操作前准备	护士	遵照医嘱要求，对患者进行正确、全面的评估	5		
		洗手、戴口罩	2		
	物品	治疗盘、艾炷、面饼、棉质垫布、打火机、脐灸粉、穴位空贴、镊子、弯盘、纱布、速干手消毒剂，必要时准备浴巾、屏风	6		
	患者	核对姓名、诊断，介绍并解释，取得患者理解与配合，嘱患者排空二便	10		
		体位舒适、合理，暴露部位正确，保暖	4		
操作流程	定位	再次核对，明确部位及施灸方法	2		
	施灸	清洁神阙及周围皮肤，撒脐灸粉	4		
		覆盖棉质垫布，放置面饼方法正确，紧凑无缝隙	6		
		放艾炷并点燃，连续灸 3 壮，任其自然熄灭	12		
		灸毕，移去面饼和棉质垫布	4		
		擦拭脐周皮肤，固定脐灸粉	10		
	观察及询问	观察局部皮肤反应	2		
		询问患者有无不适	4		
	告知	保暖，饮食清淡，饮温开水	2		
操作后	整理	整理床单位，合理安排体位	2		
		处理用物，消毒处理	2		
	评价	操作熟练、体位合理、患者感觉、目标达到的程度	5		
	记录	按要求记录及签名	2		
技能熟练		操作熟练，用力适中	6		
合计			100		

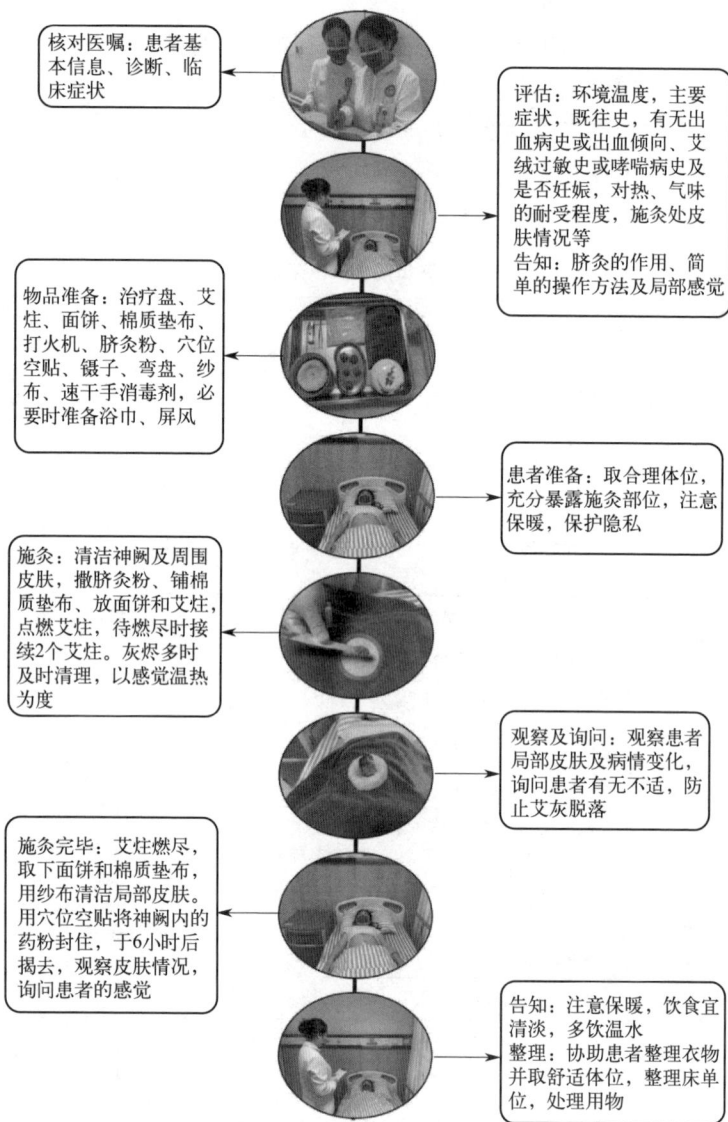

核对医嘱：患者基本信息、诊断、临床症状

评估：环境温度，主要症状，既往史，有无出血病史或出血倾向、艾绒过敏史或哮喘病史及是否妊娠，对热、气味的耐受程度，施灸处皮肤情况等
告知：脐灸的作用、简单的操作方法及局部感觉

物品准备：治疗盘、艾炷、面饼、棉质垫布、打火机、脐灸粉、穴位空贴、镊子、弯盘、纱布、速干手消毒剂，必要时准备浴巾、屏风

患者准备：取合理体位，充分暴露施灸部位，注意保暖，保护隐私

施灸：清洁神阙及周围皮肤，撒脐灸粉，铺棉质垫布，放面饼和艾炷，点燃艾炷，待燃尽时接续2个艾炷。灰烬多时及时清理，以感觉温热为度

观察及询问：观察患者局部皮肤及病情变化，询问患者有无不适，防止艾灰脱落

施灸完毕：艾炷燃尽，取下面饼和棉质垫布，用纱布清洁局部皮肤。用穴位空贴将神阙内的药粉封住，于6小时后揭去，观察皮肤情况，询问患者的感觉

告知：注意保暖，饮食宜清淡，多饮温水
整理：协助患者整理衣物并取舒适体位，整理床单位，处理用物

图 3-5 脐灸技术操作流程图

呼吸系统常见病中医适宜技术实用手册

第六节　火熨术

火熨术是指将药物涂抹在一定治疗部位上，借用火熨之热力，透药性于内，通经活络，强力穿透，行快速热力、热温、热药之术，达散寒通瘀、解表活血之功；同时将药酒燃烧汽化，行药酒之气于表，散发酒香、药香、体香的混合之气，达到内外汽化，燃烧热化合一的境界。借火熨之力，透药、透气入筋、入骨、入脏，起到燃烧祛邪、温经散寒、扶阳固脱、消瘀散结、扶助正气等作用。

一、评估

（1）主要症状、临床表现、既往史、出血倾向、活动能力及有无感觉障碍。

（2）患者体质，治疗部位皮肤完整、无破损等问题。

（3）有无药物、酒精过敏史。

（4）患者心理状态。

（5）对热的敏感及耐受程度。

（6）操作环境（远离易燃易爆物品）。

二、告知

（1）火熨术操作的目的及过程。初次接受治疗的患者，应在施术前做好心理准备，术前明确告知其治疗全过程和治疗中的痛感、灼热感及个别不良反应等。

（2）告知患者注意事项，做好解释，取得患者配合。

三、物品准备

治疗盘、药酒、药酒盅、火熨布、火熨棍、手套、纱布、大毛巾、打火机、酒精灯、灭火罐、速干手消毒剂，必要时备屏风、烫伤膏。

四、基本操作方法

（1）核对医嘱，评估患者，辨气与色、痛与痒、阴与阳，确定治疗部位，做好解释。

（2）备齐用物，携至床旁。

（3）再次核对患者信息，倒药酒于容器内，火熨棍放药酒盅内浸泡，火熨布中间区域（光滑面）用水打湿。

（4）协助患者取合理、舒适体位，松开衣着，充分暴露皮肤，注意保暖。用纱布清洁皮肤，在施术部位涂抹介质（药酒或其他润滑油均可），按摩施术部位，按摩手法可用揉法、推法、拿法、按法、点法等。

（5）戴手套，预热火熨布（不接触患者）。左手拿火熨布平摊在手掌，右手持火熨棍在火熨布上轻轻滚动，温热火熨布，增加患者舒适度。待火熨布热熨完毕后灭火待用。

（6）铺火熨布在施术部位，操作者手持火熨棍，将浸泡过药酒的火熨棍平行悬空在火熨布上方点火，注意不能在药酒盅上方点火。

（7）将火熨布摊平于施术部位，右手持火熨棍在火熨布上上下游动，左手移动火熨布，熨热施术部位，至局部皮肤微微泛红即可，操作时间约 20 分钟。

（8）操作结束，将火熨棍熄灭并放入灭火罐中。切忌将使用后的火熨棍放回药酒盅，以免引起火灾。

（9）用纱布清洁局部皮肤，交代注意事项。

五、禁忌证

急性疾病者、药物及酒精过敏者、不明原因内出血者、严重外伤未缝合伤口局部者、孕妇腰骶部和腹部；传染性疾病患者、情绪激动者、精神病患者、醉酒者、吸毒人员；糖尿病末梢神经损伤者慎用。

六、注意事项

（1）灭火罐应使用不锈钢材质。

（2）应在火熨布上方点火，以免酒精滴落引起烫伤。

（3）熨烫过程中，随时询问患者有无灼痛感，定时移动火熨布，切忌长时间停留在一处，以免引起局部肤温过高造成烫伤，应持续保持施术部位表面皮肤有温热感，但不可灼伤皮肤，以局部皮肤发红、深部组织发热为度。

（4）猛熨程序中，压穴时用力不宜过猛，以免引起骨折等并发症。

（5）火熨棍火力逐渐减小熄灭后，可用火熨布严实包裹火熨棍，快速灭火，保证火熨棍燃尽、没有火苗后方可放入药酒盅内再次浸泡药酒点火。

（6）操作结束后火熨棍放入灭火罐中，切忌放回药酒盅，以免引起火灾。

（7）健康宣教，如忌房事，禁忌冷水，禁忌寒凉之品。

火熨术操作流程图见图 3-6。

火熨术操作评分标准见表 3-6。

表 3-6　火熨术操作评分标准

项目		要求	得分	扣分	说明
素质及环境要求		仪表大方，举止端庄，态度和蔼，服装、鞋帽整齐	2		
		安静、整洁、舒适，温湿度适宜	2		
操作前准备	护士	核对医嘱，遵照医嘱要求，对患者进行正确、全面的评估	5		
		洗手、戴口罩	2		
	物品	治疗盘、药酒、药酒盅、火熨布、火熨棍、手套、纱布、大毛巾、打火机、酒精灯、灭火罐、速干手消毒剂，必要时备屏风、烫伤膏	5		
	患者	核对姓名、诊断，介绍并解释，取得患者理解与配合	6		
		体位舒适、合理	2		
操作流程	核对	再次核对患者信息及药物	4		
	施术	取舒适体位并暴露治疗位置	5		
		用纱布清洁皮肤，在施术部位均匀抹上药酒，悬空点燃火熨棍，预热火熨布	8		
		将火熨布摊平于施术部位，手持火熨棍在火熨布上上下游动，定时移动火熨布，配合不同的操作手法熨热施术部位，至局部皮肤微微泛红即可	22		
	观察及询问	观察患者局部皮肤及病情变化，询问患者有无不适	2		
	清洁	用纱布清洁皮肤	5		
操作后	整理	整理床单位，合理安排体位	6		
		处理用物，归还原处，洗手，用物处理符合要求	6		
	评价	选穴准确、操作手法正确、体位合理、患者感觉、目标达到的程度	6		
	记录	按要求记录及签名	4		

项目	要求	得分	扣分	说明
技能熟练	操作熟练,动作轻巧;选穴正确,操作手法正确	8		
合计		100		

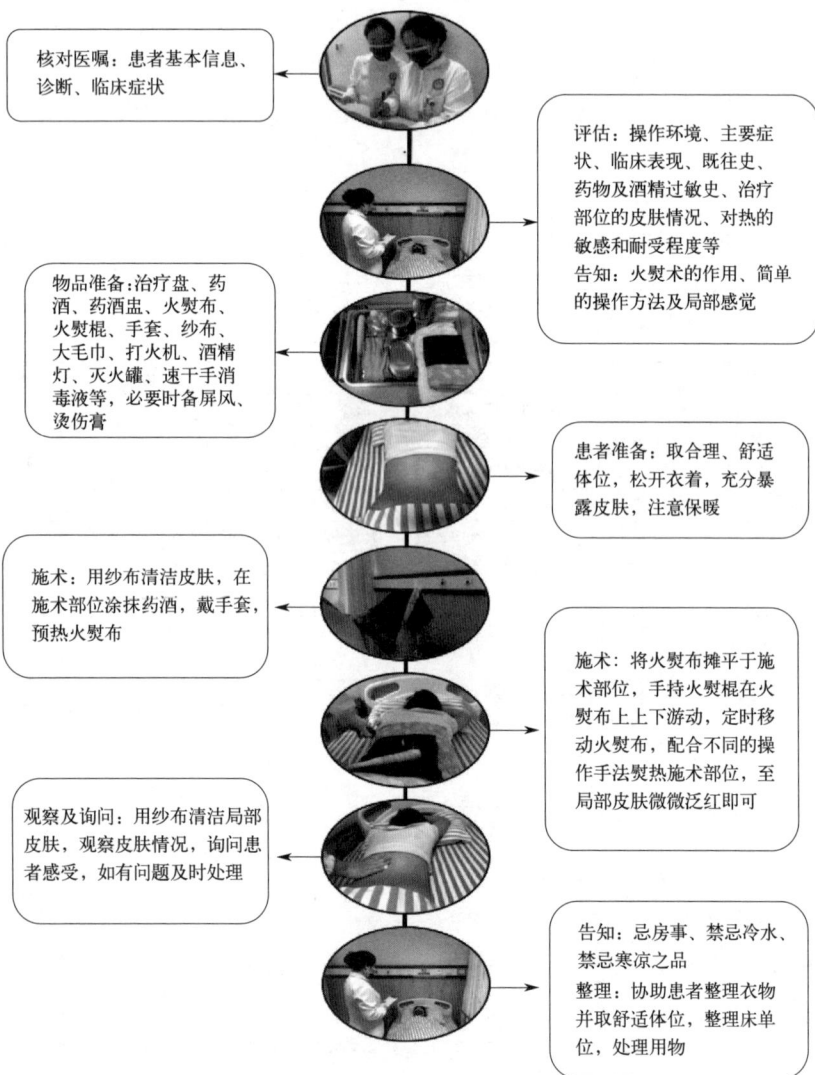

核对医嘱:患者基本信息、诊断、临床症状

评估:操作环境、主要症状、临床表现、既往史、药物及酒精过敏史、治疗部位的皮肤情况、对热的敏感和耐受程度等
告知:火熨术的作用、简单的操作方法及局部感觉

物品准备:治疗盘、药酒、药酒盅、火熨布、火熨棍、手套、纱布、大毛巾、打火机、酒精灯、灭火罐、速干手消毒液等,必要时备屏风、烫伤膏

患者准备:取合理、舒适体位,松开衣着,充分暴露皮肤,注意保暖

施术:用纱布清洁皮肤,在施术部位涂抹药酒,戴手套,预热火熨布

施术:将火熨布摊平于施术部位,手持火熨棍在火熨布上上下游动,定时移动火熨布,配合不同的操作手法熨热施术部位,至局部皮肤微微泛红即可

观察及询问:用纱布清洁局部皮肤,观察皮肤情况,询问患者感受,如有问题及时处理

告知:忌房事、禁忌冷水、禁忌寒凉之品
整理:协助患者整理衣物并取舒适体位,整理床单位,处理用物

图 3-6 火熨术操作流程图

第四章

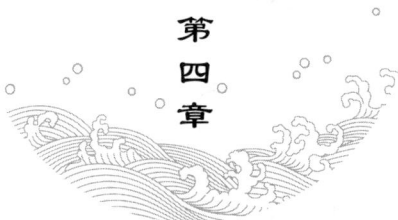

拔罐类技术操作规范

第一节 拔罐技术

拔罐技术是以罐为工具，利用燃烧、抽吸、蒸汽等方法形成罐内负压，使罐吸附于腧穴或相应体表部位，使局部皮肤充血或淤血，从而达到温通经络、祛风散寒、消肿止痛、拔毒排脓等功效的中医外治技术，包括留罐法、闪罐法、走罐法、刺络拔罐法等。

一、评估

（1）病室环境及温度。

（2）主要症状、既往史、凝血功能、是否妊娠或处于月经期。

（3）患者体质及对疼痛的耐受程度。

（4）拔罐部位的皮肤情况。

（5）对拔罐操作的接受程度。

二、告知

（1）拔罐的作用、操作方法。留罐时间一般为 10～15 分钟，应考虑个体差异，儿童酌情递减。

（2）由于罐内空气负压吸引的作用，局部皮肤会出现与罐口相当大小的紫红色瘀斑，此为正常表现，数日方可消除。治疗过程中如果出现不适，及时告知护士。

（3）拔罐过程中如出现小水疱不必处理，可自行吸收，如水疱较大，护士会做相应处理。

（4）拔罐后可饮适量温开水，夏季拔罐部位忌风扇或空调直吹。

三、物品准备（以玻璃罐为例）

治疗盘、玻璃罐数个、润滑剂、止血钳、95％乙醇棉球、打火机、灭火罐、速干手消毒剂、清洁纱布或自备毛巾、大浴巾，必要时备屏风、毛毯。

四、基本操作方法（以玻璃罐为例）

（1）核对医嘱，根据拔罐部位选择罐的大小及数量，检查罐口周围是否光滑，罐体有无裂痕。排空二便，做好解释。

（2）备齐用物，携至床旁。

（3）协助患者取合理、舒适体位。

（4）充分暴露拔罐部位，注意保护患者隐私及保暖。

（5）使用闪火法、投火法或贴棉法将罐体吸附在选定部位上。

（6）观察火罐吸附情况和皮肤颜色，询问患者有无不适感。

（7）起罐时，左手轻按罐具向左倾斜，右手食指或拇指按住罐口右侧皮肤，使罐口与皮肤之间形成空隙，空气进入罐内，顺势将罐取下，不可强行上提或旋转提拔。

（8）操作完毕，协助患者整理衣物，安置舒适体位，整理床单位。

（9）常用拔罐手法

① 留罐法：又称坐罐法，即罐吸拔在应拔部位后留置 10～15 分钟。适用于临床大部分病症。

② 闪罐法：是以闪火法或抽气法使罐吸附于皮肤后，立即拔起，反复吸拔多次，直至皮肤潮红发热的拔罐方法，以皮肤潮红、充血或瘀血为度。适用于感冒、皮肤麻木、面部病症、中风后遗症或虚弱病症。

③ 走罐法：又称推罐法，先在罐口或吸拔部位上涂一层润滑剂，将罐吸拔于皮肤上，再以手握住罐底，稍倾斜罐体，前后推拉，或做环形旋转运动，如此反复数次，至皮肤潮红、深红或起瘀点为止。适用于急性热病或深部组织气血瘀滞之疼痛、外感风寒、神经痛、风湿痹痛及较大范围疼痛等。

④ 刺络拔罐法：又称刺血拔罐法，于皮肤处作浅刺，然后再拔罐，以吸出少量血液。多用于软组织劳损、扭伤、肩背或腰腿风湿病等症，对贫血者、有出血倾向的病症者和大血管所在部位均不宜使用。

（10）其他拔罐方法

① 煮罐法：一般使用竹罐，将竹罐倒置在沸水或药液中，煮沸1～2分钟，用镊子夹住罐底，提出后用毛巾吸去表面水分，趁热按在皮肤上半分钟左右，令其吸牢。

② 抽气罐法：用抽气罐置于选定部位上，抽出空气，使其产生负压而吸于体表。

五、禁忌证

（1）精神过于紧张、醉酒、过饥、过饱、过劳、抽搐不合作者。

（2）重度心脏病、呼吸衰竭、皮肤局部溃烂或高度过敏、活动性肺结核、全身消瘦以致皮肤失去弹性、全身高度浮肿者及恶性肿瘤患者。

（3）有出血性疾病者。

（4）妊娠妇女腹部、腰骶部及五官部位、前后二阴等，面部及儿童禁用重手法。

（5）局部有疝疾病（如脐疝、腹壁疝、腹股沟疝等）、静脉曲张、癌肿等。

六、注意事项

（1）凝血功能障碍、严重消瘦、孕妇的腹部和腰骶部及严重水肿等不宜拔罐。

（2）拔罐时要选择适当体位和肌肉丰满的部位，骨骼凹凸不平及毛发较多的部位均不适宜。

（3）面部、儿童、年老体弱者，拔罐的吸附力不宜过大。

（4）拔罐时要根据不同部位选择大小适宜的罐，检查罐口周围是否光滑，罐体有无裂痕。

（5）拔罐和留罐中要注意观察患者的反应，患者如有不适感，应立即起罐；严重者可让患者平卧，保暖并饮热水或糖水，还可揉内关、合谷、太阳、足三里等穴。

（6）起罐后，皮肤会出现与罐口相当大小的紫红色瘀斑，为正常表现，数日方可消除。如出现小水疱，不必处理，可自行吸收；如水疱较大，消毒局部皮肤后，用注射器吸出液体，覆盖消毒敷料。

（7）嘱患者保持体位相对固定；操作中防止点燃后乙醇下滴烫伤皮肤；点燃乙醇棉球后，切勿较长时间停留于罐口及罐内，以免将火罐烧热烫伤皮肤，拔罐过程中注意防火。

（8）留罐法　儿童拔罐力量不宜过大，时间不宜过长；在肌肉薄弱处或吸拔力较强时，则留罐时间不宜过长。

（9）闪罐法　操作手法纯熟，动作轻、快、准；至少选择3个口径相同的火罐轮换使用，以免罐口烧热烫伤皮肤。

（10）走罐法　选用口径较大、罐壁较厚且光滑的玻璃罐；施术部位应面积宽大、肌肉丰厚，如胸背、腰部、腹部、大腿等。

拔罐技术操作流程图见图 4-1。

　呼吸系统常见病中医适宜技术实用手册

核对医嘱：患者基本信息、诊断、临床症状

评估：病室环境、主要症状、既往史、是否妊娠、对疼痛的耐受程度、拔罐部位的皮肤情况、对拔罐操作的接受程度、凝血机制等
告知：拔罐的作用、简单的操作方法、局部感觉、可能出现的意外及处理措施

物品准备：治疗盘、玻璃罐数个、润滑剂、止血钳、95%乙醇棉球、打火机、灭火罐、速干手消毒剂、清洁纱布或自备毛巾、大浴巾，必要时备屏风、毛毯

患者准备：取合理、舒适体位，暴露拔罐部位

拔罐：选择大小适宜的罐，检查罐口周围是否光滑，罐体有无裂痕。按拔罐操作方法、手法要求进行操作，留罐时间一般为10～15分钟。观察火罐吸附情况和皮肤颜色，询问患者有无不适，发现异常立即停止操作，通知医生

起罐：左手轻按罐具向左倾斜，右手食指或拇指按住罐口右侧皮肤，使罐口与皮肤之间形成空隙，空气进入罐内，顺势将罐取下

观察及询问：用纱布清洁皮肤，观察患者皮肤情况，询问患者感受

告知：可饮适量温开水，夏季拔罐部位忌风扇或空调直吹
整理：协助患者整理衣物并取舒适体位，整理床单位，处理用物

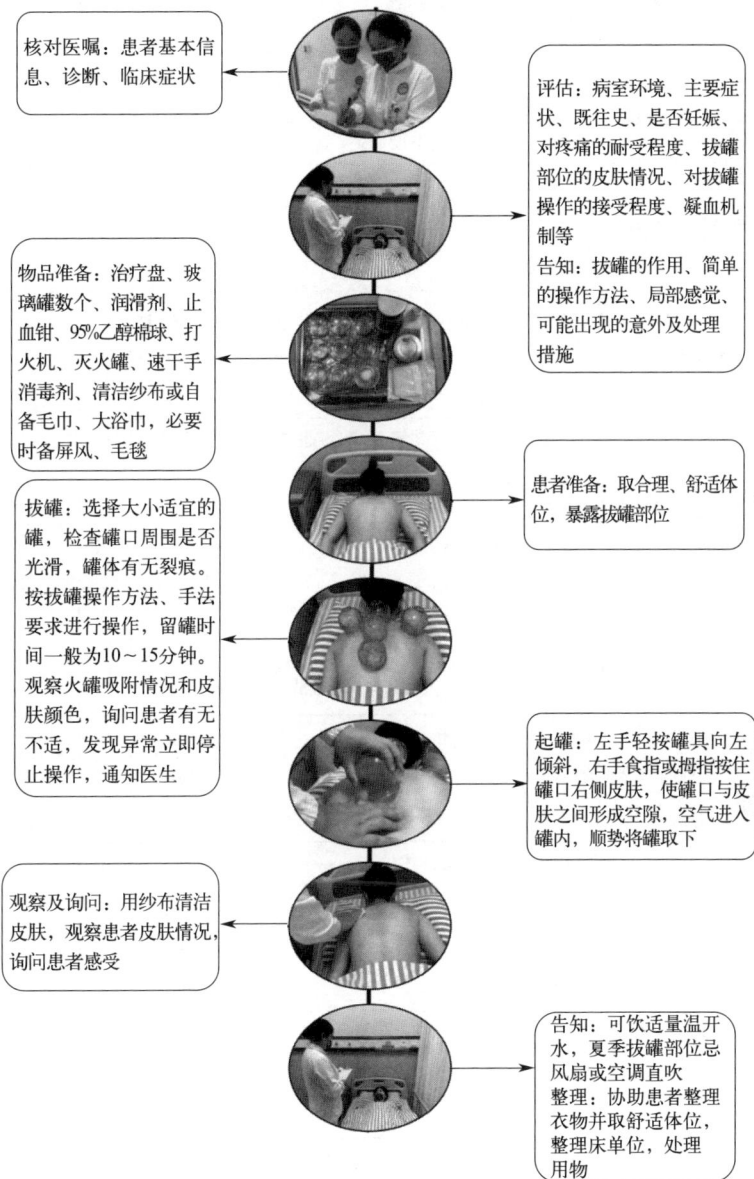

图 4-1 拔罐技术操作流程图

拔罐技术操作评分标准见表 4-1。

表 4-1 拔罐技术操作评分标准

项目		要求	得分	扣分	说明
素质及环境要求		仪表大方,举止端庄,态度和蔼,服装、鞋帽整齐	5		
		安静、整洁、舒适,温湿度适宜	5		
操作前准备	护士	核对医嘱,遵照医嘱要求,对患者进行正确、全面的评估	5		
		洗手、戴口罩	2		
	物品	治疗盘、玻璃罐数个、润滑剂、止血钳、95%乙醇棉球、打火机、灭火罐、速干手消毒剂、清洁纱布或自备毛巾、大浴巾,必要时备屏风、毛毯	6		
	患者	核对姓名、诊断,介绍并解释,取得患者理解与配合	6		
		体位舒适、合理,暴露拔罐部位,保暖	6		
操作流程	定位	再次核对,遵医嘱定部位	10		
	拔罐	酒精棉球干湿适当	5		
		点燃后的明火在罐内中下段环绕,未烧罐口	5		
		准确扣在已经选定的部位,罐内形成负压,吸附力强。安全熄火,将点燃的明火稳妥、迅速地投入灭火罐	15		
	观察及询问	随时检查火罐吸附情况,局部皮肤红紫的程度,皮肤有无烫伤或小水疱;留罐时间 10~15 分钟;询问患者的感觉	5		
	起罐	起罐方法正确	5		
操作后	整理	整理床单位,合理安排体位	2		
		处理用物,归还原处,洗手,火罐处理符合要求	3		
	评价	拔罐部位准确、皮肤情况、局部皮肤吸附力、患者感觉、目标达到的程度	5		
	记录	按要求记录及签名	2		
技能熟练		操作熟练;拔罐部位、方法正确,手法稳、准、快	8		
合计			100		

注:若有皮肤烫伤、衣裤等被烧坏,均为不合格。

第二节　平衡火罐技术

平衡火罐疗法是以中医理论为根据，以神经传导学说为途径，以自身平衡为核心，运用不同的拔罐手法作用于人体的一种非药物治疗的自然平衡疗法。

一、评估

（1）病室环境及温度。

（2）主要症状、既往史、凝血功能、是否妊娠或处于月经期。

（3）患者体质及对疼痛的耐受程度。

（4）拔罐部位的皮肤情况。

（5）对拔罐操作的接受程度。

二、告知

（1）拔罐的作用、操作方法。留罐时间一般为 10～15 分钟，应考虑个体差异，儿童酌情递减。

（2）由于罐内空气负压吸引的作用，局部皮肤会出现与罐口相当大小的紫红色瘀斑，此为正常表现，数日方可消除。治疗当中如果出现不适，及时通知护士。

（3）拔罐过程中如出现小水疱不必处理，可自行吸收，如水疱较大，护士会做相应处理。

（4）拔罐后可饮适量温开水，夏季拔罐部位忌风扇或空调直吹。

三、物品准备

治疗盘、玻璃罐数个、润滑剂、止血钳、95％乙醇棉球、打火机、酒精灯、灭火缸、速干手消毒剂、清洁纱布或自备毛巾、大浴巾，必要时备屏风、毛毯。

四、基本操作方法

（1）核对医嘱，根据拔罐部位选择罐的大小及数量，检查罐口周围是否光滑，罐体有无裂痕。排空二便，做好解释。

（2）备齐用物，携至床旁。

（3）协助患者取合理、舒适体位。

（4）充分暴露拔罐部位，注意保护隐私及保暖。

（5）使用闪火法实施平衡火罐治疗

① 闪罐：在背部两侧膀胱经分别闪罐 3 个来回。一个火罐从上到下，一个火罐从下到上。

② 揉罐：闪罐到温热时，先从对侧膀胱经开始，用火罐底部在背部膀胱经进行顺时针揉动 3 次，然后移至下一穴位，按照背部两侧膀胱经及督脉依次进行。

③ 走罐：涂润滑剂于患者腰背部，沿督脉及膀胱经走向推罐 3 个来回，走罐吸力适中。顺序：先中间，后两边，以皮肤起红晕为度。

④ 抖罐：沿背部两侧膀胱经分别抖罐 3 个来回。用手腕的力量带动火罐，在背部两侧膀胱经及督脉进行左右抖动。

⑤ 留罐：擦净背部，在腰背部相应穴位留罐 10 分钟。随时检查罐口吸附情况，以局部皮肤紫红为度。操作过程中，注意询问患者感觉。患者感觉疼痛较重、过紧，应及时起罐。

⑥ 起罐：左手轻按罐具向左倾斜，右手食指或拇指按住罐口右侧皮肤，使罐口与皮肤之间形成空隙，空气进入罐内，顺势将罐取下，用纱布清洁局部皮肤。

（6）随时观察火罐吸附情况和皮肤颜色，询问患者有无不适感。

（7）操作完毕，协助患者整理衣着，安置舒适体位，整理床单位。

呼吸系统常见病中医适宜技术实用手册

五、禁忌证

（1）精神过于紧张、醉酒、过饥、过饱、过劳、抽搐不合作者。

（2）重度心脏病、呼吸衰竭、皮肤局部溃烂或高度过敏、活动性肺结核、全身消瘦以致皮肤失去弹性、全身高度浮肿者及恶性肿瘤患者。

（3）有出血性疾病者。

（4）妊娠妇女腹部、腰骶部及五官部位、前后二阴等，面部及儿童禁用重手法。

（5）局部有疝疾病（如脐疝、腹壁疝、腹股沟疝等）、静脉曲张、癌肿等。

六、注意事项

（1）凝血功能障碍、严重消瘦、孕妇的腹部和腰骶部及严重水肿等不宜拔罐。

（2）拔罐时要选择适当体位和肌肉丰满的部位，骨骼凹凸不平及毛发较多的部位均不适宜。

（3）面部、儿童、年老体弱者，拔罐的吸附力不宜过大。

（4）拔罐时要根据不同部位选择大小适宜的罐，检查罐口周围是否光滑，罐体有无裂痕。

（5）拔罐和留罐中要注意观察患者的反应，患者如有不适感，应立即起罐；严重者可让患者平卧，保暖并饮热水或糖水，还可揉内关、合谷、太阳、足三里等穴。

（6）起罐后，皮肤会出现与罐口相当大小的紫红色瘀斑，为正常表现，数日方可消除。如出现小水疱，不必处理，可自行吸收；如水疱较大，消毒局部皮肤后，用注射器吸出液体，覆盖消毒敷料。

（7）嘱患者保持体位相对固定；操作中防止点燃后乙醇下滴烫伤皮肤；点燃乙醇棉球后，切勿较长时间停留于罐口及罐内，以免将火罐烧热烫伤皮肤。拔罐过程中注意防火。

（8）留罐法　儿童拔罐力量不宜过大，时间不宜过长；在肌肉薄弱处或吸拔力较强时，则留罐时间不宜过长。

（9）闪罐法　操作手法纯熟，动作轻、快、准；至少选择3个口径相同的火罐轮换使用，以免罐口烧热烫伤皮肤。

（10）走罐法　选用口径较大、罐壁较厚且光滑的玻璃罐；施术部位应面积宽大、肌肉丰厚，如胸背、腰部、腹部、大腿等。

平衡火罐技术操作流程图见4-2。

平衡火罐技术操作评分标准见4-2。

表4-2　平衡火罐技术操作评分标准

项目		要求	得分	扣分	说明
素质及环境要求		仪表大方，举止端庄，态度和蔼，服装、鞋帽整齐	5		
		安静、整洁、舒适、温湿度适宜	5		
操作前准备	护士	核对医嘱，遵照医嘱要求，对患者进行正确、全面的评估	5		
		洗手，戴口罩	2		
	物品	治疗盘、玻璃罐数个、润滑剂、止血钳、95％乙醇棉球、打火机、酒精灯、灭火缸、速干手消毒剂、清洁纱布或自备毛巾、必要时备屏风、毛毯	6		
	患者	核对姓名、诊断，介绍并解释，取得患者理解与配合	6		
		体位舒适、合理，暴露拔罐部位，保暖	6		
操作流程	定位	再次核对，检查罐口有无损坏，遵医嘱确定部位	5		
	拔罐	酒精棉球干湿适当	5		
		点燃后的明火在罐内中下段环绕，未烧罐口	5		
		闪、揉、走、抖、留罐，手法准确，操作流畅，吸附力好，患者感觉适宜	20		
	观察及询问	随时检查火罐吸附情况，局部皮肤红紫的程度，皮肤有无烫伤或小水疱；留罐时间10～15分钟；询问患者的感觉	5		
	起罐	起罐方法正确	5		
操作后	整理	整理床单位，合理安排体位	2		
		清理用物，归还原处，洗手，火罐处理符合要求	3		
	评价	拔罐部位准确、皮肤情况、局部皮肤吸附力、患者感觉、目标达到的程度	5		
	记录	按要求记录及签名	2		
技能熟练		操作熟练；拔罐部位、方法正确，手法稳、准、快	8		
合计			100		

注：若有皮肤烫伤、衣裤等被烧坏，均为不合格。

核对医嘱：患者基本信息、诊断、临床症状

评估：病室环境、主要症状、既往史、是否妊娠、对疼痛的耐受程度、实施拔罐部位的皮肤情况、对拔罐操作的接受程度、凝血机制等
告知：拔罐的作用、简单的操作方法、局部感觉

物品准备：治疗盘、玻璃罐数个、润滑剂、止血钳、95%乙醇棉球、打火机、酒精灯、灭火缸、速干手消毒剂、清洁纱布或自备毛巾、大浴巾，必要时备屏风、毛毯

患者准备：取合理、舒适体位，充分暴露拔罐部位，必要时用屏风遮挡

拔罐：按拔罐操作方法、手法要求进行操作，闪、揉、走、抖、留罐

观察及询问：观察火罐吸附情况和皮肤颜色，询问患者有无不适，发现异常立即停止操作，通知医生

起罐：左手轻按罐具向左倾斜，右手食指或拇指按住罐口右侧皮肤，使罐口与皮肤之间形成空隙，空气进入罐内，顺势将罐取下，用纱布清洁皮肤

告知：可饮适量温开水，夏季拔罐部位忌风扇或空调直吹
整理：协助患者整理衣物并取舒适体位，整理床单位，处理用物

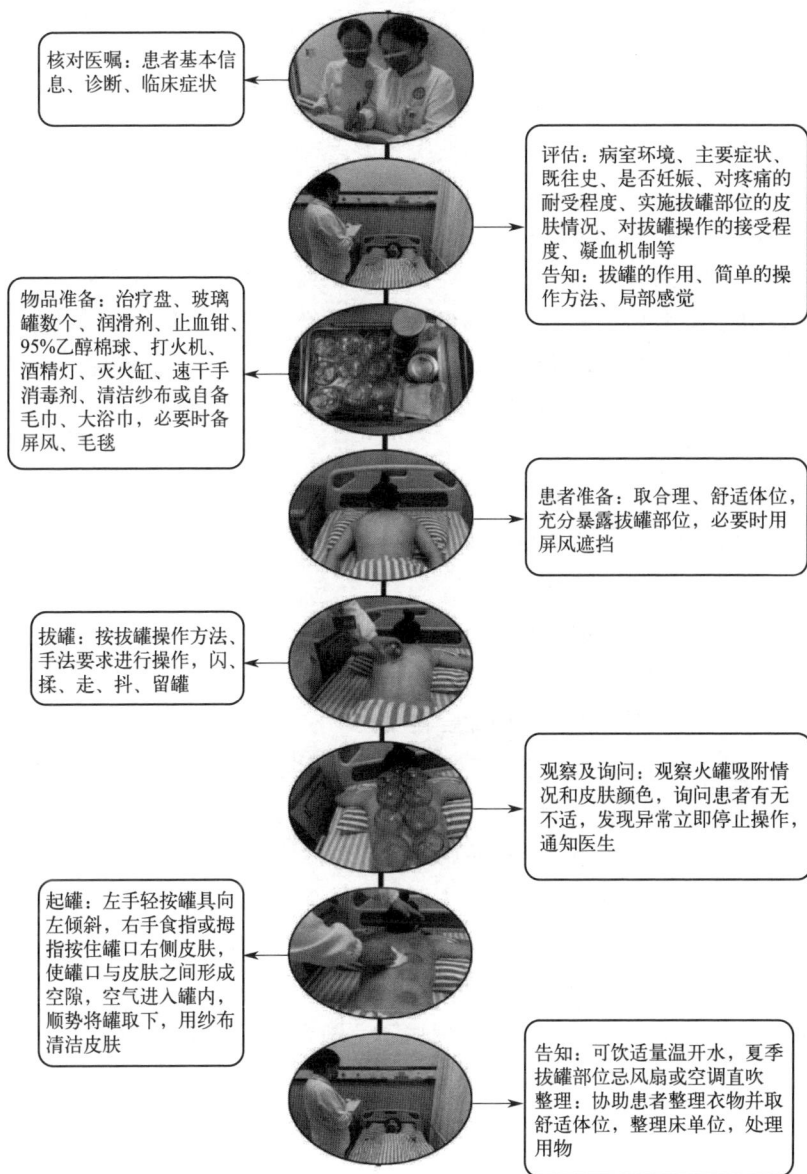

图 4-2 平衡火罐技术操作流程图

第三节　火龙罐技术

火龙罐疗法是一种创新的中医外治疗法，它融合艾灸、推拿、刮痧于一体，通过独特设计的火龙罐，结合纯阳艾火之力与多种手法，作用于皮肤肌肉组织，实现温经散寒、通经活络、调和气血的功效，有效缓解多种病症，是一种安全、舒适、高效的中医外治疗法。

一、评估

（1）病室环境及温度。

（2）主要症状、既往史及是否妊娠。

（3）患者心理状况。

（4）施罐部位的皮肤是否完整。

（5）患者对热、痛的耐受程度。

（6）患者对施罐操作的配合程度。

二、告知

（1）操作前嘱患者排空膀胱、取舒适体位、保暖。

（2）施罐过程中温度、手法的力度如有不适及时告知操作者。

（3）施罐过程中局部皮肤微红属正常，如有少量艾灰脱落不会造成皮肤的灼伤和不适，不必紧张。

（4）施罐后保暖，30分钟内避免受风着凉，以防外邪入侵。

（5）施罐后饮用温开水适量，有助于体内代谢。

三、物品准备

治疗盘、火龙罐、艾炷、点火枪、介质（刮痧油、润肤乳等）、弯盘、纱布、取灰缸、速干手消毒剂，必要时备屏风、毛毯。

四、基本操作方法

（1）核对医嘱，评估患者，做好解释。

（2）备齐用物，携至床旁。

（3）关闭门窗，用隔帘或屏风遮挡。

（4）遵照医嘱确定施罐部位，充分暴露施罐部位。

（5）用纱布清洁施罐部位皮肤，涂介质（刮痧油、润肤乳等）于施罐部位。

（6）将艾炷插入罐器里，点燃艾炷，当罐口温度适宜、艾炷燃烧升温均匀后，把火龙罐放在选定部位进行操作，结合旋、振、叩、按等手法正旋、反旋、摇拨、摇振罐体作用于皮肤和肌肉组织。

（7）随时检查罐口附近皮肤情况，在施罐过程中可有温、热、痒、微痛四种正常现象。

（8）起罐方法正确，灭火，残余艾灰入取灰缸，用纱布清洁局部皮肤。

（9）观察患者局部皮肤情况，询问患者有无不适感。

（10）操作完毕，协助患者着衣，安排舒适体位，整理床单位。

（11）开窗通风，注意保暖，避免对流风。

五、禁忌证

（1）麻醉未清醒者禁用。

（2）孕妇、经期禁用（或遵医嘱）。

（3）施罐部位皮肤有破损禁用。

（4）饥饿、餐后 1 小时内禁用。

六、注意事项

（1）心前区、大血管处、乳头、腋窝、肚脐、会阴、孕妇、月经期不宜施罐。

（2）注意皮肤情况，对糖尿病、肢体感觉障碍患者，需谨慎控制施罐强度，防止烧伤。

（3）施罐后如局部出现小水疱，无需处理，可自行吸收；水疱较大，可用无菌注射器抽出疱内液体，用无菌纱布覆盖。

火龙罐技术操作流程图见图 4-3。

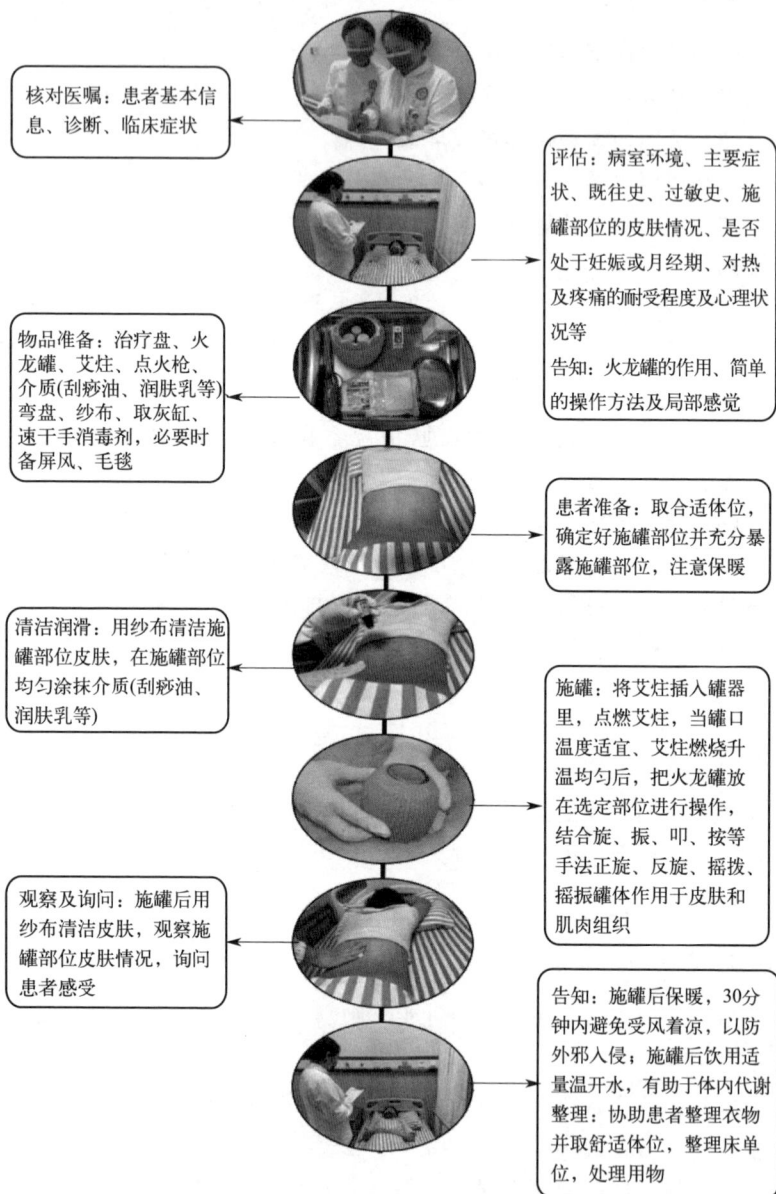

核对医嘱：患者基本信息、诊断、临床症状

评估：病室环境、主要症状、既往史、过敏史、施罐部位的皮肤情况、是否处于妊娠或月经期、对热及疼痛的耐受程度及心理状况等
告知：火龙罐的作用、简单的操作方法及局部感觉

物品准备：治疗盘、火龙罐、艾炷、点火枪、介质(刮痧油、润肤乳等)弯盘、纱布、取灰缸、速干手消毒剂，必要时备屏风、毛毯

患者准备：取合适体位，确定好施罐部位并充分暴露施罐部位，注意保暖

清洁润滑：用纱布清洁施罐部位皮肤，在施罐部位均匀涂抹介质(刮痧油、润肤乳等)

施罐：将艾炷插入罐器里，点燃艾炷，当罐口温度适宜、艾炷燃烧升温均匀后，把火龙罐放在选定部位进行操作，结合旋、振、叩、按等手法正旋、反旋、摇拨、摇振罐体作用于皮肤和肌肉组织

观察及询问：施罐后用纱布清洁皮肤，观察施罐部位皮肤情况，询问患者感受

告知：施罐后保暖，30分钟内避免受风着凉，以防外邪入侵；施罐后饮用适量温开水，有助于体内代谢
整理：协助患者整理衣物并取舒适体位，整理床单位，处理用物

图 4-3　火龙罐技术操作流程图

呼吸系统常见病中医适宜技术实用手册

火龙罐技术操作评分标准见表 4-3。

表 4-3　火龙罐技术操作评分标准

项目		要求	得分	扣分	说明
素质及 环境要求		仪表大方,举止端庄,态度和蔼,服装、鞋帽整齐	5		
		安静、整洁、舒适,温湿度适宜	5		
操 作 前 准 备	护士	核对医嘱,遵照医嘱要求,对患者进行正确、全面的评估	5		
		洗手,戴口罩	2		
	物品	治疗盘、火龙罐、艾炷、点火枪、介质(刮痧油、润肤乳等)、弯盘、纱布、取灰缸、速干手消毒剂,必要时备屏风、毛毯	6		
	患者	核对姓名、诊断,介绍并解释,取得患者理解与配合	6		
		体位舒适、合理,暴露部位,注意保暖,保护隐私	6		
操 作 流 程	定位	再次核对,遵医嘱确定施罐部位	10		
	施治	将艾炷插入罐器里,点燃艾炷,当罐口温度适宜、艾炷燃烧升温均匀后,把火龙罐放在选定部位进行操作,结合旋、振、叩、按等手法正旋、反旋、摇拨、摇振罐体作用于皮肤和肌肉组织	25		
	观察	随时检查罐口附近皮肤情况,在施罐过程中可有温、热、痒、微痛四种正常现象	5		
	治疗结束	起罐方法正确,灭火,残余艾灰入取灰缸,用纱布清洁局部皮肤	5		
操 作 后	整理	合理安排患者体位,整理床单位	2		
		清理用物,洗手	3		
	评价	患者局部皮肤良好,体位合理,无特殊不适感受,全程体现人文关怀	5		
	记录	按要求记录及签名	2		
技能熟练		操作熟练,动作轻巧	8		
合计			100		

注：若有皮肤烫伤、衣裤等被烧坏,均为不合格。

第四节　药罐技术

药罐疗法是以中药浸煮的木罐或竹罐吸拔于相应的穴位上起到治疗疾病的效果。药罐疗法依据中医理论，施治于经脉、腧穴、肌腱，可起到行气活血、活血化瘀、通经活络、柔筋缓急的临床作用。药罐疗法具有拔罐疗法和药物治疗的双重效果，既有拔罐疗法的物理治疗效果，又有药物渗透治疗的生化效果。

一、评估

（1）病室环境及温度。

（2）主要症状、既往史、是否妊娠、有无过敏史。

（3）患者心理状况。

（4）施罐部位的皮肤是否完整。

（5）患者对热、痛的耐受程度。

（6）患者对施罐操作的配合程度。

二、告知

（1）药罐的作用、操作方法。

（2）施罐过程中温度如有不适及时告知操作者。

（3）施罐过程中局部皮肤微红属正常，不必紧张。

（4）施罐后保暖，30分钟内避免受风着凉，以防外邪入侵。

（5）施罐后饮用温开水适量，有助于体内代谢。

三、物品准备

治疗盘、弯盘、药物罐（竹罐）、纱布、直血管钳、治疗巾、小毛巾、速干手消毒剂，必要时备毛毯、屏风。

四、基本操作方法

（1）核对医嘱，评估患者，做好解释。

（2）备齐用物，携至床旁。

（3）关闭门窗，用隔帘或屏风遮挡。

（4）遵照医嘱确定施罐部位，充分暴露施罐部位。

（5）取穴及部位，右手持直血管钳夹住煮好的药罐罐体，左手拿一折叠的小毛巾，迅速紧扣罐口，将罐移至选定的穴位，待吸牢后放手。

（6）询问患者有无不适反应，随时检查罐口吸附情况，告诉患者留罐时间5～15分钟，如有不适及时告知。

（7）起罐时，左手轻按罐具向左倾斜，右手食指或拇指按住罐口右侧皮肤，使罐口与皮肤之间形成空隙，空气进入罐内，顺势将罐取下，用纱布清洁局部皮肤。

（8）观察患者局部皮肤情况，询问患者有无不适感。

（9）操作完毕，协助患者着衣，安排舒适体位，整理床单位。

（10）注意保暖，避免拔罐部位受凉。

五、禁忌证

（1）体质过于虚弱者不宜拔罐，因为拔罐中有泻法，反而使虚者更虚，达不到治疗的效果。

（2）孕妇及年纪大且患有心脏病者拔罐应慎重。

（3）特殊部位不宜拔罐，如肚脐正中（神阙）。

（4）局部有皮肤破溃或有皮肤病的患者，不宜拔罐。

六、注意事项

（1）拔罐时留罐时间不宜过长，一般为5～15分钟，以免起疱，尤其是患有糖尿病者，应尽量避免起疱所增加的感染概率。

（2）若在拔罐后不慎起疱，一般直径在1mm内散发的（每个罐内少于3个），不用处理，可自行吸收。但直径超过1mm（每个罐内多于3个）或伴有糖尿病及免疫功能低下者，应及时处理。

（3）注意罐具的清洁，一人一套罐具，用后供应室消毒处理，以防止感染。

（4）避免烫伤皮肤。

（5）起罐时切忌推拉或旋动，避免损伤皮肤。

药罐技术操作流程图见图 4-4。

药罐技术操作评分标准见表 4-4。

表 4-4　药罐技术操作评分标准

项目		要求	得分	扣分	说明
素质及 环境要求		仪表大方，举止端庄，态度和蔼，服装、鞋帽整齐	5		
		安静、整洁、舒适、温湿度适宜	5		
操作前准备	护士	核对医嘱，遵照医嘱要求，对患者进行正确、全面的评估	5		
		洗手、戴口罩	2		
	物品	治疗盘、弯盘、药物罐（竹罐）、纱布、直血管钳、治疗巾、小毛巾、速干手消毒剂、必要时备毛毯、屏风	6		
	患者	核对姓名、诊断，介绍并解释，取得患者理解与配合	6		
		体位舒适、合理，暴露拔罐部位，保暖	6		
操作流程	定位	再次核对，遵医嘱确定部位	10		
	施治	取穴及部位，右手持直血管钳夹住煮好的药罐罐体，左手拿一折叠的小毛巾，迅速紧扣罐口，将罐移至选定的穴位，待吸牢后放手。询问患者有无不适反应，随时检查罐口吸附情况，告知患者留罐时间 5～15 分钟，如有不适及时告知	25		
	观察	随时检查罐口附近皮肤情况，在施罐过程中可有温、热、痒、微痛四种正常现象	5		
	起罐	起罐，清洁局部皮肤，询问患者有无不适反应	5		
操作后	整理	合理安排患者体位，整理床单位	2		
		洗手，将药罐用清水冲洗干净，晾干并消毒	3		
	评价	患者局部皮肤良好，体位合理，无特殊不适感受，全程体现人文关怀	5		
	记录	按要求记录及签名	2		
技能熟练		操作熟练，动作轻巧	8		
合计			100		

注：若有皮肤烫伤等，为不合格。

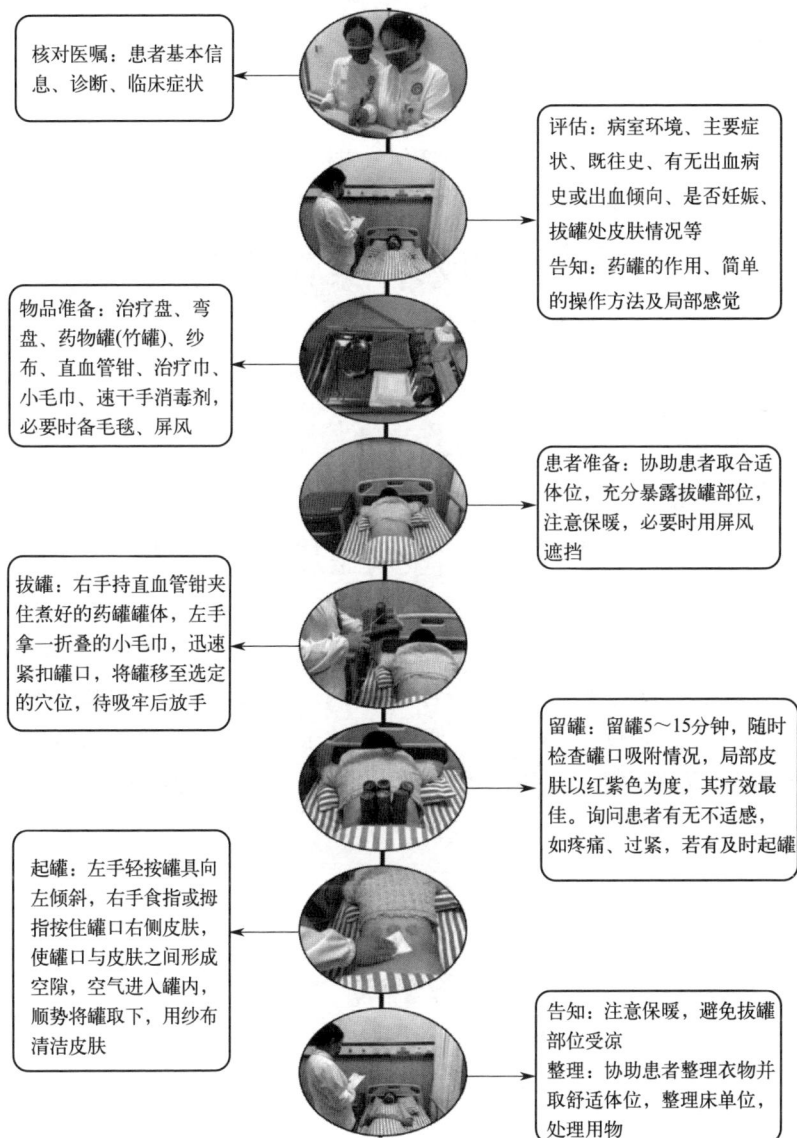

核对医嘱:患者基本信息、诊断、临床症状

评估:病室环境、主要症状、既往史、有无出血病史或出血倾向、是否妊娠、拔罐处皮肤情况等
告知:药罐的作用、简单的操作方法及局部感觉

物品准备:治疗盘、弯盘、药物罐(竹罐)、纱布、直血管钳、治疗巾、小毛巾、速干手消毒剂,必要时备毛毯、屏风

患者准备:协助患者取合适体位,充分暴露拔罐部位,注意保暖,必要时用屏风遮挡

拔罐:右手持直血管钳夹住煮好的药罐罐体,左手拿一折叠的小毛巾,迅速紧扣罐口,将罐移至选定的穴位,待吸牢后放手

留罐:留罐5~15分钟,随时检查罐口吸附情况,局部皮肤以红紫色为度,其疗效最佳。询问患者有无不适感,如疼痛、过紧,若有及时起罐

起罐:左手轻按罐具向左倾斜,右手食指或拇指按住罐口右侧皮肤,使罐口与皮肤之间形成空隙,空气进入罐内,顺势将罐取下,用纱布清洁皮肤

告知:注意保暖,避免拔罐部位受凉
整理:协助患者整理衣物并取舒适体位,整理床单位,处理用物

图 4-4 药罐技术操作流程图

第五章

针刺类技术操作规范

第一节　耳穴贴压技术

耳穴贴压法是采用王不留行籽、莱菔子等丸状物贴压于耳郭上的穴位或反应点，通过其疏通经络、调整脏腑气血功能，促进机体的阴阳平衡，达到防治疾病、改善症状的一种操作方法，属于耳针技术范畴。

一、评估

（1）主要症状、既往史、当前是否妊娠。

（2）对疼痛的耐受程度。

（3）有无对胶布、药物等过敏情况。

（4）耳部皮肤情况。

二、告知

（1）耳穴贴压的局部感觉，如热、麻、胀、痛等，如有不适及时告知护士。

（2）每日自行按压 3～5 次，每次每穴 20～30 秒。

（3）若耳穴贴压脱落，应及时告知护士。

三、物品准备

治疗盘、王不留行籽、75％乙醇、棉签、探棒、止血钳或镊子、弯盘、速干手消毒剂，必要时可备耳穴模型。

四、基本操作方法

（1）核对医嘱，评估患者，做好解释。

（2）备齐用物，携至床旁。

（3）协助患者取合理、舒适体位。

（4）遵照医嘱，手持探棒自上而下探查耳穴敏感点，确定贴压部位。

（5）用75％乙醇自上而下、由内到外、从前到后消毒耳部皮肤。

（6）用止血钳或镊子夹住王不留行籽贴敷于选好耳穴的部位上，并给予适当按压，使患者有热、麻、胀、痛等感觉，即"得气"。

（7）观察患者局部皮肤，询问有无不适感。

（8）常用按压手法

① 对压法：用食指和拇指的指腹分别置于患者耳郭的正面和背面，相对按压，至出现热、麻、胀、痛等感觉，食指和拇指可边压边左右移动，或做圆形移动，一旦找到敏感点，则持续对压20～30秒。对内脏痉挛性疼痛、躯体疼痛有较好的镇痛作用。

② 直压法：用指尖垂直按压耳穴，至患者产生胀痛感，持续按压20～30秒，间隔少许，重复按压，每次按压3～5分钟。

③ 点压法：用指尖一压一松按压耳穴，每次间隔0.5秒。本法以患者感到胀而略刺痛为宜，用力不宜过重，一般每次每穴可按压27下，具体可视病情而定。

（9）操作完毕，安排舒适体位，整理床单位。

五、禁忌证

（1）耳郭局部有炎症、冻疮或表面皮肤有破溃者、有习惯性流产史的孕妇禁用。

（2）年老体弱、严重贫血、过度疲劳者禁用。

六、注意事项

（1）耳穴贴压每次选择一侧耳穴，双侧耳穴轮流使用。夏季易出汗，留置时间1～3天，冬季留置3～7天。

（2）观察患者耳部皮肤情况，留置期间应防止胶布脱落或污染；对普通胶布过敏者改用脱敏胶布。

（3）患者侧卧位耳部感觉不适时，可适当调整。

耳穴贴压技术操作流程图见图5-1。

耳穴贴压技术操作评分标准见表5-1。

表5-1　耳穴贴压技术操作评分标准

项目		要求	得分	扣分	说明
素质及环境要求		仪表大方，举止端庄，态度和蔼，服装、鞋帽整齐	5		
		安静、整洁、舒适、温湿度适宜	5		
操作前准备	护士	遵照医嘱要求，对患者进行正确、全面的评估	5		
		洗手、戴口罩	2		
	物品	治疗盘、王不留行籽、75%乙醇、棉签、探棒、止血钳或镊子、弯盘、速干手消毒剂，必要时可备耳穴模型	6		
	患者	核对姓名、诊断，介绍并解释，取得患者理解与配合	6		
		体位舒适、合理	6		
操作流程	定穴	一手持耳轮后上方	5		
		另一手持探棒由上而下在所选区内寻找敏感点	5		
	皮肤消毒	再次核对穴位后，用75%乙醇消毒（其范围视耳郭大小而定）	3		
	埋豆	埋豆方法正确	15		
	观察	患者有无晕豆、疼痛等不适感	2		
	起豆	符合起豆要求（留豆处有感染时及时处理）	5		
操作后	整理	整理床单位，合理安排体位	6		
		处理用物，归还原处，洗手，用物处理符合要求	6		
	评价	选穴准确、局部严格消毒、体位合理、患者感觉、目标达到的程度	6		
	记录	按要求记录及签名	4		
技能熟练		操作熟练，动作轻巧，选穴正确，按压手法正确	8		
合计			100		

核对医嘱：患者基本信息、诊断、临床症状

评估：主要症状、既往史、是否妊娠、对疼痛的耐受程度、有无胶布过敏及耳部皮肤情况等
告知：耳穴贴压的作用、简单的操作方法及局部感觉

物品准备：治疗盘、王不留行籽、75%乙醇、棉签、探棒、止血钳或镊子、弯盘、速干手消毒剂，必要时可备耳穴模型

患者准备：取合理、舒适体位，充分暴露耳部皮肤

探查穴位：遵医嘱核对穴位。手持探棒自上而下在所选区内寻找耳穴的敏感点，同时询问患者有无热、麻、胀、痛的"得气"感觉

皮肤消毒：用75%乙醇自上而下、由内到外、从前到后消毒耳部皮肤

穴位贴压：用止血钳或镊子夹住王不留行籽贴敷于选好耳穴的部位上，并给予适当按压，询问患者有无"得气"感觉

告知：在耳穴贴压期间，每日自行按压3～5次，每次每穴20～30秒；耳穴贴压脱落后应通知护士
整理：协助患者整理衣物并取舒适体位，整理床单位，处理用物

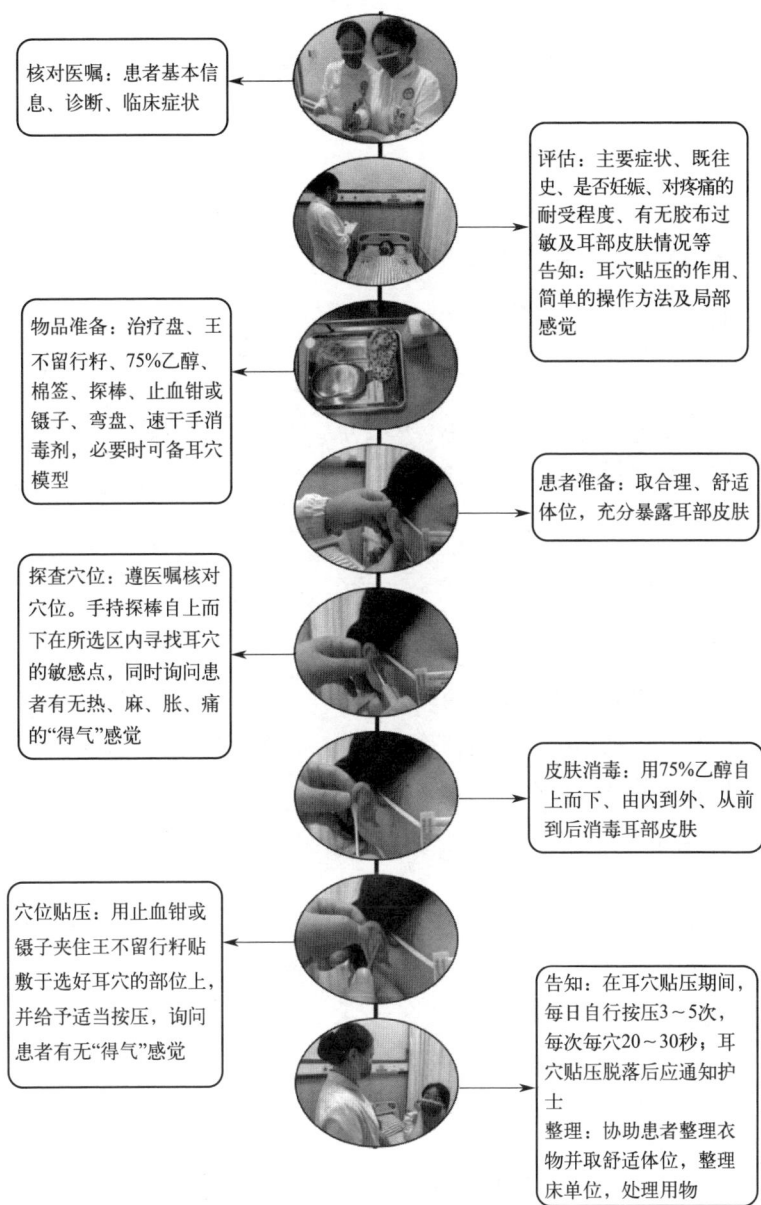

图 5-1　耳穴贴压技术操作流程图

第二节　耳尖放血技术

耳尖放血是用采血针点刺耳尖穴放出血液的方法，具有祛风清热、醒脑明目、镇痛降压之功效。

一、评估

（1）主要症状、临床表现、既往史。

（2）女性患者有无流产史、生育史、当前是否妊娠。

（3）是否有晕血、晕针病史。

（4）对疼痛的耐受程度。

（5）耳部皮肤情况。

二、告知

（1）耳尖放血的作用、简单的操作方法。

（2）针刺过程中可能会产生麻、胀、痛等不适感，如有不适及时告知护士。放血后局部皮肤保持干燥。

三、物品准备

治疗盘、一次性采血针、75％乙醇、棉签、弯盘、污物碗、无菌手套、速干手消毒剂、锐器盒，必要时可备耳穴模型。

四、基本操作方法

（1）核对医嘱，评估患者，做好解释。

（2）备齐用物，携至床旁。

（3）协助患者取合理、舒适体位。

（4）遵照医嘱，准确选择穴位。

（5）充分按摩耳郭使其充血。

（6）耳尖穴定位　耳尖穴在耳郭的上方，当折耳向前，耳郭上方的尖端处。

（7）用75％乙醇棉签擦拭穴位及其四周2遍后，清洗双手并佩戴无菌手套。

（8）左手固定耳郭，右手持一次性采血针对准耳尖穴迅速刺入1～2mm深，随即出针。

（9）先轻轻按压针孔周围的耳郭，使其自然出血，然后用酒精棉签吸取血液，每次放血5～10滴。

（10）隔日治疗一次，一周治疗3次，12次为一个疗程。初期治疗取双侧耳尖放血，以后双耳隔次交替操作。

（11）操作完毕，安排舒适体位，整理床单位。

五、禁忌证

（1）传染病和严重心、肝、肾功能损害者禁用。

（2）血友病、血小板减少性紫癜等凝血功能障碍者禁用。

（3）孕妇、产后、习惯性流产者禁用。

（4）外伤有大出血者禁用。

（5）动脉禁刺。

六、注意事项

（1）操作时局部要严格消毒，以防感染。

（2）刺入时要迅速，以防疼痛。

（3）注意观察有无晕针及血肿。

（4）挤压时不要局部按压，要从远端向近端慢慢地轻轻地挤压，以防血肿产生。

耳尖放血技术操作流程图见图5-2。

耳尖放血技术操作评分标准见表5-2。

核对医嘱：患者基本信息、诊断、临床症状、穴位

评估：主要症状、既往史、有无流产、是否妊娠、对疼痛的耐受程度、耳部皮肤情况等
告知：耳尖放血的操作方法，请患者不要紧张，尽量动作轻柔，取得患者配合

物品准备：治疗盘、一次性采血针、75%乙醇、棉签、弯盘、污物碗、无菌手套、速干手消毒剂、锐器盒，必要时可备耳穴模型

患者准备：取合理、舒适体位，充分暴露耳部皮肤；遵医嘱核对穴位。充分按摩耳郭使其充血，取穴

皮肤消毒：用75%乙醇自上而下、从前到后、由内到外消毒耳部皮肤

耳尖针刺：左手固定耳郭，右手持一次性采血针对准耳尖穴迅速刺入1～2mm

放血：轻轻按压针孔周围的耳郭，使其自然出血，然后用酒精棉签吸取血液，每次放血5～10滴

告知：隔日治疗一次，一周治疗3次，12次为一个疗程。初期治疗取双侧耳尖放血，以后双耳隔次交替进行
整理：协助患者整理衣物并取舒适体位，整理床单位，处理用物

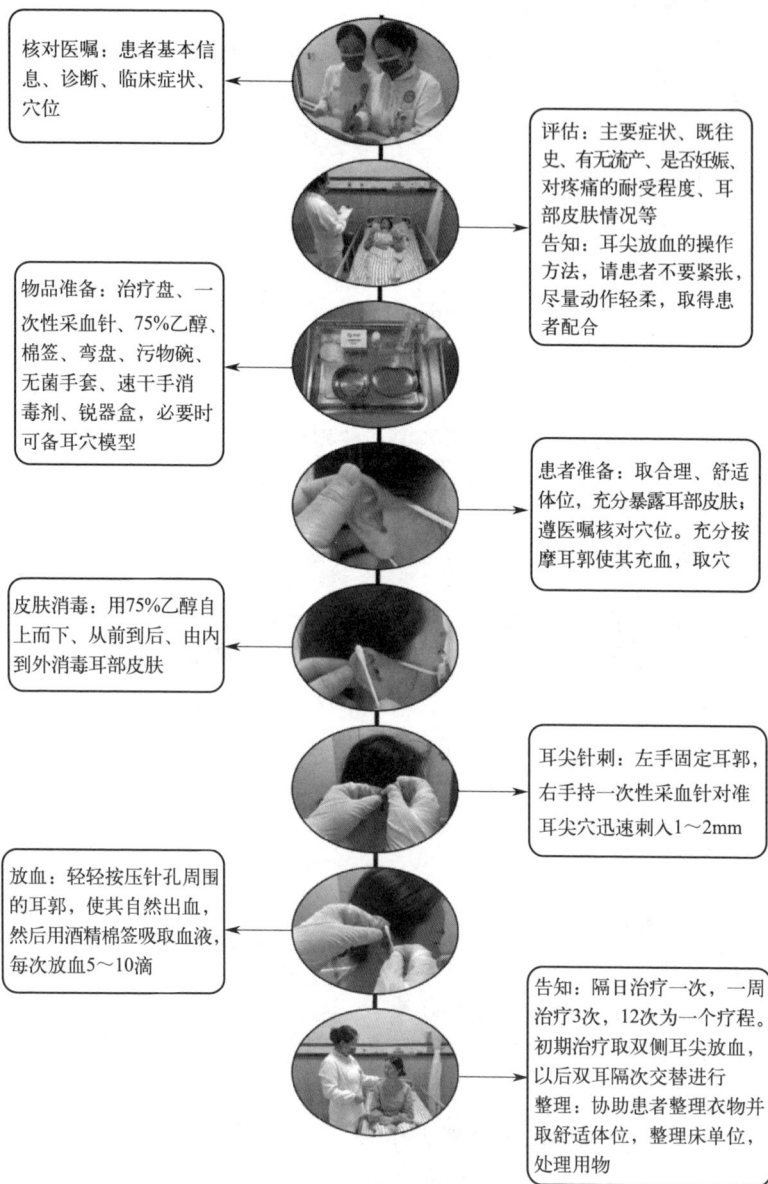

图 5-2　耳尖放血技术操作流程图

表 5-2 耳尖放血技术操作评分标准

项目		要求	得分	扣分	说明
素质及环境要求		仪表大方,举止端庄,态度和蔼,服装、鞋帽整齐	3		
		安静、整洁、舒适,温湿度适宜	2		
操作前准备	护士	遵照医嘱要求,对患者进行正确、全面的评估	5		
		洗手,戴口罩	2		
	物品	治疗盘、一次性采血针、75%乙醇、棉签、弯盘、污物碗、无菌手套、速干手消毒剂、锐器盒,必要时可备耳穴模型	8		
	患者	核对姓名、诊断,介绍并解释,取得患者理解与配合	6		
		体位舒适、合理	6		
操作流程	定穴	充分按摩耳郭使其充血	6		
		耳尖穴定位:耳尖穴在耳郭的上方,当折耳向前,耳郭上方的尖端处	6		
	皮肤消毒	消毒部位、方法正确	4		
	行针	左手固定耳郭,右手持一次性采血针对准耳尖穴迅速刺入1~2mm深,随即出针	10		
		轻轻挤压针孔周围的耳郭,使其自然出血,然后用酒精棉签吸取血液,每次放血5~10滴	6		
	观察	患者有无晕针、血肿及其他不适感	3		
	告知	告知治疗周期、注意事项	5		
操作后	整理	整理床单位,合理安排体位	3		
		处理用物,归还原处,洗手,用物处理符合要求	5		
	评价	选穴准确、局部严格消毒、体位合理、患者感觉、目标达到的程度	8		
	记录	按要求记录及签名	2		
技能熟练		操作熟练,动作轻巧;选穴正确,针刺手法正确	10		
合计			100		

第三节　穴位放血技术

穴位放血是指用针具或刀具如三棱针、粗毫针或小尖刀等刺破人体特定的穴位，放出适量的瘀血，以活血理气、治疗疾病的方法。

一、评估

（1）主要症状、临床表现、既往史。

（2）是否有晕针、晕血病史，当前是否妊娠。

（3）对疼痛的耐受程度。

（4）局部皮肤情况。

二、告知

（1）穴位放血的作用、简单的操作方法。

（2）如有头晕不适感，及时通知护士。

三、物品准备

治疗盘、弯盘、棉签、一次性采血针、安尔碘消毒液或 75％ 乙醇、无菌手套、锐器盒、速干手消毒剂，必要时准备屏风、毛毯。

四、基本操作方法

（1）核对医嘱，评估患者，做好解释。

（2）备齐用物，携至床旁。

（3）协助患者取舒适体位，以坐位为佳。

（4）取穴。

（5）按摩穴位，使其充血。

（6）消毒　操作者洗手后戴上无菌手套，用安尔碘消毒液或

呼吸系统常见病中医适宜技术实用手册

75％乙醇棉签严格消毒局部皮肤。

（7）针刺 左手拇指、食指夹捏并固定局部皮肤，右手持针，对准穴位迅速刺入 1～2mm 深，随即出针。

（8）放血 轻轻挤压针眼周围皮肤，使其自然出血，然后用酒精棉签吸去血滴，左手反复挤压。如此数次，放血量视患者病情及体质而定，一般每次 5～10 滴，每滴如黄豆大小，最后用干棉签压迫局部。

（9）操作过程中动作轻柔，随时询问患者有无不适。

五、禁忌证

（1）凝血功能障碍者禁用。

（2）血管瘤、不明原因的肿块禁用。

（3）体虚久病、久泻、贫血、低血压、虚脱的患者慎用。

（4）孕妇、习惯性流产者及产后和月经期间者慎用。

（5）合并心血管、肝肾功能障碍等严重并发症及精神病患者禁用。

（6）严重传染病和创伤大出血患者禁用。

（7）脑出血不稳定及重度静脉曲张者禁用。

六、注意事项

（1）对于初次接受放血疗法的患者，在放血前要做耐心细致的解释工作，消除患者的顾虑及对放血的恐惧和紧张。

（2）对于饥饿、疲劳及高度紧张的患者不宜实施放血疗法，体质虚弱者，刺激不宜过强，并尽可能采取卧位。

（3）注意无菌操作，针具及放血部位应严格消毒，注意无菌观念，防止感染及出血过多，一般以出血 5～10 滴为宜。

（4）随时注意观察患者反应，避免意外发生，如果出现晕针，应立即停针止血，让患者平卧休息，适当饮温开水，严重者可针刺水沟、合谷、内关、足三里、涌泉等穴位。

（5）穴位放血结束后 2 小时内不可用水冲洗施术部位，不可洗澡，不可受风寒。

（6）疗程 一般隔日治疗 1 次，一周 3 次，12 次为一个疗程。

穴位放血技术操作流程图见图 5-3。

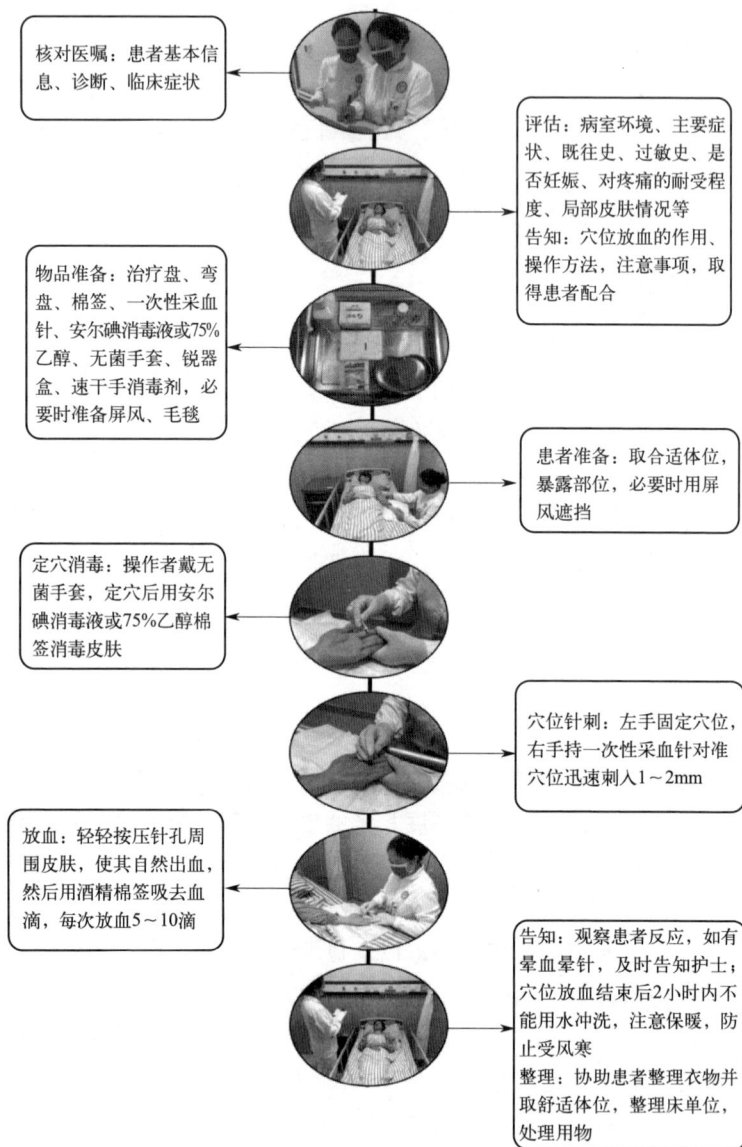

核对医嘱：患者基本信息、诊断、临床症状

评估：病室环境、主要症状、既往史、过敏史、是否妊娠、对疼痛的耐受程度、局部皮肤情况等
告知：穴位放血的作用、操作方法、注意事项，取得患者配合

物品准备：治疗盘、弯盘、棉签、一次性采血针、安尔碘消毒液或75%乙醇、无菌手套、锐器盒、速干手消毒剂，必要时准备屏风、毛毯

患者准备：取合适体位，暴露部位，必要时用屏风遮挡

定穴消毒：操作者戴无菌手套，定穴后用安尔碘消毒液或75%乙醇棉签消毒皮肤

穴位针刺：左手固定穴位，右手持一次性采血针对准穴位迅速刺入1～2mm

放血：轻轻按压针孔周围皮肤，使其自然出血，然后用酒精棉签吸去血滴，每次放血5～10滴

告知：观察患者反应，如有晕血晕针，及时告知护士；穴位放血结束后2小时内不能用水冲洗，注意保暖，防止受风寒
整理：协助患者整理衣物并取舒适体位，整理床单位，处理用物

图 5-3　穴位放血技术操作流程图

呼吸系统常见病中医适宜技术实用手册

穴位放血技术操作评分标准见表 5-3。

见表 5-3　穴位放血技术操作评分标准

项目		要求	得分	扣分	说明
素质及环境要求		仪表大方,举止端庄,态度和蔼,服装、鞋帽整齐	5		
		安静、整洁、舒适,温湿度适宜	5		
操作前准备	护士	洗手,戴口罩	2		
		遵照医嘱要求,对患者进行正确、全面的评估	5		
	物品	治疗盘、弯盘、棉签、一次性采血针、安尔碘消毒液或 75%乙醇、无菌手套、锐器盒、速干手消毒剂,必要时准备屏风、毛毯	6		
	患者	核对姓名、诊断,介绍并解释,取得患者理解与配合	6		
		体位舒适、合理,正确选择放血穴位,保暖	6		
操作流程	皮肤消毒	严格执行无菌操作原则	8		
		选择穴位,方法正确	6		
		操作者洗手后戴上无菌手套,用安尔碘消毒液或 75%乙醇棉签消毒局部皮肤	5		
		左手拇指、食指夹捏并固定局部皮肤	3		
	针刺	再次核对患者信息	4		
		右手持针,对准穴位迅速刺入 1～2mm 深,随即出针	6		
	放血	轻轻挤压针眼周围皮肤,使其自然出血,然后用酒精棉签吸去血滴	5		
		放血 5～10 滴	3		
操作后	整理	整理床单位,合理安排体位	3		
		处理用物,归还原处,洗手	5		
	评价	针刺方法及部位的准确、皮肤消毒、患者感受、目标达到的程度	5		
	记录	按要求记录及签名	2		
技能熟练		操作正确、熟练,动作轻巧	10		
合计			100		

第四节 腕踝针技术

腕踝针疗法，是一种在腕部或踝部特定的针刺点循着肢体纵轴方向用针灸针行皮下浅刺治病的特色针刺疗法。

一、评估

（1）主要症状、临床表现、既往史。

（2）是否晕针，当前是否妊娠或处于月经期。

（3）对疼痛的耐受程度。

（4）局部的皮肤情况。

二、告知

（1）腕踝针的作用、简单的操作方法及局部感觉。

（2）告知患者进针时有轻微疼痛，送针过程中没有任何感觉，如出现酸、麻、胀、痛的感觉及时告知护士进行调针。

（3）留针期间不做捻转动作，一般留针 30 分钟，可根据患者情况适当延长时间，最长不超过 48 小时。

（4）拔针后做局部按压，一般不出血。

三、物品准备

治疗盘、无菌棉签、皮肤消毒剂（75％乙醇或安尔碘消毒液）、胶布、弯盘、锐器盒、25 号针灸针、速干手消毒剂，必要时备屏风、毛毯。

四、基本操作方法

（1）核对医嘱，评估患者，做好解释，嘱患者排空二便。

（2）备齐用物，携至床旁。

（3）协助患者取舒适体位并暴露局部皮肤，注意保暖。

（4）根据病症部位，确定好针刺点，常规消毒皮肤。

（5）进针 一手绷紧皮肤，另一手持针灸针对准针刺点刺入皮下，放平针，针与皮肤紧贴，无翘针时，将针身几乎全部刺入皮下，留 2mm 针身在皮肤外。

（6）调针 针刺时以医者针下松软、患者无任何特殊感觉为宜。若针下有阻力或患者出现酸、麻、胀、痛等感觉，则表示针刺较深，应将针退出，使针尖到皮下，重新刺入更表浅的部位。

（7）留针 用胶布固定好针头和针尾。留针时间一般为 30 分钟，最长不超过 48 小时。留针期间不捻针，注意观察患者的反应。

（8）拔针 按压针刺点快速拔针。一般不出血，如出血，按压 3～5 分钟。

五、禁忌证

（1）过度劳累、饥饿、精神紧张的患者，不宜立即针刺，需待其恢复再治疗。

（2）体质虚弱的患者，刺激不宜过强。

（3）有自发性出血倾向或因损伤后出血不止的患者，不宜针刺。

（4）局部皮肤有感染、瘢痕及高度水肿者，不宜进行针刺。

（5）其余禁忌证同普通针刺。

六、注意事项

（1）针体通过的皮下有较粗的血管或针尖刺入的皮肤处有显著疼痛时，进针点要沿纵线方向适当移位。

（2）针刺方向一般向上，如果病症在手足部位时，针刺方向朝下（手足方向）。

（3）患者有明显晕针现象时，立即停止。

（4）女性正常月经期、妊娠 3 个月以内不宜取两侧下 1 区。

腕踝针技术操作流程图见图 5-4。

核对医嘱：患者基本信息、诊断、临床症状

评估：病室环境、主要症状、既往史、过敏史、是否妊娠、对疼痛的耐受程度、进针部位皮肤情况等
告知：腕踝针的作用、操作方法，取得患者配合

物品准备：治疗盘、无菌棉签、皮肤消毒剂(75%乙醇或安尔碘消毒液)、胶布、弯盘、锐器盒、25号针灸针、速干手消毒剂，必要时备屏风、毛毯

患者准备：取合适体位，根据症状部位，确定好针刺点，暴露针刺部位

消毒皮肤：用75%乙醇或安尔碘消毒液消毒皮肤

进针：一手绷紧皮肤，另一手持针灸针对准针刺点刺入皮下，放平针，针与皮肤紧贴，无翘针时，将针身几乎全部刺入皮下，留2mm针身在皮肤外

调针：若针下有阻力或患者出现酸、麻、胀、痛等，应调针
留针：用胶布固定好针头和针尾。留针时间一般为30分钟，最长不超过48小时。留针期间不捻针，注意观察患者的反应

拔针：按压针刺点快速拔针。一般不出血，若有出血，按压3～5分钟

告知：避风保暖，避免针刺部位受凉
整理：协助患者整理衣物并取舒适体位，整理床单位，处理用物

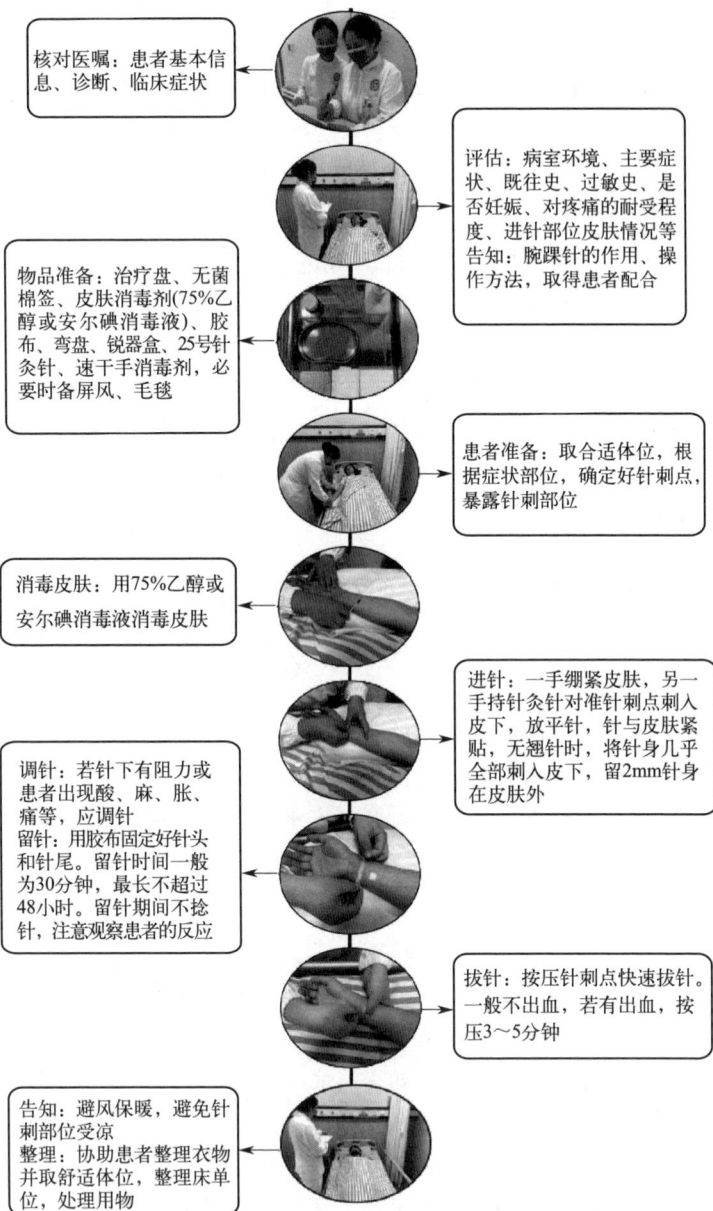

图 5-4　腕踝针技术操作流程图

呼吸系统常见病中医适宜技术实用手册

腕踝针技术操作评分标准见表 5-4。

表 5-4 腕踝针技术操作评分标准

项目		要求	得分	扣分	说明
素质及环境要求		仪表大方,举止端庄,态度和蔼,服装、鞋帽整齐	5		
		安静、整洁、舒适,温湿度适宜	5		
操作前准备	护士	遵照医嘱要求,对患者进行正确、全面的评估	5		
		洗手,戴口罩	2		
	物品	治疗盘、无菌棉签、皮肤消毒剂(75%乙醇或安尔碘消毒液)、胶布、弯盘、锐器盒、25 号针灸针、速干手消毒剂,必要时备屏风、毛毯	5		
	患者	核对姓名、诊断,介绍并解释,取得患者理解与配合	10		
		体位舒适、合理,暴露部位正确,保暖	3		
操作流程	核对	再次核对,明确针刺点	2		
	施针	评估皮肤、定位、消毒	10		
		一手绷紧皮肤,另一手持针灸针对准针刺点刺入皮下,放平针,针与皮肤紧贴,无翘针时,将针身几乎全部刺入皮下,留 2mm 针身在皮肤外	3		
		若针下有阻力或患者出现酸、麻、胀、痛等感觉,应调针,重新刺入更表浅的部位	7		
		用胶布固定好针头和针尾。留针时间一般为 30 分钟,最长不超过 48 小时	5		
		按压针刺点迅速拔针。一般不出血,如出血,按压 3~5 分钟	10		
	观察及询问	观察局部皮肤反应	2		
		询问患者有无不适	3		
	宣教	根据患者情况而定	2		
操作后	整理	整理床单位,合理安排体位	2		
		处理用物,消毒处理	2		
	评价	操作熟练、体位合理、患者感觉、目标达到的程度	5		
	记录	按要求记录及签名	2		
技能熟练		操作正确、熟练,动作轻巧	10		
合计			100		

第五节
揿针技术

揿针，皮内针的一种，揿针疗法是将针具固定于腧穴皮下，并留针较长时间的一种疗法。

一、评估

（1）主要症状、临床表现、既往史。

（2）是否晕针，当前是否妊娠。

（3）进针部位的皮肤情况。

（4）对疼痛的耐受程度。

二、告知

（1）局部有出血倾向及疼痛。

（2）皮肤表面可能出现针刺痕迹，并结痂或有出血点，数日后即可消失。

三、物品准备

治疗盘、揿针、皮肤消毒剂（75％乙醇或安尔碘消毒液）、棉签、弯盘、无菌巾、速干手消毒剂，必要时备屏风、毛毯。

四、基本操作方法

（1）核对医嘱，评估患者，做好解释。

（2）备齐用物，携至床旁。

（3）协助患者取合理体位，暴露局部皮肤，注意保暖。

（4）遵医嘱取穴。

（5）常规消毒皮肤。

（6）再次核对医嘱。

（7）一手固定腧穴部位皮肤，一手持钦针胶布位置将针刺入腧穴皮内。

（8）每日按压 3～4 次，每次约 1 分钟，以患者能耐受为宜，两次间隔 4 小时。

（9）协助患者整理衣物，整理床单位，安排舒适卧位。

五、禁忌证

（1）有习惯性流产史的孕妇禁用。

（2）年老体弱、严重贫血、过度疲劳者禁用。

（3）局部皮肤破溃、感染者禁用。

（4）关节处、红肿局部、紫癜和瘢痕处均不宜埋针。皮肤过敏患者、出血性疾病患者也不宜埋针。

六、注意事项

（1）皮内针埋针时间的长短应根据病情和季节等因素决定。一般为 1～3 天，急性病证或疼痛不能耐受者，可控制在 4 小时。

（2）留针期间，嘱患者每天自行按压 3～4 次，每次约 1 分钟，强度以患者能耐受为度，可增强疗效，两次间隔 4 小时。

（3）埋针后如果出现发红、发痒，应立即剥除。

（4）为防脱落，不能随意抓挠。

（5）洗澡前剥除。

揿针技术操作流程图见图 5-5。

揿针技术操作评分标准见表 5-5。

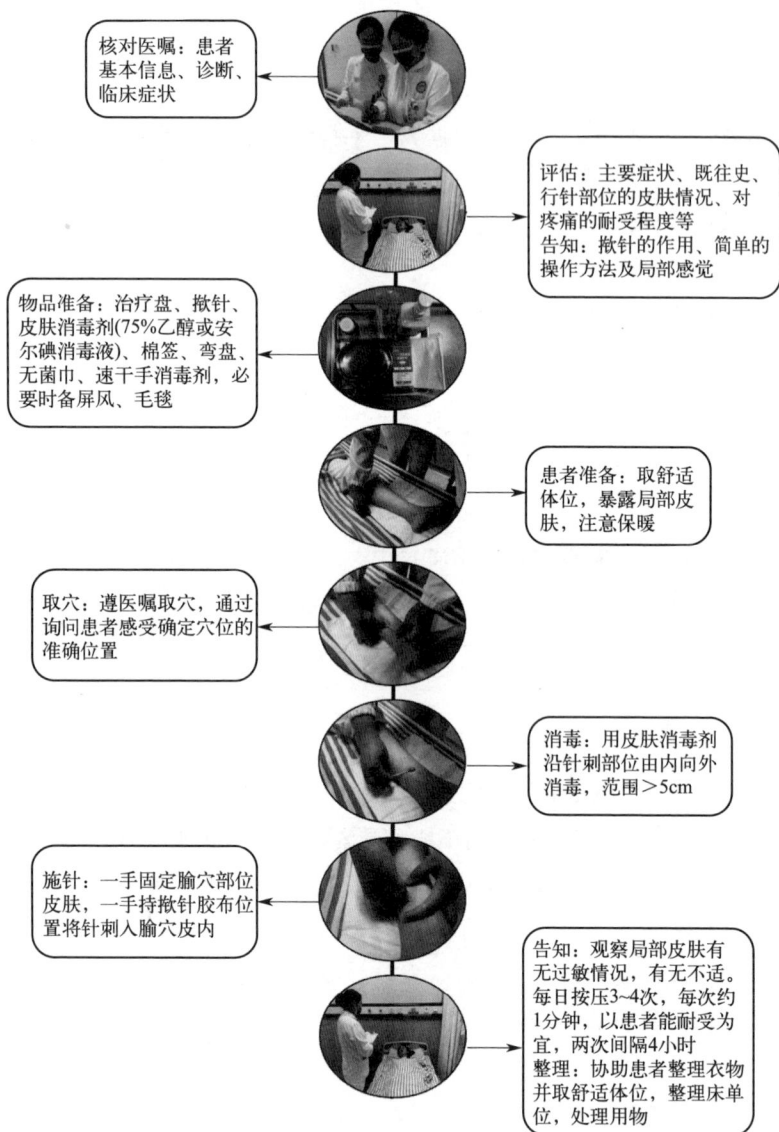

核对医嘱:患者基本信息、诊断、临床症状

评估:主要症状、既往史、行针部位的皮肤情况、对疼痛的耐受程度等
告知:揿针的作用、简单的操作方法及局部感觉

物品准备:治疗盘、揿针、皮肤消毒剂(75%乙醇或安尔碘消毒液)、棉签、弯盘、无菌巾、速干手消毒剂,必要时备屏风、毛毯

患者准备:取舒适体位,暴露局部皮肤,注意保暖

取穴:遵医嘱取穴,通过询问患者感受确定穴位的准确位置

消毒:用皮肤消毒剂沿针刺部位由内向外消毒,范围>5cm

施针:一手固定腧穴部位皮肤,一手持揿针胶布位置将针刺入腧穴皮内

告知:观察局部皮肤有无过敏情况,有无不适。每日按压3~4次,每次约1分钟,以患者能耐受为宜,两次间隔4小时
整理:协助患者整理衣物并取舒适体位,整理床单位,处理用物

图 5-5 揿针技术操作流程图

呼吸系统常见病中医适宜技术实用手册

表 5-5 揿针技术操作评分标准

项目		要求	得分	扣分	说明
素质及环境要求		仪表大方、举止端庄、态度和蔼、服装、鞋帽整齐	5		
		安静、整洁、舒适、温湿度适宜	5		
操作前准备	护士	遵照医嘱要求,对患者进行正确、全面的评估	5		
		洗手,戴口罩	2		
	物品	治疗盘、揿针、皮肤消毒剂(75%乙醇或安尔碘消毒液)、棉签、弯盘、无菌巾、速干手消毒剂,必要时备屏风、毛毯	6		
	患者	核对姓名、诊断,介绍并解释,取得患者理解与配合	5		
		体位舒适、合理,暴露部位正确,保暖	4		
操作流程	定位	再次核对,明确腧穴部位	12		
	施针	局部皮肤消毒	6		
		一手固定腧穴部位皮肤,一手持钦针胶布位置将针刺入腧穴皮内	8		
		每日按压 3~4 次,每次约 1 分钟,以患者能耐受为宜,两次间隔 4 小时	6		
	观察	埋针处有无红、肿、热、痛,若有不适情况应起针或改选其他穴位重埋	6		
	起针	起针前后皮肤常规消毒,干棉球按压针孔片刻	5		
操作后	整理	整理床单位,合理安排体位	5		
		处理用物,消毒处理	5		
	评价	操作熟练、体位合理、患者感觉、目标达到的程度	3		
	记录	按要求记录及签名	2		
技能熟练		操作正确、熟练、动作轻巧	10		
合计			100		

第六节
杵针技术

杵针疗法是指运用特制工具和一定手法,刺激人体体表腧穴,作用于经络、脏腑,调和阴阳、扶正祛邪、疏通经络、行气活血,从而达到治病强身、康复保健目的的一种安全有效的物理疗法。

一、评估

(1)病室环境及温度。

（2）主要症状、临床表现、既往史、当前是否妊娠或处于月经期。

（3）对疼痛的耐受程度。

（4）治疗部位的皮肤情况。

二、告知

（1）杵针的作用、简单的操作方法及局部感觉。

（2）告知患者行杵时有轻微疼痛，如出现酸、麻、胀、痛的感觉，及时告知护士进行调整。

（3）操作时间 30～60 分钟。

三、物品准备

治疗盘、杵针、凡士林、纱布、速干手消毒剂，必要时备浴巾、屏风。

四、基本操作方法

（1）核对医嘱，评估患者，做好解释，嘱患者排空二便。

（2）备齐用物，携至床旁。

（3）协助患者取舒适体位并暴露局部皮肤，注意保暖。

（4）根据病症部位，确定施杵部位，常规清洁皮肤。

（5）按医嘱准确地在穴位上行杵针治疗。

（6）施杵后清洁皮肤，观察行杵部位皮肤情况。

（7）协助患者整理衣物并取舒适体位，整理床单位，处理用物。

五、禁忌证

（1）过度劳累、饥饿、精神紧张的患者，不宜立即施杵，需待其恢复再治疗。

（2）体质虚弱的患者，刺激不宜过强。小儿囟门未合者禁杵。

（3）有自发性出血倾向或因损伤后出血不止的患者，不宜施杵。

（4）皮肤有感染、疮疖、溃疡、瘢痕，或肿瘤部位禁杵。

（5）孕妇的腹、腰、骶部禁杵。

六、注意事项

（1）杵针治疗时要防止损伤皮肤，挫伤脏器。如胁肋、腰背、头枕部等行杵时用不宜过重，以免挫伤肺、肝、肾等脏器。

（2）杵针手法过重，引起局部皮肤青紫者，一般不作处理，可以自行消散。

杵针技术操作流程图见图5-6。

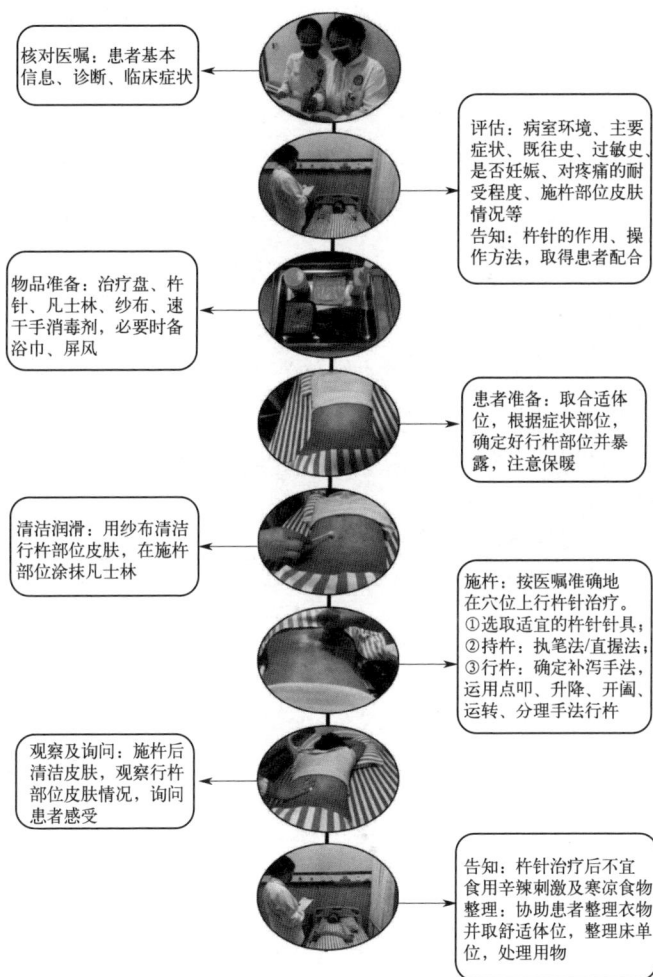

核对医嘱：患者基本信息、诊断、临床症状

评估：病室环境、主要症状、既往史、过敏史、是否妊娠、对疼痛的耐受程度、施杵部位皮肤情况等
告知：杵针的作用、操作方法，取得患者配合

物品准备：治疗盘、杵针、凡士林、纱布、速干手消毒剂，必要时备浴巾、屏风

患者准备：取合适体位，根据症状部位，确定好行杵部位并暴露，注意保暖

清洁润滑：用纱布清洁行杵部位皮肤，在施杵部位涂抹凡士林

施杵：按医嘱准确地在穴位上行杵针治疗。①选取适宜的杵针针具；②持杵：执笔法/直握法；③行杵：确定补泻手法，运用点叩、升降、开阖、运转、分理手法行杵

观察及询问：施杵后清洁皮肤，观察行杵部位皮肤情况，询问患者感受

告知：杵针治疗后不宜食用辛辣刺激及寒凉食物
整理：协助患者整理衣物并取舒适体位，整理床单位，处理用物

图5-6　杵针技术操作流程图

杵针技术操作评分标准见表 5-6。

表 5-6　杵针技术操作评分标准

项目		要求	得分	扣分	说明
素质及环境要求		仪表大方,举止端庄,态度和蔼,服装、鞋帽整齐	5		
		安静、整洁、舒适、温湿度适宜	5		
操作前准备	护士	遵照医嘱要求,对患者进行正确、全面的评估	5		
		洗手、戴口罩	2		
	物品	治疗盘、杵针、凡士林、纱布、速干手消毒剂,必要时备浴巾、屏风	5		
	患者	核对姓名、诊断,介绍并解释,取得患者理解与配合	10		
		体位舒适、合理,暴露部位正确,保暖	3		
操作流程	核对	再次核对,明确针刺点	3		
	施杵	评估皮肤、定位	10		
		用纱布清洁行杵部位皮肤,在施杵部位涂抹凡士林,运用执笔法或直握法持杵	5		
		手法正确:点叩、升降、开阖、运转、分理	20		
	观察及询问	观察局部皮肤反应	2		
		询问患者有无不适	2		
	宣教	根据患者情况而定	2		
操作后	整理	整理床单位,合理安排体位	2		
		处理用物,消毒处理	2		
	评价	操作熟练、体位合理、患者感觉、目标达到的程度	5		
	记录	按要求记录及签名	2		
技能熟练		操作熟练,用力适中	10		
合计			100		

呼吸系统常见病中医适宜技术实用手册

第六章

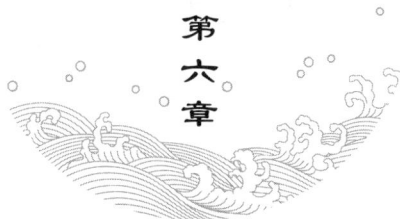

刮痧类技术操作规范

第一节
刮痧技术

刮痧技术是在中医经络腧穴理论指导下，应用边缘钝滑的器具，如牛角刮板、瓷匙等物，在患者体表一定部位反复刮动，使局部皮下出现瘀斑，从而达到疏通腠理、通调营卫、逐邪外出、和谐脏腑功能的一种中医外治技术。

一、评估

（1）病室环境及温度。

（2）主要症状、既往史，是否有出血性疾病，是否妊娠或处于月经期。

（3）体质及对疼痛的耐受程度。

（4）刮痧部位皮肤情况。

二、告知

（1）刮痧的作用、简单的操作方法及局部感觉。

（2）刮痧部位的皮肤有轻微疼痛、灼热感，刮痧过程中如有不适及时告知护士。

（3）刮痧部位出现红紫色痧点或瘀斑，为正常表现，数日可消除。

（4）刮痧结束后饮用适量温水，不宜即刻食用生冷食物，出痧后30分钟内不宜吹冷风，3小时后方可洗浴。

（5）冬季应避免感受风寒；夏季避免风扇、空调直吹刮痧部位。

三、物品准备

治疗盘、刮痧板（玉石类、牛角类、砭石类等刮板或匙）、介质（刮痧油、清水、润肤乳等）、纱布、毛巾、速干手消毒剂，必要时备浴巾、屏风等。

四、基本操作方法

（1）核对医嘱，评估患者，遵照医嘱确定刮痧部位，排空二便，做好解释。

（2）检查刮具边缘有无缺损，备齐用物，携至床旁。

（3）协助患者取合理体位，暴露刮痧部位，注意保护隐私及保暖。

（4）用刮痧板蘸取适量介质涂抹于刮痧部位。

（5）单手握板，将刮痧板放置掌心，用拇指和食指、中指夹住刮痧板，无名指、小指紧贴刮痧板边角，从三个角度固定刮痧板。刮痧时利用指力和腕力调整刮痧板角度，使刮痧板与皮肤之间夹角约为45°，以肘关节为轴，前臂做有规律的移动。

（6）刮痧顺序一般为先头面后手足，先腰背后胸腹，先上肢后下肢，先内侧后外侧，逐步按顺序刮痧。

（7）刮痧时用力要均匀，由轻到重，以患者能耐受为度，单一方向刮，不要来回刮。一般刮至皮肤出现红紫为度，或出现粟粒状、丘疹样斑点，或条索状斑块等形态变化，并伴有局部热感或轻微疼痛。对一些不易出痧或出痧较少的患者，不可强求出痧。

（8）常用刮痧手法

① 轻刮法：刮痧板接触皮肤下压刮拭的力量小，患者无疼痛及其他不适感。轻刮后皮肤仅出现微红，无瘀斑。本法宜用于年老体弱者、疼痛敏感部位及虚证患者。

② 重刮法：刮痧板接触皮肤下压刮拭的力量较大，以患者能承受为度。本法宜用于腰背部脊柱两侧、下肢软组织较丰富处、青壮年体质较强及实证、热证、痛证患者。

③ 快刮法：刮拭的频率在每分钟 30 次以上。本法宜用于体质强壮者，主要用于刮拭背部、四肢，以及辨证属于急性、外感病证的患者。

④ 慢刮法：刮拭的频率在每分钟 30 次以内。本法主要用于刮拭头面部、胸部、下肢内侧等部位，以及辨证属于内科、体虚的慢性病患者。

⑤ 直线刮法：又称直板刮法。用刮痧板在人体体表进行有一定长度的直线刮拭。本法宜用于身体比较平坦的部位，如背部、胸腹部、四肢等部位。

⑥ 弧线刮法：刮拭方向呈弧线形，刮拭后体表出现弧线形的痧痕，操作时刮痧方向多循肌肉走行或根据骨骼结构特点而定。本法宜用于胸背部、肋间隙、肩关节和膝关节周围等部位。

⑦ 摩擦法：将刮痧板与皮肤直接紧贴，或隔衣布进行有规律的旋转移动，或直线式往返移动，使皮肤产生热感。本法宜用于麻木、发凉或绵绵隐痛的部位，如肩胛内侧、腰部和腹部；也可用于刮痧前，使患者放松。

⑧ 梳刮法：使用刮痧板或刮痧梳从前额发际处向后发际处做有规律的单向刮拭，如梳头状。本法宜用于头痛、头晕、疲劳、失眠和精神紧张等病症。

⑨ 点压法（点穴法）：用刮痧板的边角直接点压穴位，力量逐渐加重，以患者能承受为度，保持数秒后快速抬起，重复操作 5～10 次。本法宜用于肌肉丰满处的穴位，或刮痧力量不能深达，或不宜直接刮拭的骨关节凹陷部位，如环跳、委中、犊鼻、水沟和脊柱棘突之

间等。

⑩ 按揉法：刮痧板在穴位处做点压按揉，点压后做往返或顺逆旋转。操作时刮痧板应紧贴皮肤不滑动，每分钟按揉 50～100 次。本法宜用于太阳、曲池、足三里、内关、太冲、涌泉、三阴交等穴位。

⑪ 角刮法：使用角形刮痧板或让刮痧板的棱角接触皮肤，与体表成 45°角，自上而下或由里向外刮拭。本法宜用于四肢关节、脊柱两侧、骨骼之间和肩关节周围，如风池、内关、合谷、中府等穴位。

⑫ 边刮法：用刮痧板的长条棱边进行刮拭。本法宜用于面积较大部位，如腹部、背部和下肢等。

（9）观察病情及局部皮肤颜色变化，询问患者有无不适，调节手法力度。

（10）每个部位一般刮 20～30 次，局部刮痧一般 5～10 分钟。

（11）刮痧完毕，清洁局部皮肤，协助患者穿衣，安置舒适体位，整理床单位。

五、禁忌证

（1）严重心脑血管疾病、肝肾功能不全等疾病出现水肿者。

（2）有出血倾向的疾病，如严重贫血、血小板减少性紫癜、白血病、血友病等。

（3）感染性疾病，如急性骨髓炎、结核性关节炎、传染性皮肤病、皮肤疖肿包块等。

（4）急性扭挫伤、皮肤出现肿胀破溃者。

（5）刮痧不配合者，如醉酒、精神分裂症、抽搐等。

（6）孕妇的腹部、腰骶部。

六、注意事项

（1）空腹及饱食后不宜进行刮痧。

（2）刮痧过程中若出现头晕、目眩、心慌、出冷汗、面色苍白、恶心欲吐，甚至神昏仆倒等晕刮现象，应立即停止刮痧，取平卧位，立刻通知医生，配合处理。

刮痧技术操作流程图见图 6-1。

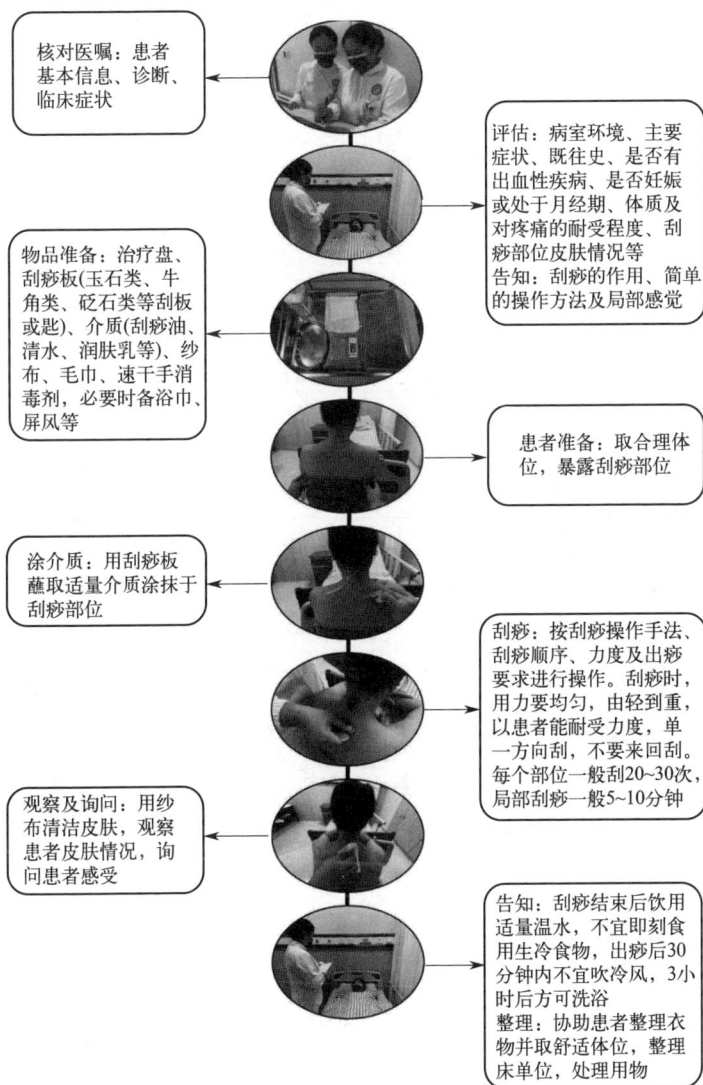

核对医嘱：患者基本信息、诊断、临床症状

评估：病室环境、主要症状、既往史、是否有出血性疾病、是否妊娠或处于月经期、体质及对疼痛的耐受程度、刮痧部位皮肤情况等
告知：刮痧的作用、简单的操作方法及局部感觉

物品准备：治疗盘、刮痧板(玉石类、牛角类、砭石类等刮板或匙)、介质(刮痧油、清水、润肤乳等)、纱布、毛巾、速干手消毒剂，必要时备浴巾、屏风等

患者准备：取合理体位，暴露刮痧部位

涂介质：用刮痧板蘸取适量介质涂抹于刮痧部位

刮痧：按刮痧操作手法、刮痧顺序、力度及出痧要求进行操作。刮痧时，用力要均匀，由轻到重，以患者能耐受力度，单一方向刮，不要来回刮。每个部位一般刮20~30次，局部刮痧一般5~10分钟

观察及询问：用纱布清洁皮肤，观察患者皮肤情况，询问患者感受

告知：刮痧结束后饮用适量温水，不宜即刻食用生冷食物，出痧后30分钟内不宜吹冷风，3小时后方可洗浴
整理：协助患者整理衣物并取舒适体位，整理床单位，处理用物

图 6-1　刮痧技术操作流程图

刮痧技术操作评分标准见表 6-1。

表 6-1　刮痧技术操作评分标准

项目		要求	得分	扣分	说明
素质及环境要求		仪表大方,举止端庄,态度和蔼,服装、鞋帽整齐	5		
		安静、整洁、舒适、温湿度适宜	5		
操作前准备	护士	遵照医嘱要求,对患者进行正确、全面的评估	5		
		洗手,戴口罩	2		
	物品	治疗盘、刮痧板(玉石类、牛角类、砭石类等刮板或匙)、介质(刮痧油、清水、润肤乳等)、纱布、毛巾、速干手消毒剂,必要时备浴巾、屏风等	6		
	患者	核对姓名、诊断,介绍并解释,取得患者理解与配合	6		
		体位舒适、合理,暴露刮痧部位,保暖	6		
操作流程	定位	再次核对;明确刮治部位	5		
	手法	刮治手法运用正确	10		
		刮治方向符合要求	5		
		刮至局部皮肤发红或出现红紫色痧点,刮治时间合理	5		
	观察及询问	观察局部皮肤及病情变化,询问患者有无不适	5		
	刮毕	清洁局部皮肤,保暖	5		
操作后	整理	整理床单位,合理安排体位	3		
		处理用物,归还原处,洗手	5		
	评价	刮痧部位准确、操作熟练、刮出痧点、皮肤情况、患者感受、目标达到的程度	10		
	记录	按要求记录及签名	2		
技能熟练		操作正确、熟练,运用刮法正确,用力均匀	10		
合计			100		

注:刮破皮肤,扣 20 分。

第二节
温通刮痧技术

　　温通刮痧技术是根据灸火的热力以及艾草的药理作用,借助温通罐,运用刮痧、旋转按摩手法等来刺激人体经络、腧穴,使局部皮肤血运增加,以行气活血,起到温通经脉、祛湿散寒、调和阴阳、提高人体免疫力等作用的一种防治疾病的中医外治技术。

一、评估

　　(1)病室环境及温度。

（2）主要症状、既往史，是否有出血性疾病，是否妊娠或处于月经期。

（3）体质及对疼痛和热力的耐受程度。

（4）温通刮痧部位皮肤情况。

二、告知

（1）温通刮痧的作用、操作方法及操作时局部感觉。

（2）温通刮痧部位的皮肤有轻微疼痛、灼热感，刮痧过程中如有不适及时告知护士。

（3）温通刮痧部位出现红紫色痧点或瘀斑，为正常表现，数日可消除。

（4）温通刮痧结束后饮用适量温水，不宜即刻食用生冷食物，出痧后 30 分钟内不宜吹冷风，3 小时后方可洗浴。

（5）冬季应避免感受风寒；夏季避免风扇、空调直吹刮痧部位。

三、物品准备

治疗盘、温通罐、艾炷、打火机、点火棒、介质（刮痧油、清水、润肤乳等）、纱布、毛巾、速干手消毒剂，必要时备浴巾、屏风等。

四、基本操作方法

（1）核对医嘱，评估患者，遵照医嘱确定温通刮痧部位，排空二便，做好解释。

（2）检查温通罐边缘有无缺损，备齐用物，携至床旁。

（3）协助患者取合理体位，暴露温通刮痧部位，注意保护隐私及保暖。

（4）用温通罐蘸取适量介质涂抹于刮痧部位。

（5）单手握住温通罐，点燃温通罐内小艾炷，按医嘱循经温通刮痧或者局部温灸，结合操作手法，前臂做有规律的移动。

（6）温通刮痧顺序一般为先督脉，后膀胱经，由上而下，由轻到重，单方向进行温通刮痧。

（7）温通刮痧时用力要均匀，由轻到重，以患者能耐受为度，单一方向刮，不要来回刮。一般刮至皮肤出现红紫为度，或出现粟粒状、丘疹样斑点，或条索状斑块等形态变化，并伴有局部热感或轻微疼痛。对一些不易出痧或出痧较少的患者，不可强求出痧。

（8）常用温通刮痧手法

① 单边刮法：用温通罐的一边接触皮肤刮拭，罐口与皮肤的角度大约呈15°。单边刮法是最常见的温通刮痧方法。

② 平推法：用温通罐的整个罐口接触皮肤刮拭。该方法适用于腰背部、臀部、大腿等肌肉丰厚部位。使用平推法操作时，注意按压力度要大，刮拭速度要慢。

③ 点拨法：温通罐的罐口与皮肤所呈角度大于45°，沿经络做按摩拨动。该方法适用于骨缝粘连处。使用点拨法操作时，注意要由轻到重逐渐加力，力度尽量要渗透到皮下组织或肌肉。

④ 揉刮法：温通罐的罐口与皮肤所呈角度小于15°，做柔和的旋转刮拭。揉刮法多用于消除结节、疼痛等阳性反应，可以减轻疼痛，操作时注意刮拭力度要均匀，刮拭速度缓慢柔和。

⑤ 滚刮法：用温热的罐身做滚刮推拿。滚刮法常穿插在整个治疗过程中，适合不受力的身材单薄的患者。

（9）观察病情及局部皮肤颜色变化，询问患者有无不适，调节手法力度。

（10）温通刮痧时间一般为20分钟。

（11）温通刮痧完毕，清洁局部皮肤，协助患者穿衣，安置舒适体位，整理床单位。

五、禁忌证

（1）严重心脑血管疾病、肝肾功能不全等疾病出现水肿者。

（2）有出血倾向的疾病，如严重贫血、血小板减少性紫癜、白血病、血友病等。

（3）感染性疾病，如急性骨髓炎、结核性关节炎、传染性皮肤病、皮肤疖肿包块等。

（4）急性扭挫伤、皮肤出现肿胀破溃者。

（5）刮痧不配合者，如醉酒、精神分裂症、抽搐等。

（6）孕妇的腹部、腰骶部。

六、注意事项

（1）空腹及饱食后不宜进行温通刮痧。

（2）温通刮痧过程中若出现头晕、目眩、心慌、出冷汗、面色苍白、恶心欲吐，甚至神昏仆倒等晕刮现象，应立即停止温通刮痧，取平卧位，立刻通知医生，配合处理。

温通刮痧技术操作流程图见图 6-2。

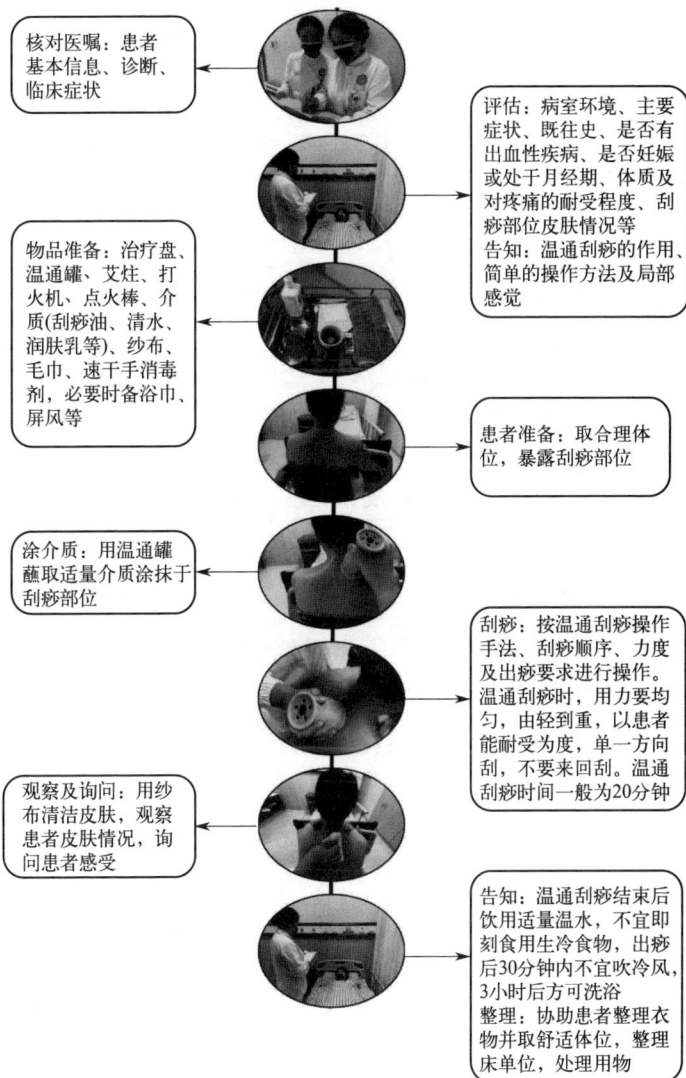

核对医嘱：患者基本信息、诊断、临床症状

评估：病室环境、主要症状、既往史、是否有出血性疾病、是否妊娠或处于月经期、体质及对疼痛的耐受程度、刮痧部位皮肤情况等
告知：温通刮痧的作用、简单的操作方法及局部感觉

物品准备：治疗盘、温通罐、艾炷、打火机、点火棒、介质(刮痧油、清水、润肤乳等)、纱布、毛巾、速干手消毒剂，必要时备浴巾、屏风等

患者准备：取合理体位，暴露刮痧部位

涂介质：用温通罐蘸取适量介质涂抹于刮痧部位

刮痧：按温通刮痧操作手法、刮痧顺序、力度及出痧要求进行操作。温通刮痧时，用力要均匀，由轻到重，以患者能耐受为度，单一方向刮，不要来回刮。温通刮痧时间一般为20分钟

观察及询问：用纱布清洁皮肤，观察患者皮肤情况，询问患者感受

告知：温通刮痧结束后饮用适量温水，不宜即刻食用生冷食物，出痧后30分钟内不宜吹冷风，3小时后方可洗浴
整理：协助患者整理衣物并取舒适体位，整理床单位，处理用物

图 6-2 温通刮痧技术操作流程图

温通刮痧技术操作评分标准见表 6-2。

表 6-2　温通刮痧技术操作评分标准

项目		要求	得分	扣分	说明
素质及环境要求		仪表大方,举止端庄,态度和蔼,服装、鞋帽整齐	5		
		安静、整洁、舒适,温湿度适宜	5		
操作前准备	护士	遵照医嘱要求,对患者进行正确、全面的评估	5		
		洗手,戴口罩	2		
	物品	治疗盘、温通罐、艾炷、打火机、点火棒、介质(刮痧油、清水、润肤乳等)、纱布、毛巾、速干手消毒剂,必要时备浴巾、屏风等	5		
	患者	核对姓名、诊断,介绍并解释,取得患者理解与配合	4		
		体位舒适、合理,暴露温通刮痧部位,保暖	6		
操作流程	定位	再次核对;明确温通刮痧部位	5		
	手法	温通刮痧手法运用正确	10		
		刮治方向符合要求	5		
		刮至局部皮肤发红或出现红紫色痧点,刮治时间合理	10		
	观察及询问	观察局部皮肤及病情变化,询问患者有无不适	6		
	刮毕	清洁局部皮肤,保暖	4		
操作后	整理	整理床单位,合理安排体位	4		
		处理用物,归还原处,洗手	6		
	评价	刮痧部位准确、刮出痧点、皮肤情况、患者感受、目标达到的程度	8		
	记录	按要求记录及签名	2		
技能熟练		操作正确、熟练,运用刮法正确,用力均匀	8		
合计			100		

注:刮破皮肤,扣 20 分。

第三节
铜砭刮痧技术

铜砭刮痧技术是在中医经络腧穴理论指导下,应用铜砭通过徐而和的手法，蘸上刮痧油等介质，在患者体表部位进行刮拭，借助黄铜传导性来调动阳气、扶正祛邪，是以通为治、以通为补、以通为泻、以通为健的特色中医外治技术。

一、评估

（1）病室环境及温度。

（2）主要症状、既往史，是否有出血性疾病，是否妊娠或处于月经期。

（3）体质及对疼痛的耐受程度。

（4）刮痧部位皮肤情况。

二、告知

（1）铜砭刮痧的作用、简单的操作方法及局部感觉。

（2）铜砭刮痧部位的皮肤有轻微疼痛、灼热感，刮痧过程中如有不适及时告知护士。

（3）刮痧部位出现红紫色痧点或瘀斑，为正常表现，数日可消除。

（4）刮痧结束后饮用适量温水，不宜即刻食用生冷食物，出痧后30分钟内不宜吹冷风，3小时后方可洗浴。

（5）冬季应避免感受风寒；夏季避免风扇、空调直吹刮痧部位。

三、物品准备

治疗盘、弯盘、铜砭刮痧板、介质（刮痧油、润肤乳等）、纱布、毛巾、速干手消毒剂，必要时备浴巾、屏风等。

四、基本操作方法

（1）核对医嘱，评估患者，遵照医嘱确定刮痧部位，排空二便，做好解释。

（2）检查刮具边缘有无缺损，备齐用物，携至床旁。

（3）协助患者取合理体位，暴露刮痧部位，注意保护隐私及保暖。

（4）用铜砭刮痧板蘸取适量介质涂抹于刮痧部位。

（5）使用铜砭刮痧板，确保刮痧板与皮肤呈45°角进行刮拭。这种角度能够最大限度地保证刮拭的效果，同时避免对皮肤造成过度损伤。手法应徐而和，避免过快或过慢。过快刮拭会使力度浮于表面，而过慢则可能力度太小导致效果不佳。每个部位的刮拭次数通常在15～30次，具体次数可根据患者的耐受程度和治疗效果进行调整。

（6）刮痧顺序一般为先头面后手足，先腰背后胸腹，先上肢后下肢，先内侧后外侧，逐步按顺序刮痧。对于特定的穴位，如大椎、大杼、膏肓、神堂等，可以优先进行刮拭。对于老年人、肿瘤患者、长期虚弱卧床者、严重心脏病患者，可以先从心经、心包经、肺经等稳定上焦的穴位开始刮拭。

（7）刮痧时用力要均匀，由轻到重，以患者能耐受为度，单一方向刮，不要来回刮。一般刮至皮肤出现红紫为度，或出现粟粒状、丘疹样斑点，或条索状斑块等形态变化，并伴有局部热感或轻微疼痛。对一些不易出痧或出痧较少的患者，不可强求出痧。

（8）常用刮痧手法

① 轻刮法：刮痧板接触皮肤下压刮拭的力量小，患者无疼痛及其他不适感。轻刮后皮肤仅出现微红，无瘀斑。本法宜用于年老体弱者、疼痛敏感部位及虚证患者。

② 重刮法：刮痧板接触皮肤下压刮拭的力量较大，以患者能承受为度。本法宜用于腰背部脊柱两侧、下肢软组织较丰富处、青壮年体质较强及实证、热证、痛证患者。

③ 快刮法：刮拭的频率在每分钟30次以上。本法宜用于体质强壮者，主要用于刮拭背部、四肢，以及辨证属于急性、外感病证的患者。

呼吸系统常见病中医适宜技术实用手册

④ 慢刮法：刮拭的频率在每分钟 30 次以内。本法主要用于刮拭头面部、胸部、下肢内侧等部位，以及辨证属于内科、体虚的慢性病患者。

⑤ 直线刮法：又称直板刮法。用刮痧板在人体体表进行有一定长度的直线刮拭。本法宜用于身体比较平坦的部位，如背部、胸腹部、四肢等部位。

⑥ 弧线刮法：刮拭方向呈弧线形，刮拭后体表出现弧线形的痧痕，操作时刮痧方向多循肌肉走行或根据骨骼结构特点而定。本法宜用于胸背部、肋间隙、肩关节和膝关节周围等部位。

⑦ 摩擦法：将刮痧板与皮肤直接紧贴，或隔衣布进行有规律的旋转移动，或直线式往返移动，使皮肤产生热感。本法宜用于麻木、发凉或绵绵隐痛的部位，如肩胛内侧、腰部和腹部；也可用于刮痧前，使患者放松。

⑧ 梳刮法：使用刮痧板从前额发际处向后发际处做有规律的单向刮拭，如梳头状。本法宜用于头痛、头晕、疲劳、失眠和精神紧张等病症。

⑨ 点压法（点穴法）：用刮痧板的边角直接点压穴位，力量逐渐加重，以患者能承受为度，保持数秒后快速抬起，重复操作 5～10 次。本法宜用于肌肉丰满处的穴位，或刮痧力量不能深达，或不宜直接刮拭的骨关节凹陷部位，如环跳、委中、犊鼻、水沟和脊柱棘突之间等。

⑩ 按揉法：刮痧板在穴位处做点压按揉，点压后做往返或顺逆旋转。操作时刮痧板应紧贴皮肤不滑动，每分钟按揉 50～100 次。本法宜用于太阳、曲池、足三里、内关、太冲、涌泉、三阴交等穴位。

⑪ 角刮法：让刮痧板的棱角接触皮肤，与体表成 45°角，自上而下或由里向外刮拭。本法宜用于四肢关节、脊柱两侧、骨骼之间和肩关节周围，如风池、内关、合谷、中府等穴位。

⑫ 边刮法：用刮痧板的长条棱边进行刮拭。本法宜用于面积较大部位，如腹部、背部和下肢等。

（9）观察病情及局部皮肤颜色变化，询问患者有无不适，调节手法力度。

（10）每个部位一般刮 20～30 次，局部刮痧一般 5～10 分钟。

（11）刮痧完毕，清洁局部皮肤，协助患者穿衣，安置舒适体位，整理床单位。

五、禁忌证

（1）饱腹或者太饥饿时不适合刮痧，醉酒者禁刮。

（2）怀孕者禁刮。

（3）哺乳期妇女禁刮，若实在需要刮痧，被刮后五天内不能哺乳，因刮痧后部分痧毒会随着乳汁排出。

（4）糖尿病坏疽到发黑水肿一碰就破皮的溃烂状态不适宜刮痧。

（5）石门穴、乳头、阴部禁刮。

（6）身体虚弱、正气不足之人，不适合给别人刮痧。

六、注意事项

（1）刮痧前后 24 小时内不能喝酒。

（2）刮全背后要辟谷（禁食）24 小时，只能喝温开水或红糖水；糖尿病和癌症患者不需要辟谷，也不能喝红糖水。

（3）心肺功能差及年老体弱者，首刮肺经、心包经、心经等以稳定上焦。

（4）长期下焦不通如便秘者，慎刮腹部穴位，以防气逆上行。

（5）晕刮急救　先让被刮者躺平，头部垫高，房间通风，点按（刮）内关或极泉，待被刮者冷汗冒出或腹泻或呕吐即复安全。

铜砭刮痧技术操作流程图见图 6-3。

铜砭刮痧技术操作评分标准见表 6-3。

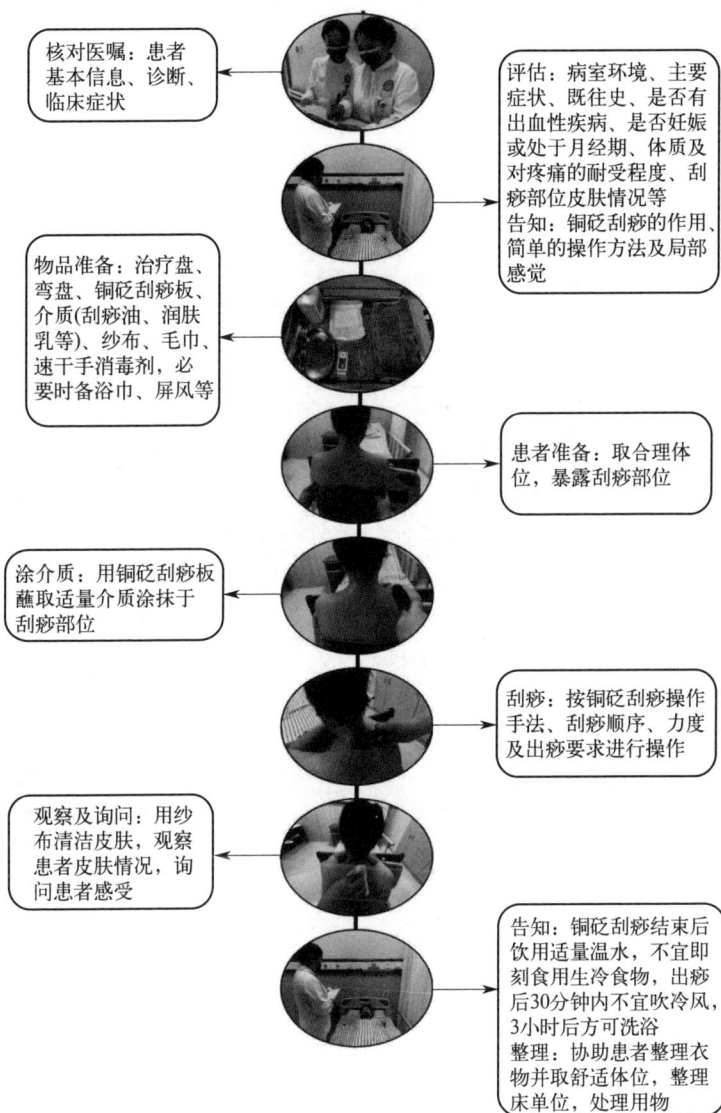

核对医嘱：患者基本信息、诊断、临床症状

评估：病室环境、主要症状、既往史、是否有出血性疾病、是否妊娠或处于月经期、体质及对疼痛的耐受程度、刮痧部位皮肤情况等
告知：铜砭刮痧的作用、简单的操作方法及局部感觉

物品准备：治疗盘、弯盘、铜砭刮痧板、介质(刮痧油、润肤乳等)、纱布、毛巾、速干手消毒剂，必要时备浴巾、屏风等

患者准备：取合理体位，暴露刮痧部位

涂介质：用铜砭刮痧板蘸取适量介质涂抹于刮痧部位

刮痧：按铜砭刮痧操作手法、刮痧顺序、力度及出痧要求进行操作

观察及询问：用纱布清洁皮肤，观察患者皮肤情况，询问患者感受

告知：铜砭刮痧结束后饮用适量温水，不宜即刻食用生冷食物，出痧后30分钟内不宜吹冷风，3小时后方可洗浴
整理：协助患者整理衣物并取舒适体位，整理床单位，处理用物

图 6-3　铜砭刮痧技术操作流程图

表 6-3　铜砭刮痧技术操作评分标准

项目		要求	得分	扣分	说明
素质及环境要求		仪表大方,举止端庄,态度和蔼,服装、鞋帽整齐	5		
		安静、整洁、舒适,温湿度适宜	5		
操作前准备	护士	遵照医嘱要求,对患者进行正确、全面的评估	5		
		洗手,戴口罩	2		
	物品	治疗盘、弯盘、铜砭刮痧板、介质(刮痧油、润肤乳等)、纱布、毛巾、速干手消毒剂,必要时备浴巾、屏风等	6		
	患者	核对姓名、诊断,介绍并解释,取得患者理解与配合	6		
		体位舒适、合理,暴露刮痧部位,保暖	6		
操作流程	定位	再次核对;明确铜砭刮痧部位	5		
	手法	刮治手法运用正确	10		
		刮治方向符合要求	5		
		刮至局部皮肤发红或出现红紫色痧点,刮治时间合理	5		
	观察及询问	观察局部皮肤及病情变化,询问患者有无不适	5		
	刮毕	清洁局部皮肤,保暖	5		
操作后	整理	整理床单位,合理安排体位	3		
		处理用物,归还原处,洗手	5		
	评价	刮痧部位准确、操作熟练、刮出痧点、皮肤情况、患者感受、目标达到的程度	10		
	记录	按要求记录及签名	2		
技能熟练		操作正确、熟练,运用刮法正确,用力均匀	10		
合计			100		

注:刮破皮肤,扣 20 分。

呼吸系统常见病中医适宜技术实用手册

第七章

贴敷类技术操作规范

第一节
穴位贴敷技术

穴位贴敷技术是将药物制成一定剂型，贴敷到人体穴位上，通过刺激穴位，激发经气，达到通经活络、清热解毒、活血化瘀、消肿止痛、行气消痞、扶正强身作用的一种中医护理技术。

一、评估

（1）病室环境及温度。

（2）主要症状、既往史，特别询问是否有严重心脏病、肝脏疾病等，药物及敷料过敏史、是否妊娠。

（3）贴敷部位的皮肤情况。

（4）对疼痛的耐受程度。

（5）患者的年龄、体质及心理状况。

二、告知

（1）出现皮肤微红为正常现象，若出现皮肤瘙痒、丘疹、水疱等，应立即告知护士。

（2）穴位贴敷治疗时间一般为 6～8 小时，儿童 2～4 小时。对于刺激性较强、毒性较大的药物，贴敷穴位不宜过多，贴敷面积不宜过大，贴敷时间不宜过长。可根据病情、年龄、药物、季节调整时间，小儿酌减。

（3）若出现敷料松动或脱落，及时告知护士。

（4）局部贴药后可出现药物颜色、药渍等污染衣物。

（5）对于残留在皮肤的药膏等，不可用汽油或者肥皂等有刺激性的物品擦洗。

三、物品准备

治疗盘、中药敷贴、棉签、75％乙醇、速干手消毒剂，必要时备屏风、毛毯。

四、基本操作方法

（1）核对医嘱，评估患者，做好解释，注意保暖。

（2）备齐用物，携至床旁。

（3）根据贴敷部位，协助患者取适宜的体位，充分暴露患处，必要时用屏风遮挡。

（4）核对贴敷部位，选穴。

（5）以酒精棉签清洁局部皮肤，然后将中药敷贴贴于穴位上并固定。

（6）去除贴敷，观察局部皮肤情况，询问患者感受。

五、禁忌证

（1）贴敷局部皮肤有创伤、溃疡、感染或有较严重的皮肤病者，应禁止贴敷。

（2）颜面五官部位，慎用贴敷，不宜用刺激性太强的药物进行发疱，避免发疱遗留瘢痕。

（3）孕妇腹部、腰骶部以及某些可促进子宫收缩的穴位，如合谷、三阴交等，应禁止贴敷。有些药物如麝香等孕妇禁用，以免引起流产。

（4）糖尿病、血液病、发热、严重心肝肾功能障碍者慎用。

呼吸系统常见病中医适宜技术实用手册

（5）艾滋病、结核病或其他传染病者慎用。

六、注意事项

（1）对于孕妇、幼儿，应避免贴敷刺激性强、毒性大的药物。

（2）药物应均匀涂抹于绵纸中央，厚薄一般以 0.2～0.5cm 为宜，覆盖敷料大小适宜。

（3）除拔毒膏外，患处有红肿及溃烂时不宜贴敷药物，以免发生化脓性感染。

（4）贴敷后，如出现红疹、瘙痒、水疱等过敏现象，应暂停使用，报告医师，配合处理。

穴位贴敷技术操作流程图见图 7-1。

穴位贴敷技术操作评分标准见表 7-1。

表 7-1　穴位贴敷技术操作评分标准

项目		要求	得分	扣分	说明
素质及环境要求		仪表大方，举止端庄，态度和蔼，服装、鞋帽整齐	5		
		安静、整洁、舒适，温湿度适宜	5		
操作前准备	护士	遵照医嘱要求，对患者进行正确、全面的评估	5		
		洗手，戴口罩	2		
	物品	治疗盘、中药敷贴、棉签、75%乙醇、速干手消毒剂，必要时备屏风、毛毯	5		
	患者	核对姓名、诊断，介绍并解释，取得患者理解与配合	10		
		体位舒适、合理，暴露部位正确，注意保暖	6		
操作流程	定位	再次核对床号、姓名	2		
		核对贴敷部位，选穴正确	4		
	手法	清洁贴敷部位皮肤	3		
		清洁时未沾湿衣裤	2		
		贴敷手法正确	12		
		穴位准确，手法正确，力度适宜	10		
	观察及询问	询问患者有无不适	6		
		贴敷时间适宜，观察局部皮肤反应，询问患者有无不适	6		
操作后	整理	整理床单位，合理安排体位	2		
		处理用物，归还原处，洗手	2		
	评价	体位合理、患者感受、目标达到的程度	6		
	记录	按要求记录及签名	2		
技能熟练		选穴准确，操作熟练，用力适中	5		
合计			100		

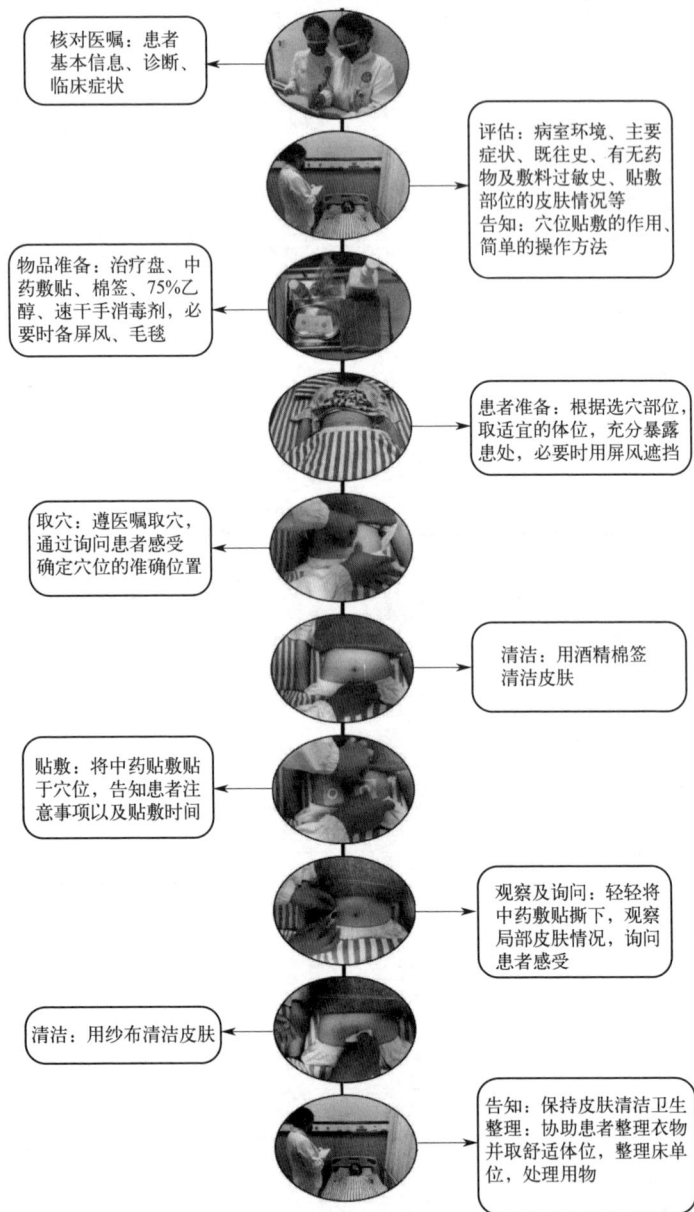

核对医嘱：患者基本信息、诊断、临床症状

评估：病室环境、主要症状、既往史、有无药物及敷料过敏史、贴敷部位的皮肤情况等
告知：穴位贴敷的作用、简单的操作方法

物品准备：治疗盘、中药敷贴、棉签、75%乙醇、速干手消毒剂，必要时备屏风、毛毯

患者准备：根据选穴部位，取适宜的体位，充分暴露患处，必要时用屏风遮挡

取穴：遵医嘱取穴，通过询问患者感受确定穴位的准确位置

清洁：用酒精棉签清洁皮肤

贴敷：将中药贴敷贴于穴位，告知患者注意事项以及贴敷时间

观察及询问：轻轻将中药敷贴撕下，观察局部皮肤情况，询问患者感受

清洁：用纱布清洁皮肤

告知：保持皮肤清洁卫生
整理：协助患者整理衣物并取舒适体位，整理床单位，处理用物

图 7-1　穴位贴敷技术操作流程图

第二节
中药溻渍技术

中药溻渍是将无菌纱布或棉垫用药液浸透,敷于局部,促进皮肤对药物的吸收,达到疏通腠理、清热解毒、消肿散结,促进皮损修复的目的。

一、评估

(1) 病室环境及温度。

(2) 主要症状、既往史及药物过敏史。

(3) 局部皮肤情况。

二、告知

(1) 溻渍时间 20~30 分钟。

(2) 如皮肤感觉不适、瘙痒等,及时告知护士。

(3) 中药可致皮肤着色,数日后可自行消退。

三、物品准备

治疗盘、治疗碗、弯盘、中药液、纱布、保鲜膜、薄膜手套、红外线灯、速干手消毒剂,必要时备橡胶单、中单、屏风等。

四、基本操作方法

(1) 核对医嘱,评估患者,做好解释。

(2) 备齐用物,携至床旁。

(3) 协助患者取合理体位,暴露溻渍部位。

(4) 将纱布放在药液中浸湿,拧至不滴水,溻于患处,并轻压使之与皮肤紧密接触,用保鲜膜覆盖。

(5) 红外线灯照于中药溻渍上方,注意红外线灯至皮肤的距离,防止烫伤。

（6）溻渍过程中，应注意观察患者皮肤反应，询问患者的感受。

（7）操作完毕，擦干局部药液，清洁皮肤，协助患者取舒适体位。

（8）整理用物，做好记录。

五、禁忌证

疮疡脓肿迅速扩散者不宜溻渍。

六、注意事项

（1）操作前向患者做好解释，以取得合作，注意保暖，防止受凉。

（2）溻渍液应现配现用，注意药液温度，防止烫伤。

（3）治疗过程中观察局部皮肤反应，如出现水疱、痒痛或破溃等症状时，立即停止治疗，报告医师。

（4）注意保护患者隐私并保暖。

中药溻渍技术操作流程图见图 7-2。

中药溻渍技术操作评分标准见表 7-2。

表 7-2　中药溻渍技术操作评分标准

项目		要求	得分	扣分	说明
素质及环境要求		仪表大方，举止端庄，态度和蔼，服装、鞋帽整齐	3		
		安静、整洁、舒适，温湿度适宜	5		
操作前准备	护士	遵照医嘱要求，对患者进行正确、全面的评估	5		
		洗手、戴口罩	5		
	物品	治疗盘、治疗碗、弯盘、中药液、纱布、保鲜膜、薄膜手套、红外线灯、速干手消毒剂，必要时备橡胶单、中单、屏风等	6		
	患者	核对姓名、诊断，介绍并解释，取得患者理解与配合	6		
		体位舒适、合理，暴露溻渍部位，保暖	6		
操作流程	溻渍	再次核对溻渍部位	5		
		将纱布浸于 38～43℃药液中，将纱布拧至不滴水即可，溻于患处	5		
		纱布大小合适	3		
		纱布的湿度适当	5		
		溻渍时间 20～30 分钟、部位正确	5		
		未沾湿患者衣裤、床单	4		
	观察及询问	观察局部皮肤反应，询问患者的感受	5		

项目		要求	得分	扣分	说明
操作后	整理	整理床单位,合理安排体位	3		
		处理用物,归还原处,洗手	5		
	评价	溻渍部位准确、皮肤清洁情况、患者感受、目标达到的程度	10		
	记录	按要求记录及签名	4		
技能熟练		操作正确、熟练,动作轻巧	10		
合计			100		

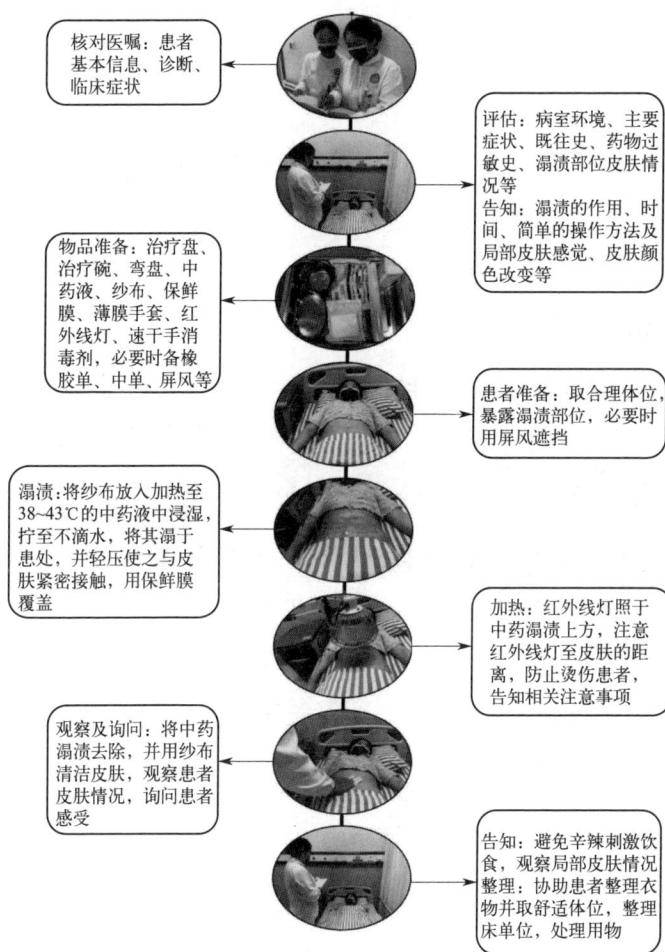

核对医嘱:患者基本信息、诊断、临床症状

评估:病室环境、主要症状、既往史、药物过敏史、溻渍部位皮肤情况等
告知:溻渍的作用、时间、简单的操作方法及局部皮肤感觉、皮肤颜色改变等

物品准备:治疗盘、治疗碗、弯盘、中药液、纱布、保鲜膜、薄膜手套、红外线灯、速干手消毒剂,必要时备橡胶单、中单、屏风等

患者准备:取合理体位,暴露溻渍部位,必要时用屏风遮挡

溻渍:将纱布放入加热至38~43℃的中药液中浸湿,拧至不滴水,将其溻于患处,并轻压使之与皮肤紧密接触,用保鲜膜覆盖

加热:红外线灯照于中药溻渍上方,注意红外线灯至皮肤的距离,防止烫伤患者,告知相关注意事项

观察及询问:将中药溻渍去除,并用纱布清洁皮肤,观察患者皮肤情况,询问患者感受

告知:避免辛辣刺激饮食,观察局部皮肤情况整理:协助患者整理衣物并取舒适体位,整理床单位,处理用物

图 7-2 中药溻渍技术操作流程图

第三节
中药涂药技术

中药涂药技术是一种将中药制成水剂、酊剂、油剂、膏剂等剂型，涂抹于患处，以达到祛风除湿、解毒消肿、止痒镇痛等治疗效果的中医特色技术。

一、评估

（1）病室环境及温度。

（2）舌苔、脉象、体质、全身情况、主要症状、既往史、过敏史、是否妊娠或处于月经期。

（3）对中药的耐受程度。

（4）涂药部位的皮肤情况。

二、告知

（1）中药涂药技术的作用、简单的操作方法及局部感觉。

（2）告知患者中药涂药的时间，可能会出现的反应。

三、物品准备

治疗盘、遵医嘱配制的药物、无菌纱布、棉球、胶布、弯盘、治疗碗、镊子、一次性治疗巾、生理盐水、速干手消毒剂，必要时备浴巾、屏风。

四、基本操作方法

（1）核对医嘱，评估患者，做好解释，嘱患者排空二便。

（2）备齐用物，携至床旁。

（3）协助患者取舒适体位，暴露局部皮肤，注意保暖。

（4）根据病症部位，确定中药涂药部位，用生理盐水棉球清洁涂药部位皮肤。

（5）按医嘱准确地在涂药部位上行中药涂药治疗。

（6）酌情包扎，用无菌纱布覆盖涂药部位，胶布固定。

呼吸系统常见病中医适宜技术实用手册

（7）协助患者整理衣物并取舒适体位，整理床单位，处理用物。

五、禁忌证

（1）药物过敏者禁用。

（2）尽量避免颜面部涂药。

六、注意事项

（1）告知患者局部涂药后可出现药物颜色、药渍等污染衣物。

（2）保持涂药部位清洁干燥，勿随意抓挠。

（3）涂药后如有不适，及时告知医务人员。

中药涂药技术操作流程图见图 7-3。

中药涂药技术操作评分标准见表 7-3。

表 7-3　中药涂药技术操作评分标准

<table>
<tr><th colspan="2">项目</th><th>要求</th><th>得分</th><th>扣分</th><th>说明</th></tr>
<tr><td colspan="2">素质及
环境要求</td><td>仪表大方，举止端庄，态度和蔼，服装、鞋帽整齐</td><td>5</td><td></td><td></td></tr>
<tr><td colspan="2"></td><td>安静、整洁、舒适、温湿度适宜</td><td>5</td><td></td><td></td></tr>
<tr><td rowspan="5">操作前准备</td><td rowspan="2">护士</td><td>遵照医嘱要求，对患者进行正确、全面的评估</td><td>5</td><td></td><td></td></tr>
<tr><td>洗手，戴口罩</td><td>2</td><td></td><td></td></tr>
<tr><td>物品</td><td>治疗盘、遵医嘱配制的药物、无菌纱布、棉球、胶布、弯盘、治疗碗、镊子、一次性治疗巾、生理盐水、速干手消毒剂，必要时备浴巾、屏风</td><td>5</td><td></td><td></td></tr>
<tr><td rowspan="2">患者</td><td>核对姓名、诊断，介绍并解释，取得患者理解与配合</td><td>10</td><td></td><td></td></tr>
<tr><td>体位舒适、合理，暴露部位正确，保暖</td><td>3</td><td></td><td></td></tr>
<tr><td rowspan="9">操作流程</td><td rowspan="5">涂药</td><td>再次核对</td><td>3</td><td></td><td></td></tr>
<tr><td>明确涂药部位、体位舒适合理</td><td>5</td><td></td><td></td></tr>
<tr><td>清洁皮肤；用镊子取生理盐水棉球，清洁涂药部位皮肤，待干</td><td>8</td><td></td><td></td></tr>
<tr><td>混匀药物，用镊子取干棉球蘸药物，涂抹至局部皮肤</td><td>8</td><td></td><td></td></tr>
<tr><td>涂抹药物均匀，厚薄适宜，不污染衣物</td><td>6</td><td></td><td></td></tr>
<tr><td></td><td>酌情包扎，用无菌纱布覆盖涂药部位，胶布固定</td><td>8</td><td></td><td></td></tr>
<tr><td rowspan="2">观察及
询问</td><td>观察局部皮肤反应</td><td>2</td><td></td><td></td></tr>
<tr><td>询问患者有无不适</td><td>2</td><td></td><td></td></tr>
<tr><td>宣教</td><td>根据患者情况而定</td><td>2</td><td></td><td></td></tr>
<tr><td rowspan="4">操作后</td><td rowspan="2">整理</td><td>整理床单位，合理安排体位</td><td>2</td><td></td><td></td></tr>
<tr><td>清理用物，消毒处理</td><td>2</td><td></td><td></td></tr>
<tr><td>评价</td><td>操作熟练、体位合理、患者感受、目标达到的程度</td><td>5</td><td></td><td></td></tr>
<tr><td>记录</td><td>按要求记录及签名</td><td>2</td><td></td><td></td></tr>
<tr><td colspan="2">技能熟练</td><td>操作熟练，用力适中</td><td>10</td><td></td><td></td></tr>
<tr><td colspan="2">合计</td><td></td><td>100</td><td></td><td></td></tr>
</table>

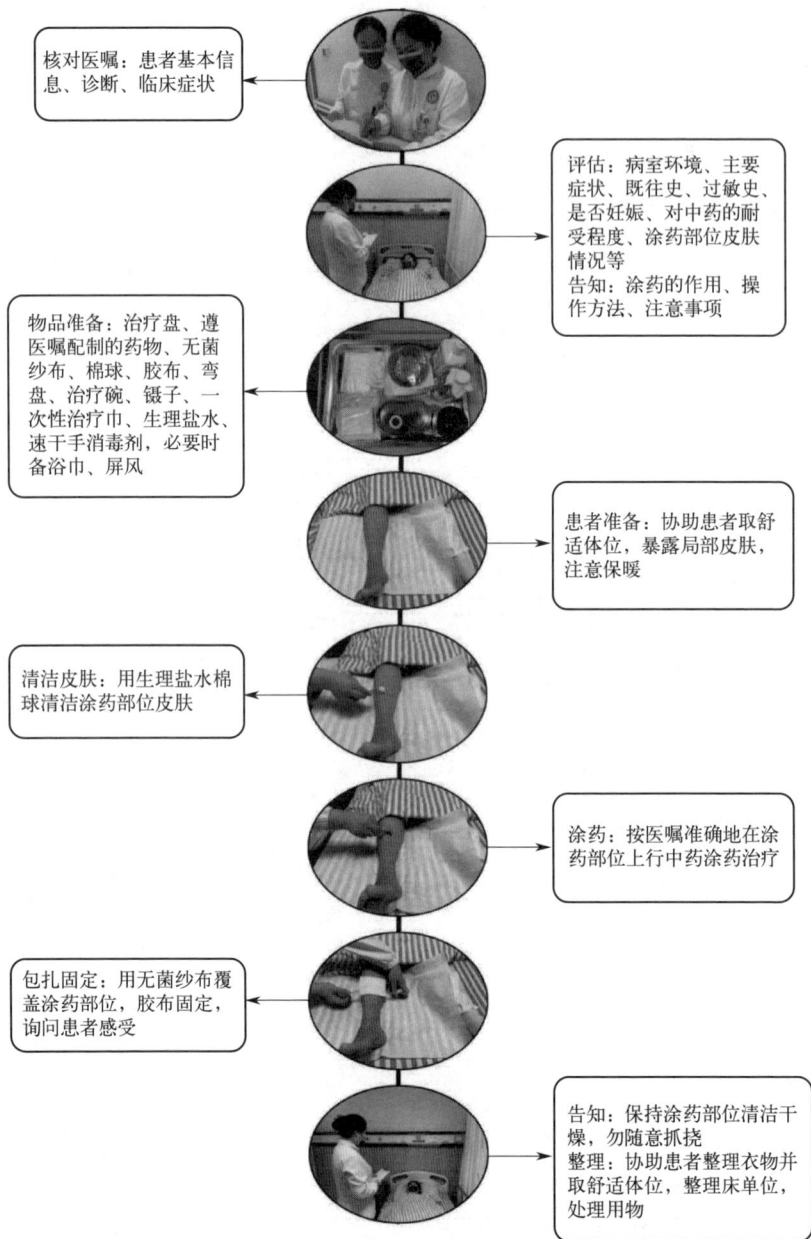

核对医嘱：患者基本信息、诊断、临床症状

评估：病室环境、主要症状、既往史、过敏史、是否妊娠、对中药的耐受程度、涂药部位皮肤情况等
告知：涂药的作用、操作方法、注意事项

物品准备：治疗盘、遵医嘱配制的药物、无菌纱布、棉球、胶布、弯盘、治疗碗、镊子、一次性治疗巾、生理盐水、速干手消毒剂，必要时备浴巾、屏风

患者准备：协助患者取舒适体位，暴露局部皮肤，注意保暖

清洁皮肤：用生理盐水棉球清洁涂药部位皮肤

涂药：按医嘱准确地在涂药部位上行中药涂药治疗

包扎固定：用无菌纱布覆盖涂药部位，胶布固定，询问患者感受

告知：保持涂药部位清洁干燥，勿随意抓挠
整理：协助患者整理衣物并取舒适体位，整理床单位，处理用物

图 7-3　中药涂药技术操作流程图

呼吸系统常见病中医适宜技术实用手册

第四节
中药外敷技术

中药外敷技术是指将药物制成一定的剂型，外敷于患者局部皮肤或者相应穴位，通过药物经皮渗透、吸收，及药物对穴位的刺激，起到通经活络、清热解毒、活血化瘀、消肿止痛、行气消痞等作用的一种中医外治技术。

一、评估

（1）病室环境及温度。

（2）全身情况、主要症状、既往史、药物过敏史、是否妊娠或处于月经期。

（3）外敷部位的皮肤情况。

二、告知

（1）中药外敷的作用、简单的操作方法及局部感觉。

（2）告知患者中药外敷的时间，可能会出现的反应。

三、物品准备

治疗盘、外敷药物、涂药板、无菌纱布、医用胶布、生理盐水、棉球、治疗巾、速干手消毒剂，必要时备浴巾、屏风。

四、基本操作方法

（1）核对医嘱，评估患者，做好解释，嘱患者排空二便。

（2）备齐用物，携至床旁。

（3）协助患者取舒适体位，暴露局部皮肤，注意保暖。

（4）根据病症部位，确定中药外敷部位，常规清洁皮肤。

（5）按医嘱准确地在敷药部位上行中药外敷治疗。

（6）酌情包扎，用无菌纱布覆盖敷药部位，胶布固定。

（7）协助患者整理衣物并取舒适体位，整理床单位，处理用物。

五、禁忌证

（1）药物过敏者禁用。

（2）尽量避免颜面部敷药。

（3）外敷局部皮肤有创伤、溃疡、感染或有较严重皮肤病者禁用。

六、注意事项

（1）告知患者局部外敷后可出现药物颜色、药渍等污染衣物。

（2）保持外敷部位清洁干燥，勿随意抓挠。

（3）外敷后如有不适，及时告知医务人员。

中药外敷技术操作流程图见图 7-4。

中药外敷技术操作评分标准见表 7-4。

表 7-4　中药外敷技术操作评分标准

项目		要求	得分	扣分	说明
素质及环境要求		仪表大方，举止端庄，态度和蔼，服装、鞋帽整齐	5		
		安静、整洁、舒适，温湿度适宜	5		
操作前准备	护士	遵照医嘱要求，对患者进行正确、全面的评估	5		
		洗手、戴口罩	2		
	物品	治疗盘、外敷药物、涂药板、无菌纱布、医用胶布、生理盐水、棉球、治疗巾、速干手消毒剂，必要时备浴巾、屏风	10		
	患者	核对姓名、诊断，介绍并解释，嘱患者排空二便，取得患者理解与配合	4		
		体位舒适、合理，暴露部位正确，保暖	4		
操作流程	核对	再次核对患者信息	3		
	中药外敷	患者取舒适体位，再次核对部位，定位准确	5		
		药物涂在纱布中央，厚薄适中，面积大小合适	5		
		外敷穴位或部位准确	10		
		固定牢固，松紧适宜	10		
	观察及询问	观察局部皮肤反应	3		
		询问患者有无不适	5		
	宣教	根据患者情况而定	3		

项目		要求	得分	扣分	说明
操作后	整理	整理床单位,合理安排体位	2		
		处理用物,归还原处,洗手	2		
	评价	患者敷药薄厚、大小合适,感受达到要求。外敷部位准确、操作熟练	5		
	记录	按要求记录及签名	2		
技能熟练		操作熟练,用力适中	10		
合计			100		

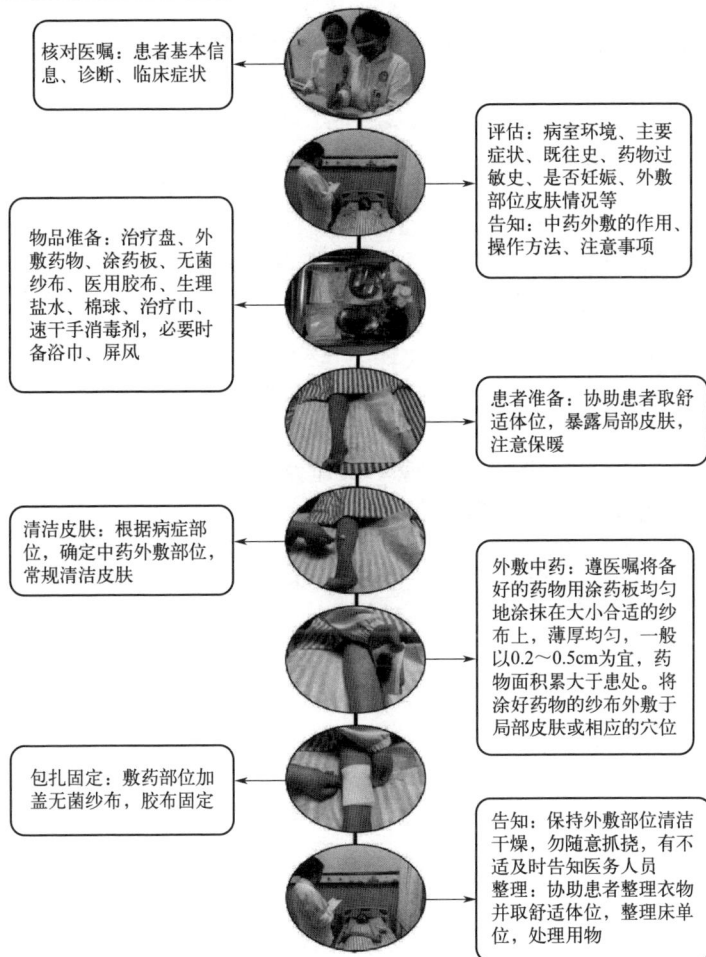

核对医嘱:患者基本信息、诊断、临床症状

评估:病室环境、主要症状、既往史、药物过敏史、是否妊娠、外敷部位皮肤情况等
告知:中药外敷的作用、操作方法、注意事项

物品准备:治疗盘、外敷药物、涂药板、无菌纱布、医用胶布、生理盐水、棉球、治疗巾、速干手消毒剂,必要时备浴巾、屏风

患者准备:协助患者取舒适体位,暴露局部皮肤,注意保暖

清洁皮肤:根据病症部位,确定中药外敷部位,常规清洁皮肤

外敷中药:遵医嘱将备好的药物用涂药板均匀地涂抹在大小合适的纱布上,薄厚均匀,一般以0.2～0.5cm为宜,药物面积大于患处。将涂好药物的纱布外敷于局部皮肤或相应的穴位

包扎固定:敷药部位加盖无菌纱布,胶布固定

告知:保持外敷部位清洁干燥,勿随意抓挠,有不适及时告知医务人员
整理:协助患者整理衣物并取舒适体位,整理床单位,处理用物

图 7-4 中药外敷技术操作流程图

第五节
中药湿热敷技术

中药湿热敷技术是将中药煎汤或用其他溶媒浸泡，根据治疗需要选择常温或加热，将中药浸泡的敷料敷于患处，通过疏通气机、调节气血、平衡阴阳，达到疏通腠理、清热解毒、消肿止痛目的的一种中医外治技术。

一、评估

（1）病室环境及温度。

（2）主要症状、既往史及药物过敏史。

（3）对热的耐受程度。

（4）局部皮肤情况。

二、告知

（1）告知患者湿热敷时间为 20～30 分钟。

（2）如皮肤感觉不适、过热、瘙痒等，及时告知护士。

（3）中药可致皮肤着色，数日后可自行消退。

三、物品准备

治疗盘、药液、水温计、治疗碗、镊子、纱布、速干手消毒剂，必要时备中单、屏风等。

四、基本操作方法

（1）核对医嘱，评估患者，做好解释。

（2）备齐用物，携至床旁。

（3）协助患者取合理体位，暴露湿热敷部位。用纱布清洁湿热敷部位皮肤。

（4）测试温度，将纱布浸于 38～43℃ 药液中，将纱布拧至不滴水即可，敷于患处，并轻压使之与皮肤紧密接触。

（5）湿热敷过程中，应注意观察纱布的温度和湿度。每 5～10 分钟更换纱布一次或频淋药液于纱布上，以保持湿热敷的温度。一般每日湿热敷 2～3 次，每次 20～30 分钟。观察患者皮肤反应，询问患者的感受。

（6）操作完毕，清洁皮肤，协助患者取舒适体位。

五、禁忌证

外伤后患处有伤口、皮肤急性传染病等忌用湿热敷技术。

六、注意事项

（1）湿热敷药液应现配现用，注意药液温度，防止烫伤。

（2）治疗过程中观察局部皮肤反应，如出现水疱、痒痛或破溃等症状时，立即停止治疗，报告医师。

（3）注意保护患者隐私并保暖。

中药湿热敷技术操作流程图见图 7-5。

中药湿热敷技术操作评分标准见表 7-5。

表 7-5　中药湿热敷技术操作评分标准

项目		要求	得分	扣分	说明
素质及环境要求		仪表大方,举止端庄,态度和蔼,服装、鞋帽整齐	5		
		安静、整洁、舒适,温湿度适宜	5		
操作前准备	护士	遵照医嘱要求,对患者进行正确、全面的评估	2		
		洗手,戴口罩	5		
	物品	治疗盘、药液、水温计、治疗碗、镊子、纱布、速干手消毒剂,必要时备中单、屏风等	6		
	患者	核对姓名、诊断,介绍并解释,取得患者理解与配合	6		
		体位舒适、合理,暴露湿热敷部位,保暖	6		
操作流程	湿热敷	再次核对湿热敷部位	5		
		测试温度,将纱布浸于 38～43℃ 药液中,将纱布拧至不滴水即可,敷于患处	5		
		纱布大小合适	3		
		纱布的湿度适当	5		
		频淋湿热敷部位,保持湿度及温度	5		
		湿热敷时间 20～30 分钟、部位正确	5		
		未沾湿患者衣裤、床单	2		
	观察及询问	观察局部皮肤反应,询问患者的感受	5		

项目		要求	得分	扣分	说明
操作后	整理	整理床单位,合理安排体位	3		
		清理用物,归还原处,洗手	5		
	评价	湿热敷部位准确、皮肤清洁情况、患者感受、目标达到的程度	10		
	记录	按要求记录及签名	2		
技能熟练		操作正确、熟练,动作轻巧	10		
合计			100		

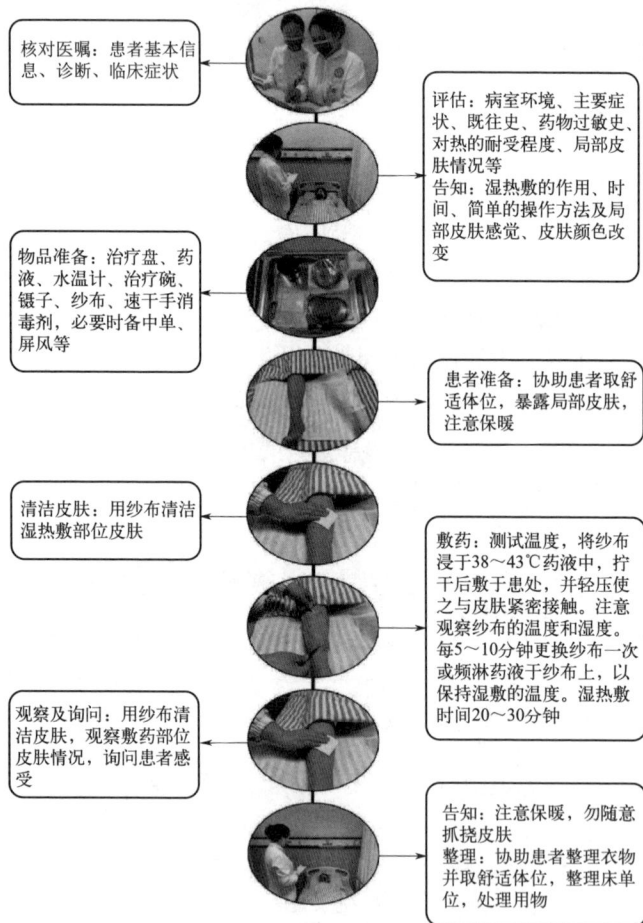

核对医嘱:患者基本信息、诊断、临床症状

评估:病室环境、主要症状、既往史、药物过敏史、对热的耐受程度、局部皮肤情况等
告知:湿热敷的作用、时间、简单的操作方法及局部皮肤感觉、皮肤颜色改变

物品准备:治疗盘、药液、水温计、治疗碗、镊子、纱布、速干手消毒剂,必要时备中单、屏风等

患者准备:协助患者取舒适体位,暴露局部皮肤,注意保暖

清洁皮肤:用纱布清洁湿热敷部位皮肤

敷药:测试温度,将纱布浸于38~43℃药液中,拧干后敷于患处,并轻压使之与皮肤紧密接触。注意观察纱布的温度和湿度。每5~10分钟更换纱布一次或频淋药液于纱布上,以保持湿敷的温度。湿热敷时间20~30分钟

观察及询问:用纱布清洁皮肤,观察敷药部位皮肤情况,询问患者感受

告知:注意保暖,勿随意抓挠皮肤
整理:协助患者整理衣物并取舒适体位,整理床单位,处理用物

图 7-5 中药湿热敷技术操作流程图

第八章

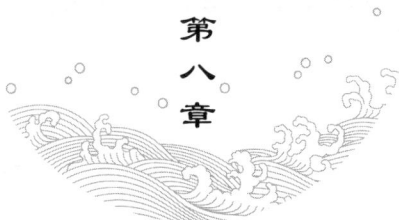

热熨类技术操作规范

第一节
中药热熨技术

中药热熨技术是将中药加热后，在人体局部或一定穴位适时来回移动或回旋运转，利用热力、药物和运动手法的综合作用，达到温经通络、行气活血、散寒止痛、祛瘀消肿等目的的一种操作方法。

一、评估

（1）病室环境及温度。

（2）主要症状、既往史、药物过敏史、家族史、是否妊娠等。根据患者病情，选择合适的热熨法、热熨部位。

（3）对热和疼痛的耐受程度。

（4）热熨部位的皮肤情况。

二、告知

（1）除尿潴留外，热熨前，排空二便。

（2）感觉局部温度过高或出现红肿、丘疹、瘙痒、水疱等情况，应及时告知护士。

（3）操作时间及频率　每次 15～30 分钟，每日 1～2 次。

三、物品准备

治疗盘、遵医嘱准备的药物及器具、凡士林、棉签、温度计、纱布或纸巾、速干手消毒剂，必要时备屏风、毛毯等。

四、基本操作方法

（1）核对医嘱，评估患者，做好解释。嘱患者排空二便。调节病室温度。

（2）备齐用物，携至床旁。

（3）协助患者取适宜体位，暴露热熨部位，必要时用屏风遮挡患者。

（4）根据医嘱，将药物加热至 60℃左右，备用。

（5）先用棉签在热熨部位涂一层凡士林，将药袋放到患处或相应穴位处用力来回推熨，以患者能耐受为宜。力量要均匀，开始时用力要轻，速度可稍快，随着药袋温度的降低，力量可增大，同时减慢速度。药袋温度过低时，及时更换药袋或加温。

（6）操作过程中注意观察局部皮肤的颜色情况，及时询问患者对温度的感受。

（7）操作完毕擦净局部皮肤，协助患者整理衣物，安排舒适体位。嘱患者避风保暖，饮用适量温开水。

五、禁忌证

（1）局部皮肤有创伤、溃疡、感染或有较严重的皮肤病者禁用。

（2）颜面五官部位慎用。

（3）孕妇腹部、腰骶部以及某些可促进子宫收缩的穴位，如合谷、三阴交等，应禁止中药热熨，有些药物如麝香等孕妇禁用，以免引起流产。

（4）糖尿病、血液病、发热、严重心肝肾功能障碍者慎用。

（5）艾滋病、结核病或其他传染病者慎用。

（6）肢体感觉障碍（例如部分糖尿病足）者慎用。

六、注意事项

（1）大血管处、皮肤破损及炎症处、局部感觉障碍处、孕妇腹部及腰骶部等忌用。

（2）操作过程中应保持药袋温度，温度过低则需及时更换或加热。

（3）热熨温度适宜，一般保持 $50 \sim 60℃$，不宜超过 $70℃$，年老、婴幼儿及感觉障碍者，热熨温度不宜超过 $50℃$。操作中注意保暖，保护患者的隐私。

（4）热熨过程中应随时听取患者对温度的感受，观察皮肤颜色变化，一旦出现水疱或烫伤时应立即停止，并给予适当处理。

（5）布袋用后清洗消毒备用，以免交叉感染。

七、其他热熨方法

（1）砭石热熨　利用电热砭石治疗仪热熨人体经穴部位上的皮肤，以产生一定的刺激作用，具有温助阳气、疏通经络、通调水道的作用。主要手法有旋推法、直推法和点摁法。

（2）葱熨法　将新鲜大葱白 $200 \sim 300g$（切成 $2 \sim 3cm$ 长）加入白酒 $30mL$ 炒热，装入布袋中，在患者腹部热熨，达到升清降浊之目的。临床可用于消除腹水、通利小便、解除癃闭及缓解痿证瘫痪等。在患者腹部涂凡士林后，用葱熨袋从脐周右侧向左侧滚熨，以达到右升左降、排出腹内腹水、积气、通利大小便的目的。葱熨袋内温度降低后，可重新加热再用。每次葱熨时间 20 分钟左右，1 日 2 次。操作结束后，腹部应注意保暖，防止受凉。

中药热熨技术操作流程图见图 8-1。

中药热熨技术操作评分标准见表 8-1。

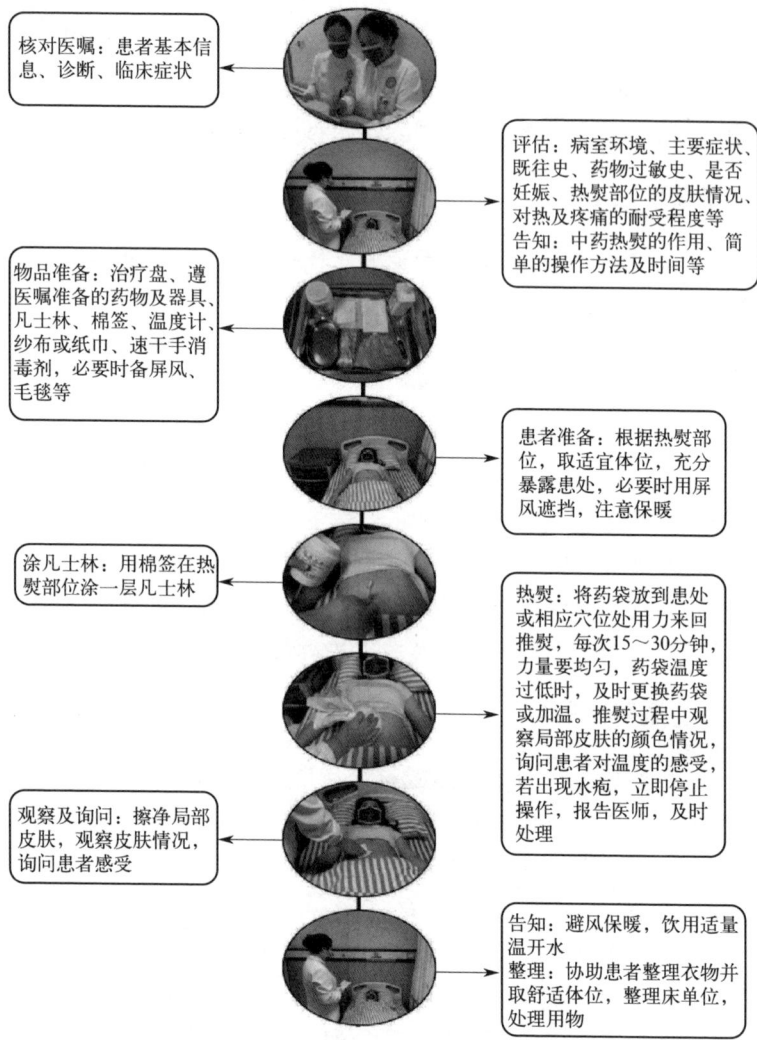

核对医嘱：患者基本信息、诊断、临床症状

评估：病室环境、主要症状、既往史、药物过敏史、是否妊娠、热熨部位的皮肤情况、对热及疼痛的耐受程度等
告知：中药热熨的作用、简单的操作方法及时间等

物品准备：治疗盘、遵医嘱准备的药物及器具、凡士林、棉签、温度计、纱布或纸巾、速干手消毒剂，必要时备屏风、毛毯等

患者准备：根据热熨部位，取适宜体位，充分暴露患处，必要时用屏风遮挡，注意保暖

涂凡士林：用棉签在热熨部位涂一层凡士林

热熨：将药袋放到患处或相应穴位处用力来回推熨，每次15～30分钟，力量要均匀，药袋温度过低时，及时更换药袋或加温。推熨过程中观察局部皮肤的颜色情况，询问患者对温度的感受，若出现水疱，立即停止操作，报告医师，及时处理

观察及询问：擦净局部皮肤，观察皮肤情况，询问患者感受

告知：避风保暖，饮用适量温开水
整理：协助患者整理衣物并取舒适体位，整理床单位，处理用物

图 8-1　中药热熨技术操作流程图

表 8-1　中药热熨技术操作评分标准

项目	要求	得分	扣分	说明
素质及环境要求	仪表大方，举止端庄，态度和蔼，服装、鞋帽整齐	5		
	安静、整洁、舒适，温湿度适宜	4		

项目		要求	得分	扣分	说明
操作前准备	护士	遵照医嘱要求,对患者进行正确、全面的评估	5		
		洗手,戴口罩	2		
	物品	治疗盘、遵医嘱准备的药物及器具、凡士林、棉签、温度计、纱布或纸巾、速干手消毒剂,必要时备屏风、毛毯等	8		
	患者	核对姓名、床号、诊断,介绍并解释,取得患者理解与配合	10		
		体位舒适、合理,暴露部位正确,保暖	3		
操作流程	热熨	再次核对床号、姓名	2		
		核对热熨部位,选取穴位	3		
		热熨袋温度适合	3		
		手法正确	2		
		热熨时间、部位正确	12		
	观察及询问	未沾湿患者衣裤、床单	4		
		观察局部皮肤反应	10		
		询问患者药袋温度是否适当,有无不适感觉	2		
		热熨袋与皮肤接触紧密,询问有无不适	2		
操作后	整理	整理床单位,合理安排体位	4		
		处理用物,归还原处,洗手	2		
	评价	体位合理、患者感受、目标达到的程度	6		
	记录	按要求记录及签名	2		
技能熟练		部位准确,操作熟练,效果好	9		
合计			100		

第二节
中药热罨包技术

中药热罨包技术是将加热好的中药包置于身体的患病部位或身体的某一特定位置(或穴位上),通过罨包热蒸汽使局部的毛细血管扩张,血液循环加速,利用其温热作用达到温经通络、调和气血、祛湿驱寒目的的一种操作方法。

一、评估

(1)病室环境及温度。

（2）主要症状、既往史、药物过敏史、是否处于月经期及是否妊娠。

（3）局部皮肤情况。

（4）对热的耐受程度。

二、告知

（1）使用前，告知药物的作用。

（2）感觉局部出现红肿、丘疹、瘙痒、水疱等情况，应及时告知护士。

三、物品准备

治疗盘、中药热罨包、一次性中单、测温仪、纱布、速干手消毒剂，必要时备屏风、毛毯等。

四、基本操作方法

（1）核对医嘱，评估患者，做好解释。

（2）备齐用物，携至床旁。

（3）协助患者取适宜体位，暴露治疗部位，必要时用屏风遮挡。

（4）根据医嘱，铺一次性中单于治疗部位上，将加热好的热罨包平放于一次性中单上，用测温仪进行测温（50～70℃）。

（5）操作过程中注意观察局部皮肤的情况，及时询问患者的感受。

（6）操作完毕协助患者整理衣物，安排舒适体位。嘱患者避风保暖，饮用适量温开水。

五、禁忌证

（1）局部皮肤有创伤、溃疡、感染或有较严重的皮肤病者禁用。

（2）颜面五官部位慎用。

（3）孕妇腹部、腰骶部以及某些可促进子宫收缩的穴位，如合谷、三阴交等，应禁用，有些药物如麝香等孕妇禁用，以免引起流产。

（4）糖尿病、血液病、发热、严重心肝肾功能障碍者慎用。

（5）艾滋病、结核病或其他传染病者慎用。

（6）肢体感觉障碍者（例如部分糖尿病足患者）慎用。

六、注意事项

（1）治疗前正确评估患者，嘱患者排空二便。

（2）治疗过程中注意控制热罨包温度（50～70℃），防止烫伤。

（3）注意保暖，使患者不受凉感冒。

（4）注意保护患者隐私，必要时使用屏风遮挡。

（5）密切观察治疗部位皮肤颜色有无潮红，有无烫伤水疱，有无药物过敏，出现异常情况，及时处理。

中药热罨包技术操作流程图见图 8-2。

中药热罨包技术操作评分标准见表 8-2。

表 8-2　中药热罨包技术操作评分标准

项目		要求	得分	扣分	说明
素质及环境要求		仪表大方，举止端庄，态度和蔼，服装、鞋帽整洁	3		
		安静、整洁、舒适，温湿度适宜	2		
操作前准备	护士	遵照医嘱要求，对患者进行正确、全面的评估	5		
		洗手、戴口罩	2		
	物品	治疗盘、中药热罨包、一次性中单、测温仪、纱布、速干手消毒剂，必要时备屏风、毛毯等	8		
	患者	核对姓名、诊断，介绍并解释，取得患者理解与配合	10		
		体位舒适、合理，暴露部位正确，保暖	3		
操作流程	热敷	再次核对床号、姓名	2		
		核对热敷部位	4		
		热罨包温度适合	4		
		中单铺放合适、平整	2		
		热敷时间、部位正确	10		
	观察及询问	未沾湿患者衣裤、床单	4		
		观察局部皮肤反应	10		
		询问患者热罨包温度是否适当，有无不适感觉	4		
		热罨包与皮肤接触紧密，询问有无不适	2		
	整理	整理床单位，合理安排体位	2		
		处理用物，归还原处，洗手	3		

项目		要求	得分	扣分	说明
操作后	评价	体位合理、患者感受、目标达到的程度	9		
	记录	按要求记录及签名	2		
技能熟练		部位准确，操作熟练，效果好	9		
合计			100		

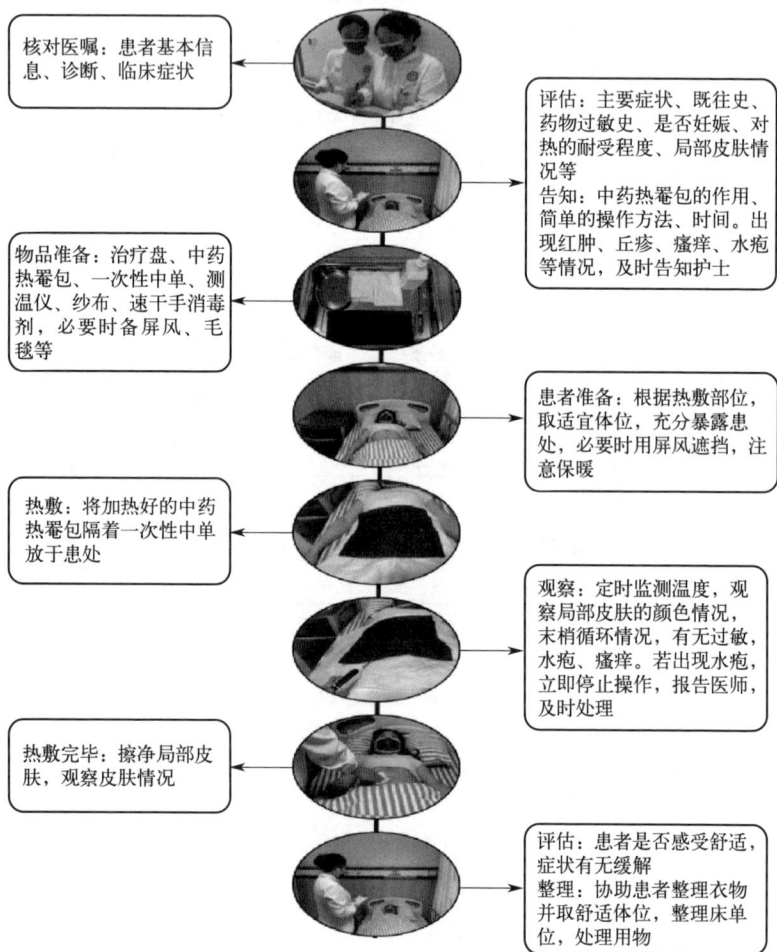

核对医嘱：患者基本信息、诊断、临床症状

评估：主要症状、既往史、药物过敏史、是否妊娠、对热的耐受程度、局部皮肤情况等
告知：中药热罨包的作用、简单的操作方法、时间。出现红肿、丘疹、瘙痒、水疱等情况，及时告知护士

物品准备：治疗盘、中药热罨包、一次性中单、测温仪、纱布、速干手消毒剂，必要时备屏风、毛毯等

患者准备：根据热敷部位，取适宜体位，充分暴露患处，必要时用屏风遮挡，注意保暖

热敷：将加热好的中药热罨包隔着一次性中单放于患处

观察：定时监测温度，观察局部皮肤的颜色情况，末梢循环情况，有无过敏、水疱、瘙痒。若出现水疱，立即停止操作，报告医师，及时处理

热敷完毕：擦净局部皮肤，观察皮肤情况

评估：患者是否感受舒适，症状有无缓解
整理：协助患者整理衣物并取舒适体位，整理床单位，处理用物

图 8-2 中药热罨包技术操作流程图

第三节
中药封包技术

中药封包疗法是将调制好的药物敷贴于患处，再将加热好的中药包置于药物之上，巧妙地将药疗及热疗相结合的一种中医外治法，有温经通络、调和气血、祛湿驱寒之功效。

一、评估

(1) 病室环境及温度。

(2) 主要症状、既往史、药物过敏史、是否处于月经期及是否妊娠。

(3) 局部皮肤情况，有无皮肤破损。

(4) 对热的耐受程度。

二、告知

(1) 封包前，告知药物的作用。

(2) 感觉局部出现红肿、丘疹、瘙痒、水疱等情况，应及时告知护士。

三、物品准备

治疗盘、弯盘、遵医嘱准备的药物、中药包、中单、速干手消毒剂，必要时备绷带、屏风、毛毯等。

四、基本操作方法

(1) 核对医嘱，评估患者，做好解释。

(2) 备齐用物，携至床旁。

(3) 协助患者取适宜体位，暴露治疗部位，必要时用屏风遮挡。

(4) 根据医嘱，将准备好的药物敷于患处，并轻压使之与皮肤紧密接触，铺中单，将加热好的中药包平放于患处，温度在 40～45℃。必要时用绷带固定，松紧适宜。

（5）封包操作过程中注意观察局部皮肤情况，及时询问患者感受。

（6）操作完毕协助患者整理衣物，安排舒适体位。嘱患者避风保暖，饮用适量温开水。

五、禁忌证

（1）对该药物过敏者禁用。

（2）患处有皮肤破损者禁用。

（3）有不明肿块、出血倾向者禁用。

（4）妊娠期、月经期、哺乳期妇女禁用。

六、注意事项

（1）将中药装入药袋后平铺于患处，必要时用绷带固定，松紧适宜。

（2）封包过程中应随时观察患者有无不适，末梢血液循环情况，局部皮肤有无过敏、瘙痒、水疱现象。观察皮肤颜色变化，一旦出现水疱时应立即停止，并给予适当处理。

中药封包技术操作流程图见图 8-3。

中药封包技术操作评分标准见表 8-3。

表 8-3　中药封包技术操作评分标准

项目		要求	得分	扣分	说明
素质及环境要求		仪表大方，举止端庄，态度和蔼，服装、鞋帽整洁	3		
		安静、整洁、舒适、温湿度适宜	5		
操作前准备	护士	遵照医嘱要求，对患者进行正确、全面的评估	5		
		洗手、戴口罩	2		
	物品	治疗盘、弯盘、遵医嘱准备的药物、中药包、中单、速干手消毒剂，必要时备绷带、屏风、毛毯等	6		
	患者	核对姓名、诊断，介绍并解释，取得患者理解与配合	10		
		体位舒适、合理，暴露部位正确，保暖	6		
操作流程	手法	再次核对床号、姓名、部位	3		
		封包位置正确	4		
		封包干湿适宜	2		
		封包大小合适	8		
		中单铺放位置合适	4		
		药包未沾湿患者衣服、被褥	4		
		时间准确	8		
	观察及询问	观察局部皮肤反应	4		
		询问患者有无不适	4		

项目		要求	得分	扣分	说明
操作后	整理	整理床单位,合理安排体位	4		
		处理用物,消毒处理	4		
	评价	体位合理、患者感受、目标达到的程度	6		
	记录	按要求记录及签名	2		
技能熟练		操作熟练,部位准确,体现人文关怀	6		
合计			100		

核对医嘱:患者基本信息、诊断、临床症状、治疗部位

评估:主要症状、既往史及药物过敏史、是否妊娠、对热的耐受程度、局部皮肤情况等
告知:中药封包的作用、简单的操作方法、时间。出现红肿、丘疹、瘙痒、水疱等情况,及时告知护士

物品准备:治疗盘、弯盘、遵医嘱准备的药物、中药包、中单、速干手消毒剂,必要时备绷带、屏风、毛毯等

患者准备:根据敷药部位,取适宜体位,充分暴露患处,必要时用屏风遮挡

敷药:将准备好的药物敷于患处,并轻压使之与皮肤紧密接触,铺中单

封包:将加热好的中药包平放于患处(温度在40~45℃),必要时用绷带固定,松紧适宜。封包操作过程中注意观察患者皮肤情况,询问患者感受

清洁皮肤:将中药包及所敷药物移除,并用纱布清洁皮肤

告知:避风保暖,饮用适量温开水
整理:协助患者整理衣物并取舒适体位,整理床单位,处理用物

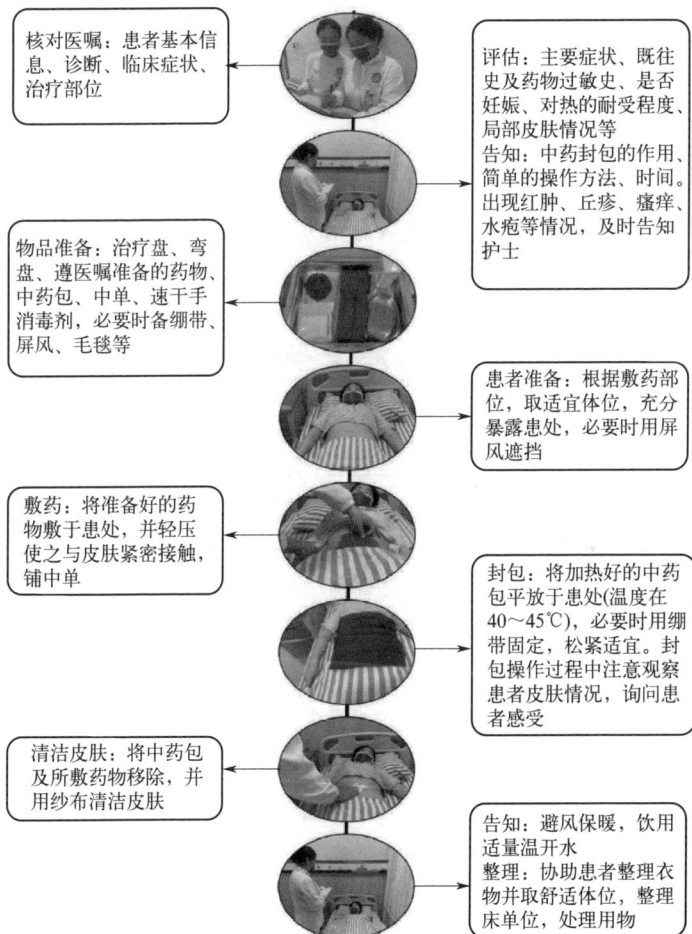

图 8-3 中药封包技术操作流程图

第九章

药浴类技术操作规范

第一节
中药泡洗技术

中药泡洗技术是将中药煎煮后，借助药液的温热之力及药物功效，浸洗全身体表皮肤或局部患处，以达到祛风散寒、清热解毒、杀虫止痒、消肿止痛、祛瘀生新、协调脏腑等目的的一种中医外治技术。

一、评估

（1）病室环境及温度。

（2）主要症状、既往史、药物过敏史、是否有出血性疾病、是否妊娠或处于月经期。

（3）泡洗部位皮肤情况、对温度的感知觉。

（4）进餐时间、年龄、体质。

二、告知

（1）如出现心慌等不适症状，及时告知护士。

（2）空腹及餐后 30 分钟内不宜进行泡洗，泡洗前应排空大小便。

泡洗时间以 20～30 分钟为宜。

（3）泡洗温度 38～41℃，不可自行加入热水，防止烫伤。糖尿病患者、老人和儿童水温不宜过高；风寒感冒、关节炎及畏寒怕冷的患者水温在 40～45℃，但要避免烫伤。

（4）泡洗后 30 分钟方可外出，以防感冒。

三、物品准备

治疗盘、药液及泡洗装置、一次性药浴袋、水温计、毛巾、速干手消毒剂，必要时备屏风、毛毯等。

四、基本操作方法

（1）核对医嘱，评估患者，做好解释。调节室内温度。嘱患者排空二便。

（2）备齐用物，携至床旁。

（3）根据泡洗的部位，协助患者取合理、舒适体位，注意保暖。

（4）将一次性药浴袋套入泡洗装置内。将 38～41℃的药液倒入盛药容器内，将泡洗部位浸泡于药液中，浸泡 20～30 分钟。

（5）泡洗过程中，注意询问患者感受。

（6）泡洗完毕，协助患者擦干局部皮肤。

（7）整理床单位，取安全舒适体位，做好记录并签字。

五、禁忌证

（1）有急性传染病、严重心力衰竭、呼吸衰竭等，均忌用全身泡洗。

（2）危重外科疾病患者，患处有伤口者，严重化脓性感染疾病患者，需要进行抢救者，严重骨性病变（如骨结核等）患者，忌泡洗。

（3）饱食、饥饿，以及过度疲劳时，空腹及餐后半小时内，均不宜泡洗。

（4）妊娠期妇女禁用。

（5）出血性疾病患者禁用。糖尿病、心脑血管病患者及妇女月经期间慎用。

六、注意事项

（1）足部皲裂患者的泡洗温度适当降低。

（2）泡洗过程中，应关闭门窗，避免患者感受风寒。

（3）泡洗过程中护士应加强巡视，注意观察患者的面色、呼吸、汗出等情况，出现头晕、心慌等异常症状，停止泡洗，报告医师。

（4）泡洗的不良反应有皮肤过敏、低血糖反应、烫伤、跌倒，护士应加强巡视。

（5）泡洗用物一人一换，避免交叉感染。

（6）泡洗后，30分钟内不宜下冷水。

中药泡洗技术操作流程图见图9-1。

中药泡洗技术操作评分标准见表9-1。

表9-1 中药泡洗技术操作评分标准

项目		要求	得分	扣分	说明
素质及环境要求		仪表大方，举止端庄，态度和蔼，服装、鞋帽整齐	5		
		安静、整洁、舒适、温湿度适宜	5		
操作前准备	护士	遵照医嘱要求，对患者进行正确、全面的评估	5		
		洗手，戴口罩	2		
	物品	治疗盘、药液及泡洗装置、一次性药浴袋、水温计、毛巾、速干手消毒剂，必要时备屏风、毛毯等	7		
	患者	核对姓名、诊断，介绍并解释，嘱患者排空二便，取得患者理解与配合	10		
		体位舒适、合理，暴露部位正确，保暖	3		
操作流程	定位	再次核对床号、姓名、诊断	2		
		核对泡洗部位	3		
	泡洗	中药液温度适合	3		
		将药液倒入容器内，药液温度保持在38～41℃	2		
		遵医嘱进行全身泡洗或局部泡洗，浸泡20～30分钟，部位正确	12		
	观察及询问	观察患者反应，询问有无不适	8		
		药液温湿度，药量适当	2		
		药液与皮肤接触紧密；清洁皮肤，观察局部反应	4		
		局部泡洗者，未沾湿患者衣裤	4		
操作后	整理	协助着衣，安置舒适体位	2		
		整理床单位	2		
		处理用物，归还原处，洗手	2		
	评价	体位合理、患者感觉、目标达到的程度	6		
	记录	按要求记录及签名	2		

项目	要求	得分	扣分	说明
技能熟练	操作正确、熟练,动作轻巧	9		
合计		100		

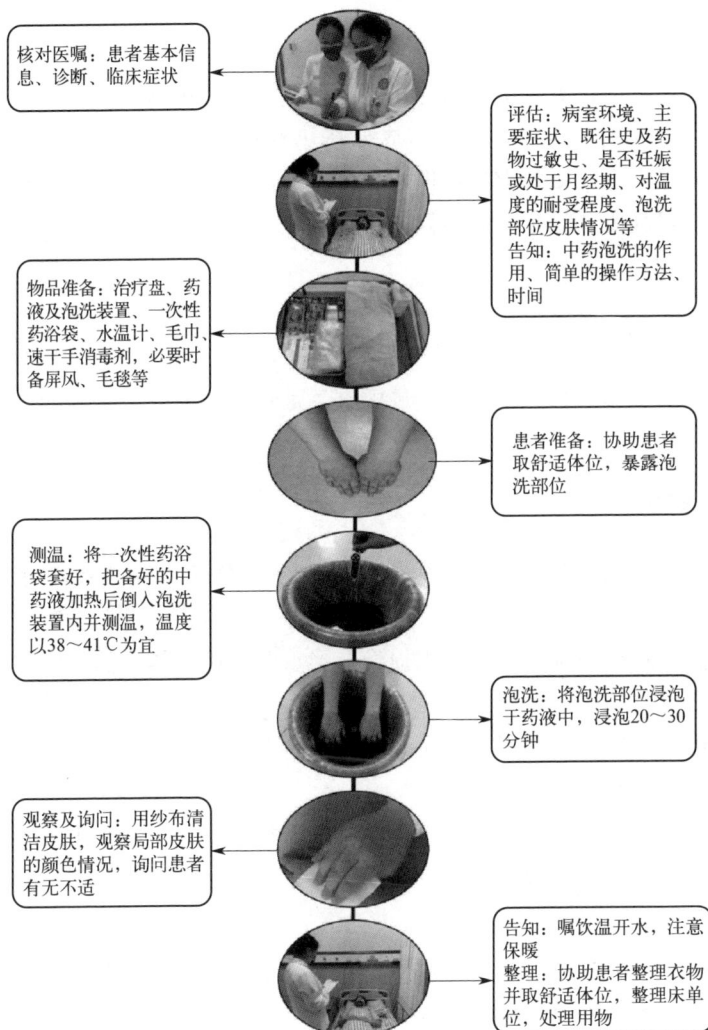

核对医嘱:患者基本信息、诊断、临床症状

评估:病室环境、主要症状、既往史及药物过敏史、是否妊娠或处于月经期、对温度的耐受程度、泡洗部位皮肤情况等
告知:中药泡洗的作用、简单的操作方法、时间

物品准备:治疗盘、药液及泡洗装置、一次性药浴袋、水温计、毛巾、速干手消毒剂,必要时备屏风、毛毯等

患者准备:协助患者取舒适体位,暴露泡洗部位

测温:将一次性药浴袋套好,把备好的中药液加热后倒入泡洗装置内并测温,温度以38~41℃为宜

泡洗:将泡洗部位浸泡于药液中,浸泡20~30分钟

观察及询问:用纱布清洁皮肤,观察局部皮肤的颜色情况,询问患者有无不适

告知:嘱饮温开水,注意保暖
整理:协助患者整理衣物并取舒适体位,整理床单位,处理用物

图 9-1 中药泡洗技术操作流程图

第二节
中药足浴技术

中药足浴技术是指利用合适的中药配方熬成中药水来足浴的一种中医外治技术，其中有效中药成分在热水的热力帮助下，渗透进皮肤，被足部毛细血管吸收，进入人体血液循环系统，从而达到改善体质、调理身体、治疗疾病的目的。

一、评估

（1）病室环境及温度。

（2）主要症状、既往史、过敏史、是否妊娠或处于月经期。

（3）体质、对温度的耐受程度。

二、告知

（1）空腹及餐后 30 分钟内或过饥、过饱以及醉酒者不宜进行足浴。

（2）足部患开放性软组织损伤、严重感染以及较重静脉曲张者不宜进行足浴。

（3）属特异体质者足浴可能会出现过敏反应，若出现过敏反应，应立即停止足浴。

（4）在足浴过程中，由于足部血管受热扩张，可能会出现头晕等现象，若出现这类现象时，应暂停足浴，平卧休息，待症状消失后再进行足浴。

（5）足浴过程中，可以饮用温开水 300～500mL，小儿及老年人酌减，以补充体液及增加血容量，有利于代谢废物的排出。有严重肝肾疾病患者饮水不宜超过 150mL。

三、物品准备

治疗盘、足浴中药包及泡洗装置、一次性足浴袋、水温计、毛巾、速干手消毒剂，必要时备屏风、毛毯等。

四、基本操作方法

（1）核对医嘱，评估患者，做好解释。调节室内温度。嘱患者排空二便。

（2）备齐用物，携至床旁。

（3）协助患者取合理、舒适体位，注意保暖。

（4）将一次性足浴袋套入泡洗装置内。

（5）常用泡洗法　将 40～45℃ 的温开水倒入盛足浴药包容器内，将双脚及小腿浸泡于药液中，浸泡 30 分钟。

（6）观察患者的反应，若感到不适，应立即停止，协助患者卧床休息。

（7）操作完毕，清洁局部皮肤，协助着衣，安置舒适体位。

五、禁忌证

（1）危重外科疾病患者，患处有伤口者，严重化脓性感染疾病患者，需要进行抢救者，严重骨性病变（如骨结核等）患者，忌泡洗。

（2）饱食、饥饿，以及过度疲劳时，空腹及餐后半小时内，均不宜泡洗。

（3）妊娠期妇女禁用。

（4）心肺功能障碍、出血性疾病患者禁用。糖尿病、心脑血管病患者及妇女月经期间慎用。

六、注意事项

（1）防烫伤，足部皲裂患者的泡洗温度应适当降低。

（2）足浴过程中，应关闭门窗，避免患者感受风寒。

（3）足浴过程中护士应加强巡视，注意观察患者的面色、呼吸、汗出等情况，出现头晕、心慌等异常症状，停止泡洗，报告医师。

（4）足浴用物一人一换，避免交叉感染。

中药足浴技术操作流程图见图 9-2。

中药足浴技术操作评分标准见表 9-2。

表 9-2　中药足浴技术操作评分标准

项目		要求	得分	扣分	说明
素质及环境要求		仪表大方，举止端庄，态度和蔼，服装、鞋帽整齐	5		
		安静、整洁、舒适，温湿度适宜	5		
操作前准备	护士	遵照医嘱要求，对患者进行正确、全面的评估	5		
		洗手，戴口罩	2		
	物品	治疗盘、足浴中药包及泡洗装置、一次性足浴袋、水温计、毛巾、速干手消毒剂，必要时备屏风、毛毯等	6		
	患者	核对姓名、诊断，介绍并解释，取得患者理解与配合	10		
		体位舒适、合理，暴露部位正确，保暖	4		
操作流程	定位	再次核对床号、姓名、诊断	2		
		核对足浴部位	3		
	足浴	中药液温度适合	3		
		足浴桶放置合适	2		
		足浴时间、部位正确	12		
		未沾湿患者衣裤	4		
	观察及询问	观察局部皮肤反应，询问有无不适	10		
		药液温湿度，药量适当	2		
		药液与皮肤接触紧密。清洁皮肤，观察局部反应	4		
操作后	整理	整理床单位，合理安排体位	2		
		处理用物，归还原处，洗手	2		
	评价	体位合理、患者感觉、目标达到的程度	6		
	记录	按要求记录及签名	2		
技能熟练		操作正确、熟练，动作轻巧	9		
合计			100		

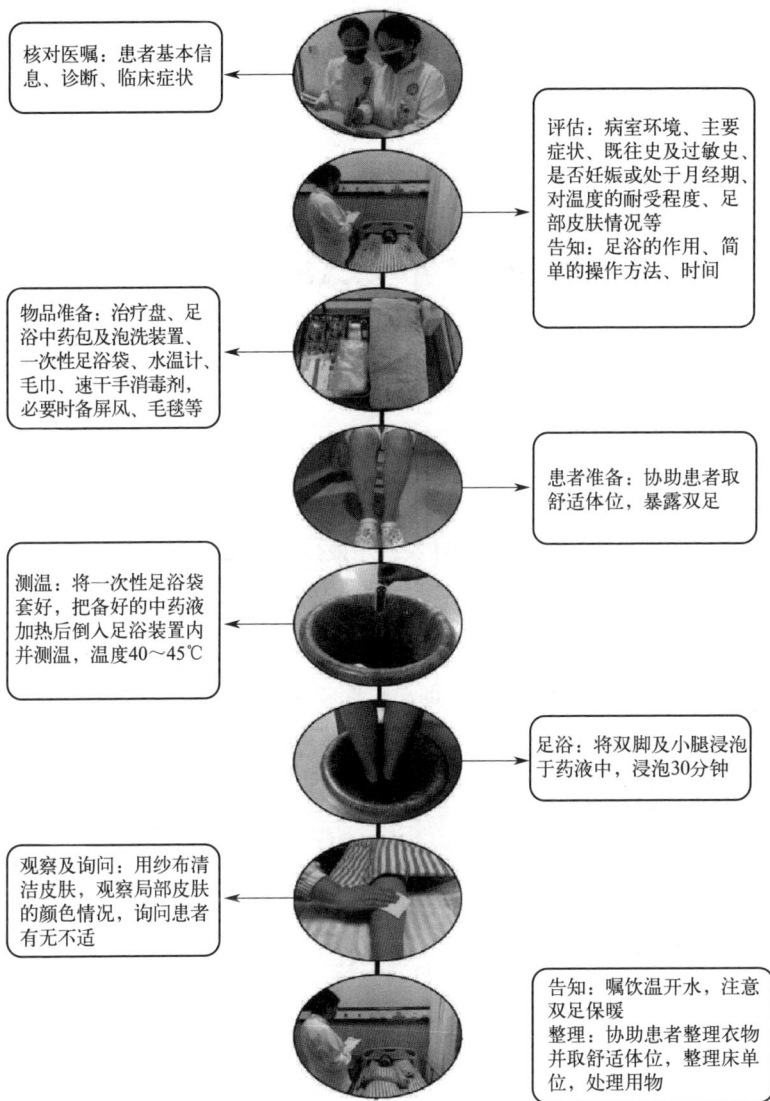

核对医嘱：患者基本信息、诊断、临床症状

评估：病室环境、主要症状、既往史及过敏史、是否妊娠或处于月经期、对温度的耐受程度、足部皮肤情况等
告知：足浴的作用、简单的操作方法、时间

物品准备：治疗盘、足浴中药包及泡洗装置、一次性足浴袋、水温计、毛巾、速干手消毒剂、必要时备屏风、毛毯等

患者准备：协助患者取舒适体位，暴露双足

测温：将一次性足浴袋套好，把备好的中药液加热后倒入足浴装置内并测温，温度40~45℃

足浴：将双脚及小腿浸泡于药液中，浸泡30分钟

观察及询问：用纱布清洁皮肤，观察局部皮肤的颜色情况，询问患者有无不适

告知：嘱饮温开水，注意双足保暖
整理：协助患者整理衣物并取舒适体位，整理床单位，处理用物

图 9-2　中药足浴技术操作流程图

第十章

其他技术操作规范

第一节　中药口腔护理技术

中药口腔护理是用中药汤剂对口腔器官里的牙齿、舌头、腭、颊等部位进行清洁和保护。

一、评估

（1）病室环境及温度。

（2）患者的年龄、病情、意识、心理状态、自理能力、配合程度及患者口腔卫生情况。

二、告知

口腔护理的目的、方法、注意事项及配合要点。

三、物品准备

治疗盘、一次性薄膜手套、一次性使用口腔护理包、中药口腔护理液、无菌缸（内盛漱口水）、吸水管、棉签、液体石蜡、纱布、手电筒、速干手消毒剂，必要时备开口器。

四、基本操作方法

（1）备齐用物，检查口腔护理包，开包，检查中药口腔护理液，倒护理液湿润棉球，清点棉球并记录。

（2）携用物至床旁，核对患者信息。

（3）协助患者取侧卧位或仰卧位，头偏向一侧，面向护士。

（4）检查口腔，取下假牙。嘱患者张口，护士一手持手电筒，一手持压舌板观察口腔情况。昏迷患者或牙关紧闭者可用开口器协助张口。

（5）清点棉球个数，倒中药口腔护理液，颌下铺治疗巾，弯盘放置口角旁。

（6）用棉签湿润口唇，协助患者漱口（昏迷患者禁忌漱口）。

（7）擦洗顺序

① 嘱患者张开嘴咬合上、下牙齿，由内向外纵行擦洗左、右上下牙齿外侧面至门齿（按需用压舌板）。

② 嘱患者张开口，擦洗对侧牙齿上内侧面、上咬合面、下内侧面、下咬合面，弧形擦洗颊部，同法擦洗近侧。

③ 横向 Z 形擦洗硬腭、舌面，U 形擦洗舌下，擦洗口唇。

（8）协助患者漱口，用纱布擦拭口角。

（9）再次检查口腔情况，清点棉球。用液体石蜡涂口唇，酌情涂药。

（10）撤去弯盘及治疗巾，协助患者取舒适卧位，整理床单位，处理用物，洗手，签字，记录。

五、禁忌证

口腔手术、口腔烧伤的患者，癫痫发作的患者禁用。

六、注意事项

（1）保持口腔卫生，昏迷患者禁止漱口，以免引起误吸。

（2）观察口腔时，对长期使用抗生素和激素的患者，应注意观察口腔内有无真菌感染。

（3）传染病患者的用物需按消毒隔离原则进行处理。

中药口腔护理技术操作流程图见图 10-1。

中药口腔护理技术操作评分标准见表 10-1。

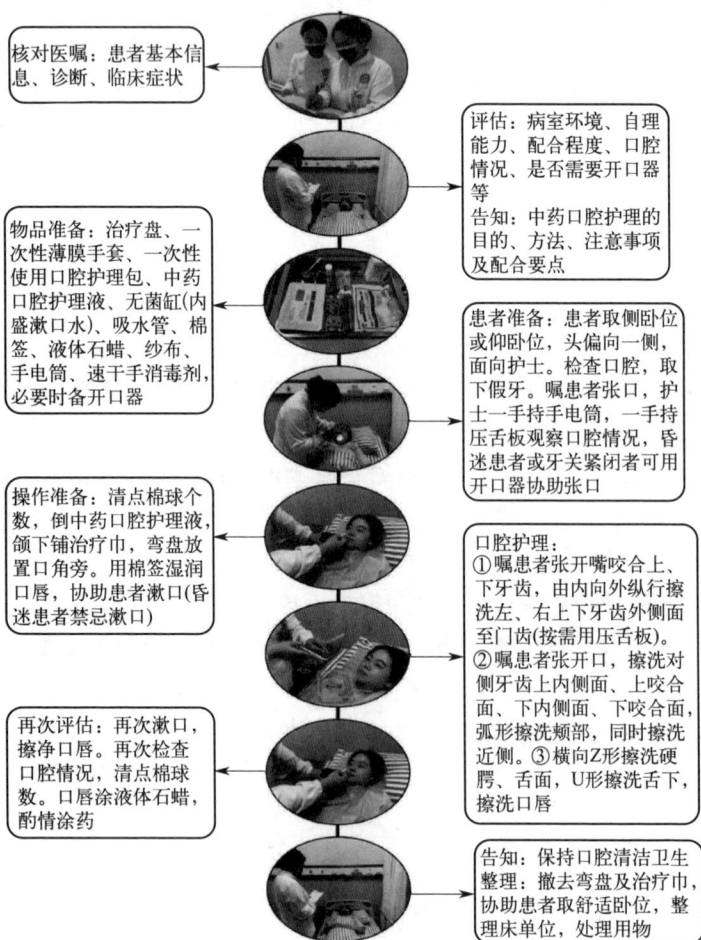

图 10-1 中药口腔护理技术操作流程图

呼吸系统常见病中医适宜技术实用手册

表 10-1 中药口腔护理技术操作评分标准

项目		要求	得分	扣分	说明
素质及环境要求		仪表大方、举止端庄、态度和蔼、服装、鞋帽整齐	5		
		安静、整洁、舒适、温湿度适宜	5		
操作前准备	护士	遵照医嘱要求,对患者进行正确、全面的评估	5		
		洗手,戴口罩	2		
	物品	治疗盘、一次性薄膜手套、一次性使用口腔护理包、中药口腔护理液、无菌缸(内盛漱口水)、吸水管、棉签、液体石蜡、纱布、手电筒、速干手消毒剂,必要时备开口器	6		
	患者	核对姓名、诊断,介绍并解释,取得患者理解与配合	6		
		体位舒适、合理	2		
操作流程	实施	再次核对,检查口腔护理包及中药口腔护理液	2		
		协助患者取舒适体位,头偏向一侧,面向护士	2		
		颌下铺治疗巾,弯盘放置口角旁	2		
		漱口方法正确	10		
		擦口唇、漱口,评估口腔情况	4		
		正确使用压舌板、开口器等	4		
		口腔护理擦洗顺序及方法正确	15		
		口腔疾患处理正确	2		
		对于清醒患者,擦洗过程中随时询问患者的感受	2		
		帮助患者擦净面部	2		
		操作中不污染床单及患者服装	4		
		口腔护理操作时,避免清洁、污染交叉混淆	4		
		擦拭后再次检查口腔,清点棉球	4		
操作后	整理	整理床单位,合理安排体位	2		
		处理用物,归还原处,洗手	2		
	评价	体位合理、患者感觉、目标达到的程度	2		
	记录	按要求记录及签名	2		
技能熟练		操作熟练,动作轻巧,体现人文关怀	4		
合计			100		

第二节 中药雾化吸入技术

中药雾化吸入是指借助高速氧气气流，使药物形成雾状，随吸气进入呼吸道的一种治疗方法。这种方法结合了中药的药理作用和氧气雾化的物理作用，能够更直接、有效地将药物送达病灶，从而起到更好的治疗效果。

一、评估

(1) 病室环境及温度。

(2) 临床表现、既往史及药物过敏史。

(3) 口腔、面部情况以及合作能力。

(4) 指导用氧安全"三防"要求。

二、告知

(1) 雾化吸入器一人一套，避免交叉感染。

(2) 如出现胸闷气促、严重呛咳等症状，立即停止中药雾化，并联系医生进行处理。

三、物品准备

治疗盘、一次性使用雾化吸入器、氧流量表、弯盘、纱布、过滤后中药药液 3～5mL、5mL 注射器、无菌治疗碗、"三防"牌、锐器盒、速干手消毒剂。

四、基本操作方法

(1) 双人核对检查药液，将药液倒入无菌治疗碗，检查注射器，抽吸药液，注入雾化器内。

（2）携用物至床旁，做好解释，核对医嘱。调节病室温度。

（3）协助患者取合适体位，核对患者信息。

（4）安装氧流量表，检查氧气装置是否通畅，将雾化器与氧气装置连接，调节氧流量为 6～8L/min。

（5）再次核对患者信息，开始进行雾化。

（6）指导患者雾化方法

① 口含嘴：指导患者用嘴巴吸气、鼻子呼气。

② 面罩：指导患者深呼吸，如此反复，直至药液吸完为止。

（7）雾化过程中观察患者有无恶心、呛咳。如痰液咳出较多，要及时清除；如出现胸闷气促、严重呛咳，应立即停止。

（8）雾化结束后，核对患者信息，解释，取下口含嘴（或面罩）和管路，关闭氧气，关氧流量表开关。

（9）协助患者清洁口腔，用纱布擦干面部；询问患者感受及症状有无缓解。

（10）协助患者取舒适体位，整理床单位，处理用物，洗手，签字，记录。

五、禁忌证

肺气肿患者禁用。

六、注意事项

（1）患者在吸入的同时应做深呼吸，使药液充分到达支气管和肺内。

（2）操作时，严禁接触火和易燃物，注意用氧安全，室内避免火源。

（3）如有不适，及时告知医生给予处理。

中药雾化吸入技术操作流程图见图 10-2。

中药雾化吸入技术操作评分标准见表 10-2。

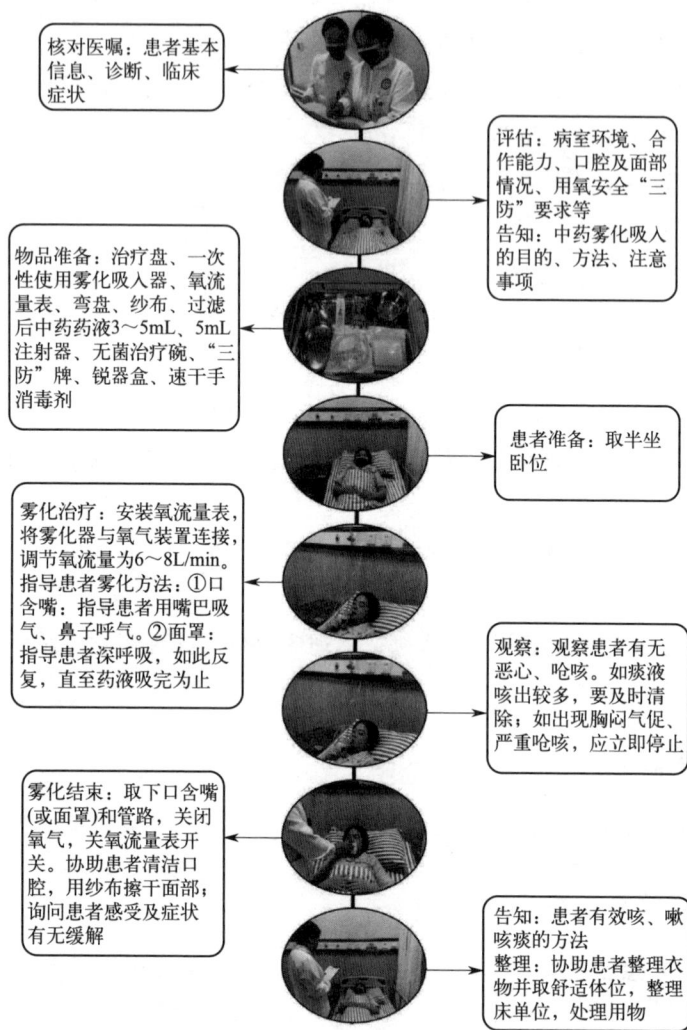

核对医嘱：患者基本信息、诊断、临床症状

评估：病室环境、合作能力、口腔及面部情况、用氧安全"三防"要求等
告知：中药雾化吸入的目的、方法、注意事项

物品准备：治疗盘、一次性使用雾化吸入器、氧流量表、弯盘、纱布、过滤后中药药液3～5mL、5mL注射器、无菌治疗碗、"三防"牌、锐器盒、速干手消毒剂

患者准备：取半坐卧位

雾化治疗：安装氧流量表，将雾化器与氧气装置连接，调节氧流量为6～8L/min。指导患者雾化方法：①口含嘴：指导患者用嘴巴吸气、鼻子呼气。②面罩：指导患者深呼吸，如此反复，直至药液吸完为止

观察：观察患者有无恶心、呛咳。如痰液咳出较多，要及时清除；如出现胸闷气促、严重呛咳，应立即停止

雾化结束：取下口含嘴（或面罩）和管路，关闭氧气，关氧流量表开关。协助患者清洁口腔，用纱布擦干面部；询问患者感受及症状有无缓解

告知：患者有效咳、嗽咳痰的方法
整理：协助患者整理衣物并取舒适体位，整理床单位，处理用物

图 10-2 中药雾化吸入技术操作流程图

表 10-2 中药雾化吸入技术操作评分标准

项目	要求	得分	扣分	说明
素质及	仪表大方,举止端庄,态度和蔼,服装、鞋帽整齐	3		
环境要求	安静、整洁、舒适,温湿度适宜,安全	3		

呼吸系统常见病中医适宜技术实用手册

项目		要求	得分	扣分	说明
操作前准备	护士	遵照医嘱要求,对患者进行正确、全面的评估	5		
		洗手,戴口罩	2		
	物品	治疗盘、一次性使用雾化吸入器、氧流量表、弯盘、纱布、过滤后中药药液3~5mL、5mL注射器、无菌治疗碗、"三防"牌、锐器盒、速干手消毒剂	9		
	患者	核对姓名、诊断,介绍并解释,取得患者理解与配合	6		
		体位舒适、合理	4		
操作流程	安装	检查各部件并衔接导管	6		
	配药	按医嘱配制药液,倒入雾化吸入器内	6		
	实施	再次核对	2		
		调节氧流量为6~8L/min,观察出雾及各管道衔接情况	8		
		口含嘴:指导患者用嘴巴吸气、鼻子呼气 面罩:指导患者深呼吸,如此反复,直至药液吸完为止	8		
		药液雾化吸入完毕,移开雾化装置,关氧气	6		
	观察及询问	观察呼吸情况,询问患者有无不适	4		
操作后	整理	协助患者擦干面部,整理床单位,合理安排体位	6		
		处理用物,归还原处,洗手	6		
	评价	患者感受、操作规范安全、达到预期目标	6		
	记录	记录雾化后效果、反应及签名	4		
技能熟练		操作正确、熟练,动作轻巧	6		
合计			100		

第
十
一
章

中医适宜技术操作
并发症的预防及处理

第一节　灸类技术操作并发症的预防及处理

一、皮肤灼伤

1. 预防

（1）认真评估患者的体质及施灸处的皮肤情况。

（2）注意各灸类技术的操作距离、时间。

（3）施灸前向患者解释施灸的目的、注意事项及配合要点。

（4）施灸时应守护在患者身旁，随时询问患者有无灼伤感，以便及时调整距离。

2. 处理

（1）施灸后局部皮肤出现微红灼热，属于正常现象。若出现小水疱，无需处理，可自行吸收。水疱较大者，立即报告医生，可用无菌注射器抽去液体，按无菌操作换药处理。

（2）烫伤后皮肤局部出现水疱或溃烂者，应避免抓挠。保护创面可涂复方黄连油、康复新液、湿润烧伤膏等。

二、晕灸

1. 预防

（1）心理预防

① 语言诱导：在施灸前，可以先给患者详细地讲解灸的具体方法，说明一下正常的现象以及灸感觉和传导途径，以取得患者的信任和配合。

② 松弛训练：对好静、压抑、注意力易于集中、性格内向的患者，令其凝视某物体，待其完全进入自我冥想（入静）状态后，始行灸。

③ 转移注意力：对急躁、好动、注意力涣散、性格外向的患者，可令其做一些简单的快速心算，或向其提出一些小问题，利用其视、听觉功能和思维活动等转移其注意力，促进局部组织放松。

（2）生理预防　饥饿患者，灸前宜适当进食；过度疲劳者，应令其休息至体力基本恢复。有晕针或晕灸史者，最好采取侧卧位。

2. 处理

（1）在施灸过程中，偶然出现发热、疲倦、口干、烦躁等现象，不必过于担心，可以尝试活动身体，饮适量温开水。

（2）一旦患者有先兆晕灸症状，应停止施灸，将患者扶至空气流通处。抬高双腿，头部放低（不用枕头），静卧片刻即可。如患者仍感不适，给予温热开水或热茶饮服。

（3）若是重度晕灸，停灸后让患者平卧（如情况紧急，可令其直接卧于地板上）。

（4）灸疗结束后，嘱患者在诊室休息 5～10 分钟后始可离开，以防延迟晕灸。

三、过敏反应

1. 预防

（1）操作前了解患者既往有无药物、食物等过敏史，是否属于过敏体质。

（2）操作前询问患者有无热源及烟过敏。

（3）操作时严密观察患者情况，嘱患者有特殊情况及时告知当班医护人员。

2. 处理

（1）停止艾灸，开窗通风，使患者脱离烟熏环境，协助患者取平卧位。

（2）对症用药 有局部或全身过敏性皮疹者，一般于停止艾灸后几天内自然消退。在此期间宜应用抗组胺药、维生素 C 等药物，多饮水。如兼有发热、奇痒、口干、烦躁不安等症状时，可适当应用皮质类激素，如泼尼松，每日服 20～30mg。情况严重者应及时去医院就诊。

（3）饮食调理 在日常生活中，患者可以适当进食富含维生素、蛋白质等营养物质的食物，如苹果、香蕉、牛奶等，有助于增强体质，提高抗病能力。

（4）生活调理 患者可以适当进行体育锻炼，如慢跑、游泳等，有助于提高机体免疫力，也可以起到一定的预防过敏的作用。

四、感染

预防及处理：发生水疱或皮肤烫伤后要及时观察及处理，必要时遵医嘱抗感染治疗。

第二节 拔罐类技术操作并发症的预防及处理

一、晕罐

1. 预防

（1）拔罐前向患者做好解释工作，消除顾虑，取得患者的信任与配合。

（2）拔罐者手法宜轻巧，初次拔罐者拔罐时间宜短，负压宜小。

（3）拔罐者应注意观察和询问患者，若患者大饥大渴，应嘱咐其进食，稍休息后再做治疗。

2. 处理

（1）对初诊、精神过度紧张及体弱者，应先做好解释，消除顾虑；对饥饿、疲劳者，先进食。

（2）注意室内通风，保持空气新鲜。

（3）晕罐时立即停止拔罐，取平卧位，注意保暖。及时通知医生，配合处理。

（4）轻者饮温开水或糖水后休息片刻。

（5）严重者针刺或点掐百会、人中、内关、涌泉、足三里。

二、皮肤破损

1. 预防

（1）操作前做好对皮肤情况、对疼痛耐受程度及心理状况的评估。

（2）拔罐时要根据不同部位选择大小适宜的罐，根据患者的具体情况和需要选择最适合的拔罐方式。检查罐口周围是否光滑，罐体有无裂痕。

（3）根据患者的病情和需要，选择合适的拔罐部位，避免对敏感部位或有病变的部位进行拔罐。

（4）防止烫伤，拔罐时动作稳、快、准，起罐时切勿强拉。

（5）注意留罐时间，掌握起罐时机。起罐后，皮肤出现与罐口相当大小的紫红色瘀斑，为正常现象，数日方可消除。

2. 处理

如局部出现小水疱，可不必处理，待其自行吸收；如水疱较大，应消毒局部皮肤后，用无菌注射器吸出液体，覆盖无菌敷料。

第三节　针刺类技术操作并发症的预防及处理

一、晕针

1. 预防

（1）对初次接受针刺、体弱及精神过度紧张者，先做好解释，消除其对针刺的顾虑。

（2）对饥饿、大汗后、疲劳者，先嘱其进食、饮水、休息后再行针刺，选穴宜少，手法宜轻。

（3）注意室内通风，保持空气新鲜。

（4）针刺和留针过程中，随时观察患者的神色，有头晕、心慌等晕针先兆时，立即停止操作或起针。

2. 处理

（1）立即停止针刺，将针全部起出，让患者平卧，注意保暖。

（2）清醒者给予温开水或糖水，平卧休息；已发生晕厥者，指掐或针刺人中、合谷、内关、足三里，也可灸百会、气海、关元等，苏醒后平卧休息。

（3）若仍不苏醒者，配合医生进行其他治疗及抢救措施。

二、滞针

1. 预防

（1）精神紧张者，针刺前做好解释，消除其顾虑。

（2）操作方法要正确，捻针幅度不要过大，行针时避免单向连续捻转，防止针身缠绕肌肉纤维而滞针。

2. 处理

（1）解除患者紧张情绪，嘱患者放松肌肉，按摩穴位四周，放松痉挛的肌肉。

（2）在滞针穴位附近，循按、弹击针柄，或在附近再刺1～2针，以宣散气血，待肌肉松弛后再起针。

（3）因行针不当，单向捻针造成的，可反向将针捻回，并用刮柄、弹柄法，使缠绕的肌纤维回解，即可消除滞针。

三、弯针

1. 预防

（1）针刺前选择舒适的体位；留针期间不要随意变换体位。

（2）手法要熟练，指力要均匀轻巧，避免进针过猛、过快。

（3）针刺部位和针柄避免外物碰压。

（4）及时处理滞针。

2. 处理

（1）出现弯针后，不要再行提插、捻转等手法。

（2）针身轻微弯曲，将针缓缓拔出；弯曲角度较大，应顺着弯曲的方向顺势将针退出。若针身弯曲不止一处，须视针柄扭转倾斜的方向，逐渐分段慢慢拔出。

（3）体位改变引起者，应协助患者慢慢恢复原来体位，使局部肌肉放松，再行退针，切忌强行拔针。

四、折针（即断针）

1. 预防

（1）认真检查针具，不合要求者剔除不用。

（2）针刺手法熟练、轻巧，不可强力猛刺，捻转不可过猛，针身不可全部刺入皮内，应留 1/4 以上在皮肤之外。使用电针切忌突然增强电流量。

（3）留针时嘱患者不要随意变换体位。

（4）发生滞针、弯针时，要处理及时、方法正确。

2. 处理

（1）发现断针时要镇静，嘱患者不要移动体位，防止断针下陷、移动位置。

（2）用止血钳或镊子夹住外露部分拔出；如外露较少，可轻轻下压周围组织，使针体暴露，再用止血钳夹出；断针完全陷入肌肉深层时，应配合医生在 X 线下定位，手术取出。

五、血肿

1. 预防

（1）仔细检查针具，拒绝使用锈针、带钩的针具。

（2）熟悉人体解剖部位，避开血管针刺。

（3）针刺手法不宜过重，切忌强力捣针。

（4）出针时立即用消毒干棉球按压针孔 1～2 分钟。

2. 处理

（1）微量皮下出血而致小块青紫者，一般不必处理，可自行消退。

（2）局部肿胀、疼痛剧烈，青紫面积较大者，可先冷敷止血，24 小时后再做热敷或局部轻轻揉按，以促进局部淤血吸收消散。

（3）刺伤腹腔内小血管引起腹痛者，休息数天即可痊愈，但应严密观察病情及血压变化。若误伤大血管引起严重出血导致休克，应积极配合医生进行抢救。

六、气胸

1. 预防

凡对胸背部及锁骨附近各穴进行针刺治疗时，应严格掌握针刺的深度和角度，可采用斜刺、横刺等手法，不宜直刺、深刺，留针时间不宜过长，留针期间应密切观察。

2. 处理

（1）发现气胸应立即报告医生，让患者绝对卧床休息，通常采取半坐卧位，避免咳嗽。

（2）轻者经卧床休息、镇咳、抗感染等处理，可自行吸收而痊愈。

（3）重者应立即配合医生采取抢救措施，如胸腔穿刺减压术、给氧、抗休克等。

第四节　刮痧类技术操作并发症的预防及处理

一、晕刮

1. 预防

（1）对于精神过度紧张，疼痛特别敏感者，刮痧前应该评估患者既往史、心理状况、疼痛耐受性、是否愿意配合刮痧治疗，同时做好解释工作及心理护理，使患者消除顾虑、放松心情。对于体质虚弱者，采用卧位，不宜使用泻刮法。对于空腹、熬夜及过度疲劳者，待患者进食、充分休息后才可进行刮痧治疗。

（2）病室光线充足、安全、安静、温湿度适宜，注意保护患者隐私。

（3）在刮痧过程中要观察患者的全身情况及面色与表情，多与患者交流，经常询问其感受。刮痧结束后嘱患者稍作休息后方可离开。

（4）护士要加强训练，刮痧手法恰当，在选定部位从上至下、单一方向刮痧；为患者选舒适体位；严格掌握禁忌证；备齐急救物品。

2. 处理

（1）在刮痧过程中，要善于观察，经常询问患者的感受，及时发现晕刮的先兆。

（2）刮痧治疗部位宜少而精，掌握好刮痧时间，不超过 25 分钟。

（3）出现晕刮，应立即停止刮痧治疗，通知医生。

（4）抚慰患者勿紧张，帮助其取平卧位，注意保暖，饮温开水或糖水。

（5）对症处理。

二、皮肤破损

1. 预防

（1）操作前做好对皮肤情况、对疼痛耐受程度及心理状况的评估。

（2）刮痧时用力要均匀，由轻到重，以患者能耐受为度，单一方向刮，不要来回刮。

（3）检查刮具边缘有无缺损。

（4）一般刮至皮肤出现红紫为度，或出现粟粒状、丘疹样斑点，或条索状斑块等形态变化，并伴有局部热感或轻微疼痛。

（5）对一些不易出痧或者出痧较少的患者，不可强求出痧。

2. 处理

刮痧后询问患者的感觉，观察局部和全身的情况。如刮痧部位出现剧烈疼痛，可能是由于皮肤表面被刮伤，可涂抹少许的护肤品保护皮肤，休息几天即可。如出现风疹样变化等现象，可能是刮痧介质过敏引起，可应用一些抗过敏药物外涂。

三、感染

1. 预防

（1）操作前做好对皮肤情况、对疼痛耐受程度及心理状况的评估。

（2）使用过的刮具，应消毒后备用。

2. 处理

（1）皮肤破损后做好清洁、消毒工作，并保持局部清洁、干燥。

（2）发生皮肤损伤后要及时观察及处理，必要时遵医嘱抗感染治疗。

第五节　贴敷类技术操作并发症的预防及处理

一、皮肤过敏

1. 预防

认真评估患者的体质及贴敷处的皮肤情况，询问有无药物及胶布过敏史。

　　呼吸系统常见病中医适宜技术实用手册

2. 处理

（1）出现皮疹、瘙痒、水疱等过敏症状时，立即停止使用，报告医生，遵医嘱给予处理。

（2）保持皮肤清洁，应避免抓挠，防止抓伤。

二、感染

1. 预防

（1）在实施操作之前，须对患者皮肤进行准确评估，判断患者是否适合进行操作。

（2）严格按照无菌操作进行。

2. 处理

（1）局部皮肤红肿热痛，可在局部使用碘伏消毒液消毒。

（2）伴发热的患者须密切注意体温的变化，可应用物理降温疗法。必要时遵医嘱抗感染治疗。

第六节　热熨类技术操作并发症的预防及处理

一、烫伤

1. 预防

（1）操作前向患者解释操作目的、注意事项及意义，保证热熨安全。

（2）根据患者的体质状态、局部组织对热的耐受力不同，选择适宜的温度与时间，温度一般在 50～70℃，用于解痉、镇痛时，不超过 30 分钟，用于保暖时应保持温度。末梢循环不良者、老人、小孩、知觉迟钝者、麻醉未清醒者、昏迷患者和感知反应差者不超过 50℃。

（3）检查热熨器具的完好性，防烫伤皮肤。热熨器具不可直接接触皮肤，应隔一层毛毯或外包一层厚毛巾。

（4）严格执行交接班制度。热熨过程中严密观察皮肤及生命体征变化，定时检查皮肤，如有皮肤发红，及时给予处理，避免烫伤的发生。

2. 处理流程

患者皮肤烫伤→立即停止热熨→评估烫伤程度→报告医生、护士长→遵医嘱给予局部用药→安抚患者及其家属→观察病情并记录→做好床旁交接班→科室讨论分析→按不良事件上报护理部。

二、过敏反应

预防及处理：①操作前，正确评估患者过敏史、皮肤情况。②操作过程中，注意观察患者局部皮肤的颜色情况，及时询问患者感受。③一旦出现皮肤瘙痒或刺痛感应立即停止，报告医生，给予适当处理。

第七节　药浴类技术操作并发症的预防及处理

一、烫伤

1. 预防

（1）认真评估患者的体质及药浴处的皮肤。

（2）药浴时药温不宜过热，一般为40℃左右。药浴过程中一定要根据患者的耐受程度调节适宜的药液温度，特别是老年患者，由于对温度的敏感性下降，在药浴时要防止烫伤的发生。

（3）药浴时间避免过长。治疗过程中，经常查看患者皮肤情况，询问患者有无不舒适感。

（4）治疗结束后，观察并清洁患者皮肤。

（5）患者感觉局部温度过高，应立即停止治疗。如出现红肿、水疱等情况，应通知医生，对症处理。

2. 处理

对于烫伤后皮肤局部出现水疱或溃烂者，应避免抓挠，保护创面或涂湿润烧伤膏、红花油、红霉素软膏等。水疱较大者，用无菌注射器抽去液体，按无菌操作换药。

二、皮肤过敏

1. 预防

（1）认真评估患者的体质及药浴处的皮肤，询问药物过敏史，过敏体质慎用。

（2）加强巡视并注意倾听患者主诉，一旦出现过敏症状应立即脱离过敏原，遵医嘱使用抗过敏药。

2. 处理

（1）出现皮疹、瘙痒等过敏症状时，立即停止药浴，必要时外涂抗过敏药膏、口服抗过敏药。

（2）保持皮肤清洁，应避免抓挠，防止抓伤。

第八节　其他技术操作并发症的预防及处理

一、皮肤过敏

预防及处理：①操作前，对患者的病情、既往史、过敏史等做好评估工作。②杜绝使用易过敏的胶布、药物等。③皮肤出现红肿、发痒、脱皮等过敏反应时，应及时告知医护人员。注意保持局部皮肤清洁、干燥，避免搔抓。④做好病情观察，必要时遵医嘱使用抗过敏药，如涂搽抗过敏的中药药物（如炉甘石洗剂）。

二、皮肤破损

预防及处理：①操作时注意观察局皮肤情况，询问患者自觉症状，有异常时及时提出、及时处理。②皮肤破损后可用0.9%生理盐水擦洗，或用碘伏棉球消毒伤口。注意保持创面清洁干燥，防止水浸湿伤口。③做好病情观察，防止继发感染。

三、感染

1. 预防

操作前做好对皮肤情况的评估，避免在有炎症、皮损或溃疡处行操作。

2. 处理

（1）皮肤破损后做好清洁、消毒工作，并保持局部清洁、干燥。

（2）做好病情观察，必要时遵医嘱使用抗感染药物。

第十二章

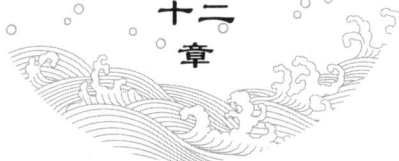

中医适宜技术感染预防与控制管理

第一节　灸类技术感染预防与控制管理

1. 适用技术范围

本管理办法适用于灸类技术包括麦粒灸技术、隔物灸技术、悬灸技术、热敏灸技术、雷火灸技术等的感染预防与控制。

2. 管理要求

（1）医疗机构必须按照《医院感染管理办法》要求，健全医院感染管理体系及相关规章制度，制定并落实预防与控制中医灸类技术相关性感染的工作规范和操作规程，明确相关部门与人员的职责。

（2）医院感染管理专（兼）职人员必须对医务人员开展预防与控制中医灸类技术相关性感染的知识及技能培训，并承担相关业务技术咨询、指导工作。

（3）医务人员必须熟练掌握中医灸类技术诊疗操作规程，掌握中医灸类技术相关性感染的预防要点，落实中医灸类技术相关性感染的防控措施。有明显皮肤感染或者患呼吸道传染病时不应参加诊疗工作。

（4）应教育患者注意个人卫生，保持皮肤清洁，建议其治疗前沐浴。患有呼吸道感染时建议其佩戴口罩。

（5）医疗机构必须督查中医灸类技术相关性感染防控措施的落实情况，持续改进，有效降低感染风险。

3. 空气通风与消毒

（1）诊室应具备良好的通风、采光条件。采用自然通风和（或）机械通风以保证诊疗场所的空气流通和换气次数。

（2）接诊呼吸道传染病患者后应进行空气消毒，遵循《医院空气净化管理规范》（WS/T 368—2012）的要求，可采用下列方法之一，并符合相应的要求：

① 空气消毒器。

② 紫外线灯照射。

③ 其他合法达标的空气消毒产品。

（3）不宜常规采用化学喷雾进行空气消毒。

4. 物体表面清洁与消毒

（1）遵循先清洁、再消毒的原则，采取湿式卫生的方法。抹布、地巾等清洁工具使用后应及时清洁与消毒，干燥保存。或采用清洁—消毒"一步法"完成的产品，如消毒湿巾。要求达到干净、干燥、无尘、无污垢、无碎屑、无异味。

（2）诊桌、诊椅、诊床、地面等无明显污染时以清水清洁为主，每天2次。被血液、体液、排泄物、分泌物等污染时，应先用可吸附的材料将其清除，再采用有效氯400～700mg/L的含氯消毒液擦拭，作用30分钟。

5. 织物的清洗与消毒

（1）床单、枕巾、椅垫（罩）等直接接触患者的用品应每人次更换，亦可选择使用一次性床单。被血液、体液、分泌物、排泄物等污染时立即更换。更换后的用品应及时清洗与消毒。

（2）被芯、枕芯、褥子、床垫等间接接触患者的床上用品，应定期清洗与消毒；被污染时应及时更换、清洗与消毒。

6. 手卫生设施

（1）每间诊室应配备至少一套洗手设施及充足的手卫生用品，包括流动水、洗手池、皂液、速干手消毒剂及干手用品等。盛放皂液的容器宜为一次性使用，重复使用的容器应每周清洁与消毒。干手用品宜使用一次性干手纸巾。

（2）应配备洗手流程及说明图。

（3）医务人员洗手与卫生手消毒，以及手卫生用品应符合《医务人员手卫生规范》（WS/T 313—2019）的要求。

（4）治疗车配备快速手消毒剂。

7. 操作要求

（1）医务人员应穿工作服，必要时戴帽子、口罩，操作前后做好手卫生。

（2）采用化脓麦粒灸，应与患者签署知情同意书。颜面、五官和有大血管的部位以及关节活动部位，不宜采用化脓麦粒灸。

（3）因施灸不慎灼伤皮肤，局部出现小水疱，可嘱患者衣着宽松，避免摩擦，防止破损，任其吸收，一般 2～5 天即可愈合。如水疱较大，可用消毒毫针刺破水疱，放出水液，再适当外涂烫伤油或覆盖无菌纱布等，保持疮面清洁。

8. 职业防护

（1）医务人员应遵循标准预防原则。

（2）施灸物品燃烧易产生烟雾，尤其雷火灸，有条件者应安装排烟系统。

第二节　拔罐类技术感染预防与控制管理

1. 适用技术范围

本管理办法适用于留罐技术、闪罐技术、走罐技术、药罐技术、针罐技术及刺络拔罐技术等的感染预防与控制。

2. 管理要求

（1）医疗机构必须按照《医院感染管理办法》要求，健全医院感染管理体系及相关规章制度，制定并落实预防与控制中医拔罐类技术相关性感染的工作规范和操作规程，明确相关部门与人员的职责。

（2）医院感染管理专（兼）职人员必须对医务人员开展预防与控制中医拔罐类技术相关性感染的知识及技能培训，并承担相关业务技术咨询、指导工作。

（3）医务人员必须熟练掌握中医拔罐类技术诊疗操作规程，掌握中医拔罐类技术相关性感染的预防要点，落实中医拔罐类技术相关性感染的防控措施。有明显皮肤感染或者患呼吸道传染病时不应参加诊疗工作。

（4）应教育患者注意个人卫生，保持皮肤清洁，建议其治疗前沐浴。患有呼吸道感染时建议其佩戴口罩。

（5）医疗机构必须督查中医拔罐类技术相关性感染防控措施的落实情况，持续改进，有效降低感染风险。

3. 空气通风与消毒

（1）诊室应具备良好的通风、采光条件。采用自然通风和（或）机械通风以保证诊疗场所的空气流通和换气次数。

（2）接诊呼吸道传染病患者后应进行空气消毒，遵循《医院空气净化管理规范》（WS/T 368—2012）的要求，可采用下列方法之一，并符合相应的要求：

① 空气消毒器。

② 紫外线灯照射。

③ 其他合法达标的空气消毒产品。

（3）不宜常规采用化学喷雾进行空气消毒。

4. 物体表面清洁与消毒

（1）遵循先清洁、再消毒的原则，采取湿式卫生的方法。抹布、地巾等清洁工具使用后应及时清洁与消毒，干燥保存。或采用清洁—消毒"一步法"完成的产品，如消毒湿巾。要求达到干净、干燥、无尘、无污垢、无碎屑、无异味。

（2）诊桌、诊椅、诊床、地面等无明显污染时以清水清洁为主，每天 2 次。被血液、体液、排泄物、分泌物等污染时，应先用可吸附的材料将其清除，再采用有效氯 400～700mg/L 的含氯消毒液擦拭，作用 30 分钟。

5. 织物的清洗与消毒

（1）床单、枕巾、椅垫（罩）等直接接触患者的用品应每人次更换，亦可选择使用一次性床单。被血液、体液、分泌物、排泄物等污染时立即更换。更换后的用品应及时清洗与消毒。

（2）被芯、枕芯、褥子、床垫等间接接触患者的床上用品，应定期清洗与消毒；被污染时应及时更换、清洗与消毒。

6. 手卫生设施

（1）每间诊室应配备至少一套洗手设施及充足的手卫生用品，包括流动水、洗手池、皂液、速干手消毒剂及干手用品等。盛放皂液的容器宜为一次性使用，重复使用的容器应每周清洁与消毒。干手用品宜使用一次性干手纸巾。

（2）应配备洗手流程及说明图。

（3）医务人员洗手与卫生手消毒，以及手卫生用品应符合《医务人员手卫生规范》（WS/T 313—2019）的要求。

（4）治疗车配备快速手消毒剂。

7. 无菌操作要求

（1）操作人员应遵循标准预防原则，穿工作服，必要时佩戴帽子、口罩及手套等。

（2）遵循《医务人员手卫生规范》（WS/T 313—2019），操作前后均应洗手或手消毒，针刺操作者持针前应再用 75％乙醇擦拭双手。操作人员手部皮肤破损、接触或可能接触患者血液、体液、分泌物及其他感染性物质时应戴手套。

（3）检查清洁、无菌物品，确保包装完整、无污迹，且在有效限期内使用。包装不应过早打开以防污染，无菌物品包装打开超过 4 小时不应继续使用。检查罐口是否平整、光滑。走罐所使用的润滑剂应保持清洁。

（4）针罐或刺络拔罐时，皮肤消毒可选用下列方法之一：

① 用浸有碘伏消毒液原液的无菌棉球擦拭 2 遍。

② 用碘酊原液擦拭 2 遍，作用 1～3 分钟稍干后用 75％乙醇脱碘。

③ 用 75％乙醇溶液擦拭 2 遍，作用 3 分钟。

④ 用有效含量≥2g/L 氯己定-乙醇 70％溶液擦拭 2 遍。

⑤ 其他合法、有效的皮肤消毒产品，遵循说明书使用。

（5）针罐或刺络拔罐时皮肤消毒范围：以针刺部位为中心，由内向外缓慢旋转，逐步涂擦，共 2 次。消毒皮肤面积应≥5cm×5cm，消毒棉球应一穴一换，不得使用同一个消毒棉球擦拭两个以上部位。

（6）操作中遵守拔罐类技术诊疗操作规程，操作中尽量减少皮肤损伤及出血；起罐后保持治疗部位清洁、干燥，如有皮肤破损应用无菌敷料覆盖。

8. 拔罐类器具的使用与处理

（1）拔罐常用器具包括玻璃罐、竹罐、陶罐和抽气罐等。

（2）罐具直接接触患者皮肤，应一人一用一清洗一消毒，鼓励有条件的医疗机构由消毒供应中心集中处置。方法首选机械清洗湿热消毒及手工清洗。

① 机械清洗湿热消毒，应符合 A₀ 值 3000（相当于 90℃/5min，或 93℃/2.5min）的要求。干燥后保存备用。

② 手工清洗

a. 手工清洗的基本条件及防护用品

● 罐具清洗应使用专用水池，不得与洗手池共用。有条件应与诊疗区域分开，在独立的区域清洗。

● 应配备洗罐工具，如刷子、医用酶洗液、滤水篮筐、浸泡桶等。

- 应配备防水围裙、手套、护目镜等防护用品。

b. 手工清洗流程

- 应先去除污染。罐内如存有血液、体液、分泌物等，有污水处理设施并排放达标的医疗机构可直接倒入污水处理系统；无污水处理设施的医疗机构，应先用吸湿材料吸附去除可见污染，再将罐具置于流动水下冲洗后，用医用酶洗液浸泡刷洗、清水冲洗。手工清洗时水温宜为 15～30℃。

- 将清洗后的罐具完全浸泡于有效氯 500mg/L 的含氯消毒液（血罐的消毒液浓度应为有效氯 2000mg/L）或其他同等作用且合法有效的消毒剂中，加盖，浸泡时间＞30 分钟，再用清水冲洗干净，干燥保存备用。或采用湿热消毒，应符合 A_0 值 3000（相当于 90℃/5min，或 93℃/2.5min）的要求。干燥后保存备用。

（3）刺络拔罐、针罐所用针具的使用与处理

① 一次性针具，应使用符合相关标准要求的产品，必须一人一用一废弃，遵照《医疗废物管理条例》规定，按损伤性医疗废物处理，直接放入耐刺、防渗漏的专用利器盒，集中处置，严禁重复使用。

② 可重复使用的针具，应放在防刺的容器内密闭运输，遵照"清洗—修针—整理—灭菌—无菌保存"程序处理，严格一人一用一灭菌。具体要求可参见本章第三节。

9. 职业暴露与防护

（1）医务人员应遵循标准预防原则，在诊疗及可复用器具的清洗消毒工作中，使用适宜的防护用品。参照本管理方法 7、8 相关内容执行。

（2）职业暴露的处理与报告

① 皮肤黏膜发生职业暴露的应急处理：用皂液和流动水反复冲洗被污染的皮肤，用生理盐水反复冲洗被污染的黏膜。

② 利器伤的应急处理：立即用皂液和流动水反复冲洗伤口，同

时由近心端向远心端轻轻挤压，避免挤压伤口局部，尽可能挤出损伤处的血液，再用 75％乙醇或 0.5％聚维酮碘溶液等进行消毒，并包扎伤口。

③ 报告相关部门，并接受评估随访指导。

第三节　针刺类技术感染预防与控制管理

1. 适用技术范围

本管理办法适用于毫针技术、耳针技术、三棱针技术、芒针技术、皮内针技术、火针技术、皮肤针技术、鍉针技术及浮针技术等的感染预防与控制。

2. 管理要求

（1）医疗机构必须按照《医院感染管理办法》要求，健全医院感染管理体系及相关规章制度，制定并落实预防与控制中医针刺类技术相关性感染的工作规范和操作规程，明确相关部门与人员的职责。

（2）医院感染管理专（兼）职人员必须对医务人员开展预防与控制中医针刺类技术相关性感染的知识及技能培训，并承担相关业务技术咨询、指导工作。

（3）医务人员必须熟练掌握中医针刺类技术诊疗操作规程，掌握中医针刺类技术相关性感染的预防要点，落实中医针刺类技术相关性感染的防控措施。有明显皮肤感染或者患感冒、流感等呼吸道疾病的医务人员，不应参与诊疗工作。

（4）应教育患者注意个人卫生，建议其针刺治疗前洗头、沐浴。患有呼吸道感染时建议其佩戴口罩。

（5）医疗机构必须督查中医针刺类技术相关性感染防控措施的落实情况，持续改进，有效降低感染风险。

3. 空气通风与消毒

（1）诊室应具备良好的通风、采光条件。应根据季节、室内外风力和气温，适时进行自然通风和（或）机械通风以保证诊疗场所的空气流通和换气次数。

（2）接诊呼吸道传染病患者后应进行空气消毒，遵循《医院空气净化管理规范》（WS/T 368—2012）的要求，可采用下列方法之一，并符合相应的要求：

① 空气消毒器。

② 紫外线灯照射。

③ 其他合法达标的空气消毒产品。

（3）不宜常规采用化学喷雾进行空气消毒。

4. 物体表面清洁与消毒

（1）遵循先清洁、再消毒的原则，采取湿式卫生的方法。抹布等清洁工具使用后应及时清洁与消毒，干燥保存。或采用清洁—消毒"一步法"完成的产品，如消毒湿巾。要求达到干净、干燥、无尘、无污垢、无碎屑、无异味。

（2）诊桌、诊椅、诊床、地面等无明显污染时以清水清洁为主，每天 2 次。被血液、体液、排泄物、分泌物等污染时，应先用可吸附的材料将其清除，再采用有效氯 400～700mg/L 的含氯消毒液擦拭，作用 30 分钟。

5. 织物的清洗与消毒

（1）床单（罩）、被套、枕套等直接接触患者的用品应每人次更换，亦可选择使用一次性床单。被血液、体液、分泌物、排泄物等污染时立即更换。更换后的用品应及时清洗与消毒。

（2）被芯、枕芯、褥子、床垫等间接接触患者的床上用品，应定期清洗与消毒；被污染时应及时更换、清洗与消毒。

6. 手卫生设施

（1）每间诊室应配备至少一套洗手设施及充足的手卫生用品，包括流动水、非手触式水龙头、洗手液、免洗手消毒剂及干手用品等。

宜使用一次性包装的洗手液，重复灌装的洗手液容器应每周清洁与消毒。干手用品宜使用一次性干手纸巾。

（2）应配备洗手流程及说明图。

（3）医务人员洗手与卫生手消毒，以及手卫生用品应符合《医务人员手卫生规范》（WS/T 313—2019）的要求。

（4）治疗车配备快速手消毒剂。

7. 无菌操作要求

（1）操作前严格执行无菌操作规程。

① 检查针具的包装，确保完整无破损，在有效限期内使用。包装不应过早打开以防污染，无菌针具包装打开超过 4 小时不应继续使用。

② 针刺操作前应先遵照六步洗手法洗手，再用 75% 乙醇或快速手消毒剂消毒双手。为不同患者操作时应洗手或手消毒。接触患者血液、体液、分泌物或有感染性的物质时，应戴手套；接触患者黏膜、破损皮肤时，应戴无菌手套。

③ 皮肤消毒可选用下列方法之一：

a. 用浸有碘伏消毒液原液的无菌棉球擦拭 2 遍。

b. 用碘酊原液擦拭 2 遍，作用 1~3 分钟稍干后用 75% 乙醇脱碘。

c. 用 75% 乙醇溶液擦拭 2 遍，作用 3~5 分钟。

d. 用有效含量≥2g/L 氯己定-乙醇 70% 溶液擦拭 2 遍。

e. 其他合法、有效的皮肤消毒产品，遵循说明书使用。

④ 皮肤消毒范围：以针刺部位为中心，以涂擦为主，由内向外缓慢旋转，逐步涂擦，共 2 次。消毒皮肤面积应≥5cm×5cm，消毒棉球应一穴一换，不得使用同一个消毒棉球擦拭两个以上部位。

（2）操作中遵守针刺类技术诊疗操作规范，尽量减少损伤及出血。

（3）操作结束后预防感染。

① 针刺完毕，应用无菌棉球起针，按压止血。

② 火针、三棱针、皮肤针等治疗后，嘱患者 24 小时内局部皮肤

呼吸系统常见病中医适宜技术实用手册

避免沾水。

（4）针具应达灭菌水平，一人一用一灭菌；一次性使用的针具应一人一用一抛弃，重复使用的针具应交由消毒供应中心集中处置。

8. 针刺类器具的使用及处理

（1）针刺器具包括毫针、耳针、三棱针、芒针、皮内针（揿钉式、颗粒式）、火针、皮肤针（梅花针、七星针、罗汉针、丛针）、鍉针（电鍉针）、浮针等。针具进入皮下无菌组织，属于侵入性操作必须达到灭菌水平。

（2）一次性针具，应使用符合相关标准要求的产品，必须一人一用一废弃，遵照《医疗废物管理条例》规定，按损伤性医疗废物处理，直接放入耐刺、防渗漏的专用利器盒中，集中处置，严禁重复使用。

（3）可重复使用的针具，遵照《医疗机构消毒技术规范》（WS/T 367—2012）要求，严格一人一用一灭菌，并应放在防刺的容器内密闭运输，遵照"清洗—修针—整理—灭菌—无菌保存"程序处理。

9. 可重复使用针具的处理流程

（1）清洗

① 超声波清洗器清洗

a. 冲洗：将针具放置篮筐内，于流动水下冲洗，初步去除污染物。

b. 洗涤：清洗器内注入洗涤用水，根据污染程度使用医用清洁剂（或含酶洗液），水温应＜45℃，将针具篮筐放置于清洗器内浸没在水面下。超声清洗时间宜3～5分钟，可根据污染情况适当延长清洗时间，不宜超过10分钟。

c. 漂洗：将针具篮筐整体端出，用流动水冲洗，滤干水分。

d. 超声清洗操作应遵循生产厂家的使用说明或指导手册。

② 手工清洗

a. 冲洗：将针具放置篮筐内，于流动水下冲洗，初步去除污染物。

b. 洗涤：将针具篮筐完全浸没于医用清洁剂中，水温宜为15～30℃，浸泡时间和医用清洁剂使用浓度参考生产厂家使用说明书。浸泡后再用长把毛刷反复刷洗或擦洗针体，达到洗涤目的。

c. 漂洗：用流动水冲洗干净，滤干水分。

（2）修针

① 用75%乙醇棉球包裹针具沿针柄至针尖方向单向反复擦拭，去除残存的污渍，将轻微弯曲的针具捋直。

② 严重弯曲变形、针尖有倒钩或毛刺的针具应废弃不再使用，作为损伤性医疗废物直接放入利器盒。

（3）整理　将修针后的针具按照规格大小分类，整齐插入置于硬质容器中的纱布棉垫上、或塑封包装、或有封口的玻璃针管中，玻璃针管内置棉垫保护针尖。

（4）压力蒸汽灭菌法

① 将整理包装后的针具遵照《医院消毒供应中心 第2部分：清洗消毒及灭菌技术操作规范》（WS 310.2—2016）进行压力蒸汽灭菌后无菌保存备用。

② 针具盛放容器不得使用普通不锈钢或铝制饭盒替代。有侧孔的不锈钢盒可以作为针具容器，但应外层布巾包装并符合《医院消毒供应中心 第2部分：清洗消毒及灭菌技术操作规范》（WS 310.2—2016）灭菌包装要求。

a. 包装容器及内衬纱布棉垫一用一清洗，衬垫发黄变硬有色斑等及时更换不得再用。

b. 灭菌后的针具有效期为：塑封包装180天；封口玻璃管、有侧孔的不锈钢容器外层布巾包装7天；开包使用后4小时内有效；开包后未用完或未开包过期者应重新灭菌后使用。

10. 职业暴露与防护

（1）医务人员应遵循标准预防的原则，诊疗中正确使用防护用品，熟知利器伤害事件处理报告流程等。

（2）针具清洗消毒防护要点

① 针具清洗、修针、整理过程易发生液体喷溅、针刺伤害等，应注意防范职业暴露风险，穿戴防水围裙、护目镜、手套等防护用品。

② 清洗过程中应持器械操作，整筐拿取，严禁徒手抓取针具。

③ 修针应先持镊物钳将针尖方向整理一致，并使针具充分散开，避免拿取时刺伤。

④ 整理针具插入衬垫时，应整齐排列，方向一致。

（3）针刺伤处理及报告

① 在诊疗或针具清洗消毒过程中一旦发生针刺伤害，立即使用皂液和流动清水反复冲洗伤口。尽可能挤出伤口处的血液。用 75％乙醇或 0.5％碘伏对伤口进行消毒处理。

② 按照本机构内医务人员针刺伤处理流程报告有关部门。

第四节　刮痧类技术感染预防与控制管理

1. 适用技术范围

本管理办法适用于刮痧技术、撮痧技术及砭石技术等的感染预防与控制。

2. 管理要求

（1）医疗机构必须按照《医院感染管理办法》要求，健全医院感染管理体系及相关规章制度，制定并落实预防与控制中医刮痧类技术相关性感染的工作规范和操作规程，明确相关部门与人员的职责。

（2）医院感染管理专（兼）职人员必须对医务人员开展预防与控制中医刮痧类技术相关性感染的知识及技能培训，并承担相关业务技术咨询、指导工作。

（3）医务人员必须熟练掌握中医刮痧类技术诊疗操作规程，掌握中医刮痧类技术相关性感染的预防要点，落实中医刮痧类技术相关性感染的防控措施。有明显皮肤感染或者患感冒、流感等呼吸道疾病的医务人员，不应参与诊疗工作。

（4）应教育患者注意个人卫生，做到皮肤清洁，建议其刮痧治疗前沐浴。患有呼吸道感染时建议其佩戴口罩。治疗部位存在皮肤感染、破损及出血倾向等，不宜进行刮痧治疗。

（5）医疗机构必须督查中医刮痧类技术相关性感染防控措施的落实情况，持续改进，有效降低感染风险。

3. 空气通风与消毒

（1）诊室应具备良好的通风、采光条件。应根据季节、室内外风力和气温，适时进行自然通风和（或）机械通风以保证诊疗场所的空气流通和换气次数。

（2）接诊呼吸道传染病患者后应进行空气消毒，遵循《医院空气净化管理规范》（WS/T 368—2012）的要求，可采用下列方法之一，并符合相应的要求：

① 空气消毒器。

② 紫外线灯照射。

③ 其他合法达标的空气消毒产品。

（3）不宜常规采用化学喷雾进行空气消毒。

4. 物体表面清洁与消毒

（1）遵循先清洁、再消毒的原则，采取湿式卫生的方法。抹布等清洁工具使用后应及时清洁与消毒，干燥保存。或采用清洁—消毒"一步法"完成的产品，如消毒湿巾。要求达到干净、干燥、无尘、无污垢、无碎屑、无异味。

（2）诊桌、诊椅、诊床、地面等应保持清洁。如果被血液、体液、排泄物、分泌物等污染时，应先用可吸附的材料将其清除，再采用有效氯 400～700mg/L 的含氯消毒液擦拭，作用 30 分钟。

5. 织物的清洗与消毒

（1）床单、枕巾、椅垫（罩）等直接接触患者的用品应每人次更换，亦可选择使用一次性用品。被血液、体液、分泌物、排泄物等污染时立即更换。更换后的用品应及时清洗与消毒。

（2）被芯、枕芯、褥子、床垫等间接接触患者的床上用品，应定期清洗与消毒；被污染时应及时更换、清洗与消毒。

6. 手卫生设施

（1）每间诊室应配备至少一套洗手设施及充足的手卫生用品，包括流动水、非手触式水龙头、洗手液、肥皂、免洗手消毒剂及干手用品等。宜使用一次性包装的洗手液，如果使用肥皂，应保持肥皂干燥。干手用品宜使用一次性干手纸巾。

（2）应张贴洗手流程及说明图。

（3）医务人员洗手与卫生手消毒，以及手卫生用品应符合《医务人员手卫生规范》（WS/T 313—2019）的要求。

（4）治疗车配备快速手消毒剂。

7. 感染控制操作要求

（1）医务人员应当按标准预防原则，穿工作服，必要时戴帽子、口罩、手套等。

（2）医务人员应实施手卫生，遵循《医务人员手卫生规范》（WS/T 313—2019）的要求。操作前后应分别按照六步洗手法洗手或手消毒。接触患者血液、体液、分泌物或有感染性的物质时，应戴手套；接触患者黏膜、破损皮肤时，应戴无菌手套。

（3）患者的施治部位皮肤应完整无破溃，刮痧部位可采用一次性纸巾或生理盐水棉球进行清洁。

（4）刮痧后应用清洁的纸巾、毛巾或棉球将刮拭部位的刮痧介质擦拭干净。

8. 刮痧类器具的使用及处理

（1）刮痧类器具有刮痧板（砭石、水牛角、玉石、陶瓷等材质），刮痧板应圆润、光滑、清洁，不得有粗糙、毛刺等。

（2）刮痧介质　刮痧油、刮痧乳、精油等。

（3）消毒灭菌要求　刮痧类诊疗操作中使用的医疗器械、器具、介质等应保持清洁，重复使用的刮痧器具应一人一用一清洁一消毒，宜专人专用。遇到污染应及时先清洁，后消毒。消毒方法和消毒剂选用应符合国家标准。

（4）重复使用的刮痧器具，使用以后应先用流动水刷洗，必要时使用清洁剂去除油渍等附着物，做到清洁。依据刮痧器具不同的材质，选择适宜的方式进行清洗消毒处理，达到高水平消毒。消毒方法和消毒剂选用要符合国家标准。可采用含有效氯 $500\sim1000mg/L$ 的消毒液浸泡，消毒时间＞30 分钟；也可用热力消毒，应符合 A_0 值 3000（温度 $90℃/5min$，或 $93℃/2.5min$）的要求。砭石等圆钝的用于按压操作的器具，达到中等消毒水平即可，可使用 75％乙醇、碘类消毒剂、氯己定、季铵盐类等擦拭消毒。遇有污染应及时去除污染物，再清洁消毒。刮痧器具如被血液、体液污染时，应及时去除污染物，再用含有效氯 $2000\sim5000mg/L$ 的消毒液浸泡，消毒时间＞30 分钟，清水冲洗，干燥保存。有条件的机构可交由消毒供应中心清洗消毒灭菌。

（5）当日诊疗结束后，应将清洁消毒后的刮痧器具，放于清洁容器内干燥保存，容器每周清洁消毒一次，遇有污染随时清洁消毒。

（6）刮痧介质应专人专用，保持清洁干净，按照使用说明书使用。

9. 职业暴露与防护

（1）医务人员应遵循标准预防的原则，在工作中执行标准预防的具体措施。

（2）存在职业暴露风险者，如无免疫史并有相关疫苗可供使用，宜接种相关疫苗。

（3）清洗消毒刮痧类器具的过程中，防止消毒剂等对人体的损伤，环境通风，必要时戴口罩、手套。

呼吸系统常见病中医适宜技术实用手册

（4）一旦发生锐器刺伤情况，应立即用皂液和流动的清水清洗被污染的局部。尽可能挤出损伤处的血液。用75％乙醇或0.5％碘伏对伤口局部进行消毒、包扎处理。及时上报相关部门，留存档案并追踪结果。

第五节　敷熨熏浴类技术感染预防与控制管理

1. 适用技术范围

本管理办法适用于穴位贴敷技术、中药热熨技术、中药冷敷技术、中药湿热敷技术、中药熏蒸技术、中药泡洗技术及中药淋洗技术等的感染预防与控制。

2. 管理要求

（1）医疗机构必须按照《医院感染管理办法》要求，健全医院感染管理体系及相关规章制度，制定并落实预防与控制中医敷熨熏浴类技术相关性感染的工作规范和操作规程，明确相关部门与人员的职责。

（2）医院感染管理专（兼）职人员必须对医务人员开展预防与控制中医敷熨熏浴类技术相关性感染的知识及技能培训，并承担相关业务技术咨询、指导工作。

（3）医务人员必须熟练掌握中医敷熨熏浴类技术诊疗操作规程，掌握中医敷熨熏浴类技术相关性感染的预防要点，落实中医敷熨熏浴类技术相关性感染的防控措施。患有呼吸道传染病、感染性腹泻、皮肤破损感染等疾病时不应参加诊疗工作。

（4）应教育患者注意个人卫生，患有呼吸道感染时建议其佩戴口罩。

（5）医疗机构必须督查中医敷熨熏浴类技术相关性感染防控措施的落实情况，持续改进，有效降低感染风险。

（6）除部分敷熨熏浴类技术可治疗皮肤病外，敷熨熏浴类诊疗规范中明确禁忌的皮肤创伤、溃疡、感染及出血倾向等，不宜进行相关诊疗。

3. 空气通风与消毒

（1）治疗室应具备良好的通风、采光条件。采用自然通风和（或）机械通风以保证诊疗场所的空气流通和换气次数。

（2）每日诊疗活动结束后，或接诊呼吸道传染病患者后应进行空气消毒，遵循《医院空气净化管理规范》（WS/T 368—2012）的要求，可采用下列方法之一，并符合相应的要求：

① 空气消毒器。

② 紫外线灯照射。

③ 其他合法达标的空气消毒产品。

（3）不宜常规采用化学喷雾进行空气消毒。

4. 物体表面清洁与消毒

（1）遵循先清洁、再消毒的原则，采取湿式卫生的方法。抹布等清洁工具使用后应及时清洁与消毒，干燥保存。或采用清洁—消毒"一步法"完成的产品，如消毒湿巾。要求达到干净、干燥、无尘、无污垢、无碎屑、无异味。

（2）诊桌、诊椅、诊床等以清水清洁为主，必要时可采用清洁剂辅助清洁，清洁卫生频率＞1次/日，必要时可以提高清洁频率。被血液、体液、排泄物、分泌物等污染时，应先用可吸附的材料将其清除，再采用有效氯400～700mg/L的含氯消毒液擦拭，作用30分钟。

5. 织物的清洗与消毒

（1）床单、枕巾、椅垫（罩）等直接接触患者的用品应每人次更换，亦可选择使用一次性床单。被血液、体液、分泌物、排泄物等污染时立即更换。更换后的用品应及时清洗与消毒。

（2）被芯、枕芯、褥子、床垫等间接接触患者的床上用品，应定期清洗与消毒；被污染时应及时更换、清洗与消毒。

6. 手卫生设施

（1）应配备洗手设施及手卫生用品，包括流动水、非手触式水龙头、洗手液、免洗手消毒剂及干手用品等。宜使用一次性包装的洗手液，重复灌装的洗手液容器，应每周清洁与消毒。干手用品宜使用一次性干手纸巾。

（2）应配备洗手流程及说明图。

（3）医务人员洗手与卫生手消毒，以及手卫生用品应符合《医务人员手卫生规范》（WS/T 313—2019）的要求。

（4）治疗车配备快速手消毒剂。

7. 感染控制操作要求

（1）医务人员应当按标准预防原则，穿工作服，必要时戴帽子、口罩、手套等。

（2）实施手卫生，遵循六步洗手法洗手。

（3）进行穴位贴敷时，贴敷部位皮肤应完整、洁净，如有污渍等皮肤不清洁状况，可用 75％乙醇棉球擦拭干净后再贴敷。

8. 敷熨熏浴类器具的使用及处理

（1）器具有纱布、胶布、毛巾、木桶或水桶、塑料袋等。

（2）敷熨熏浴类诊疗操作中使用的医疗器械、器具等应保持清洁，遇到污染应及时先清洁，后采用中、低效的消毒剂进行消毒。消毒方法和消毒剂选用应符合国家标准。

（3）穴位贴敷技术　穴位贴敷使用的胶布、纱布应一人一用一丢弃，一次性使用。

（4）中药热熨技术

① 干热熨法使用的布套或毛巾应一人一用一更换，使用后清洗和消毒。

② 湿热熨法使用的毛巾、纱布应一人一用一更换，使用后清洗和消毒；若患处皮肤有破损，上述用品应一人一用一丢弃；如复用应达到灭菌水平。盛装药液的容器一人一用一清洁一消毒。

（5）中药冷敷技术　直接接触皮肤的纱布、毛巾应一人一用一更换，使用后清洗和消毒；若患处皮肤有破损，上述用品应一人一用一丢弃；如复用应达到灭菌水平。

（6）中药湿热敷技术　湿敷垫应一人一用一更换，使用后清洗和消毒，可采用湿热消毒，A_0 值至少达到 600，相当于 $80℃/10min$，$90℃/1min$，或 $93℃/30s$。盛装药液的容器一人一用一清洁一消毒（参照"中药泡洗技术"有关药浴容器的清洁消毒方法）。

（7）中药熏蒸技术　患者每次使用过的熏蒸床以 500mg/L 含氯消毒液擦拭，与患者直接接触的熏蒸锅定时用 0.5% 过氧乙酸溶液喷洒消毒，熏蒸室每晚紫外线照射 1 小时，紫外线灯应按国家相关规范安装和使用，定期进行辐照强度监测。

（8）中药泡洗技术

① 药浴容器内应套一次性清洁塑料套，盛装药浴液供患者浸泡药浴。

② 药浴液及内置一次性塑料袋应一人一用一更换，不可重复使用。

③ 药浴容器一人一用一清洁，使用后清洗和消毒。

a. 使用后将一次性清洁塑料套连同药浴液一并去除，避免药浴液遗洒容器内。

b. 清水冲刷容器，去除残留的液体污渍。

c. 药浴容器污染后用含有效氯 500mg/L 的消毒剂消毒刷洗药浴容器。

④ 消毒后的药浴容器应清洗后干燥保存。

（9）中药淋洗技术　中药淋洗所使用容器的清洁与消毒参照"中药泡洗技术"有关药浴容器的清洁消毒方法。

（10）注意事项　在明确病原体污染时，可参考《医疗机构消毒技术规范》（WS/T 367—2012）提供的方法进行消毒。

9. 职业暴露与防护

（1）医务人员应遵循标准预防的原则，在工作中执行标准预防的具体措施。

（2）存在职业暴露风险者，如无免疫史并有相关疫苗可供使用，宜接种相关疫苗。

（3）一旦发生锐器刺伤情况，应立即用皂液和流动的清水清洗被污染的局部。尽可能挤出损伤处的血液。用75％乙醇或0.5％碘伏对伤口局部进行消毒、包扎处理。及时上报相关部门，留存档案并追踪结果。

参考文献

[1] 盛红娜，郑红，邱欣．中医适宜技术应用存在的问题与改进管理措施［J］．中医药管理杂志，2022，30（17）：246-248.

[2] 吉思，秦生发，谭雁裙，等．中职教育中医专业中医适宜技术教学资源库建设与应用——以广西中医药大学附设中医学校为例［J］．广西中医药大学学报，2020，23（4）：110-113.

[3] 杜元灏，李晶，孙冬纬，等．中国现代针灸病谱的研究［J］．中国针灸，2007，27（5）：373-378.

[4] 王明宇，邱春艳，于佳琪，等．针灸治疗质量安全管理标准的应用实践［J］．中国卫生质量管理，2024，31（2）：27-30.

[5] 林瀚．中医治疗室特色管理在中药外敷及拔罐治疗的应用与分析［J］．中医药管理杂志，2018，26（6）：34-35.

[6] 石福霞．专题——中医护理技术传承与创新［J］．北京中医药，2024，43（8）：847.

[7] 王作艳，陈峰英．中医特色门诊科室医院感染管理存在的问题与对策［J］．基层医学论坛，2014（16）：2152-2153.

[8] Huang XB, Yuan L, Ye CX, et al. Epidemiological characteristics of respiratory viruses in patients with acute respiratory infections during 2009-2018 in southern China ［J］. Int J Infect Dis，2020，98：21-32.

[9] 李建生，王至婉，李素云．急性气管-支气管炎的中医证候诊断标准（2013 版）［J］．中医杂志，2014，55（3）：259-261.

[10] 赵菊英．外感咳嗽的辨证施护［J］．光明中医，2014，29（12）：2656-2657.

[11] 张伯礼，薛博瑜．中医内科学［M］．2 版．北京：人民卫生出版社，2012.

[12] 程飘芹，张碧海．中医治疗慢性支气管炎的研究进展［J］．中国民族民间医药，2023，32（14）：78-82.

[13] 张明利．慢性支气管炎的健康与饮食护理［J］．基层医学论坛，2013，17（15）：1973-1974.

[14] 世界中医药学会联合会．国际中医临床实践指南 慢性阻塞性肺疾病［J］．世界中医药，2020，15（7）：1084-1092.

[15] 李建生，张海龙，王海峰，等．慢性阻塞性肺疾病证候演变特点临床调查［J］．中医杂志，2017，58（9）：772-776.

[16] 李建生．正虚积损为慢性阻塞性肺疾病的主要病机［J］．中华中医药杂志，2011，26（8）：710-713.

[17] 李建生，余学庆，王明航，等．中医治疗慢性阻塞性肺疾病研究的策略与实践［J］．

呼吸系统常见病中医适宜技术实用手册

中华中医药杂志，2012，27（6）：1607-1614.

[18] 张伯礼，吴勉华．中医内科学［M］．10版．北京：中国中医药出版社，2017.

[19] 中华中医药学会肺系病专业委员会，中国民族医药学会肺病分会．支气管哮喘中医证候诊断标准（2016版）［J］．中医杂志，2016，57（22）：1978-1980.

[20] 姚丽敏，高丽．支气管哮喘发病机制研究进展［J］．新疆中医药，2017，35（1）：43-46.

[21] 李博林．基于代谢组学的冬病夏治穴位贴敷防治支气管哮喘作用机制及临床疗效研究［D］．河北医科大学，2016.

[22] 秦帅．温阳通络方治疗支气管哮喘急性发作期（冷哮兼血瘀证）的临床疗效观察及对血液流变学的影响［D］．黑龙江中医药大学，2020.

[23] 陈馨馨．从瘀论治哮喘的临床体会［J］．中国老年保健医学，2018，16（2）：83-84.

[24] 赵欣，王祺．哮喘夙根与痰饮血瘀关系初探［J］．中医临床研究，2017，9（11）：147-148.

[25] 王霞，李建保，陈迪，等．从"气虚-痰饮-瘀血"浅析儿童支气管哮喘与气道重塑的关系［J］．四川中医，2019，37（11）：23-25.

[26] 李艳滨，张洋．探讨体质辨识在中医学"治未病"中的作用及意义［J］．中西医结合心血管病电子杂志，2017，5（33）：5.

[27] 张萍萍．基于"治未病"理论的中医调养方案防治小儿哮喘（缓解期）的推广应用研究［D］．广西中医药大学，2021.

[28] 于睿，姚新．中医养生与食疗（中医特色）［M］．北京：人民卫生出版社，2017.

[29] 陈琴，刘丽，谭洁．中医传统功法在新型冠状病毒肺炎恢复期的应用探讨［J］．亚太传统医药，2021，17（8）：196-199.

[30] 王豪．支气管扩张症的中医辨证论治［J］．家庭医学，2024，（1）：52.

[31] 裴文静，周胜红．常见中医外治法治疗支气管扩张症的研究进展［J］．中国中医基础医学杂志，2023，29（12）：2133-2136.

[32] 王消，王忠香，季凤刚．支气管扩张症中医辨证分型的现状探析［J］．光明中医，2022，37（2）：195-197.

[33] 王蓓茹，谭玮璐，朱汉平，等．支气管扩张症中医发病机制及临床诊治分析［J］．中国中医药现代远程教育，2021，19（15）：196-198.

[34] 陈金丽，梁爱武．中医治疗支气管扩张症进展［J］．山西中医，2021，37（6）：60-62.

[35] 李建生，王至婉，谢洋，等．支气管扩张症中医证候诊断标准（2019版）［J］．中医杂志，2020，61（15）：1377-1380.

[36] 国家中医药管理局医政司．33个病种中医护理方案［M］．北京：中国中医药出版

社，2014.

[37] 苗青，姜甘，袁沙沙，等．中医药防治支气管扩张症研究述评［J］．北京中医药，
2023，42（8）：814-818.

[38] 叶远航，罗成，柯佳，等．支气管扩张症的中医证候特征与中医药治疗研究进展［J］．
中国疗养医学，2023，32（2）：139-143.

[39] 刘剑，王玥琦，陈欣，等．支气管扩张症中西医结合诊疗专家共识［J］．中医杂
志，2022，63（22）：2196-2200.

[40] 付子珊，杨宇峰，石岩．肺痨病因病机理论框架研究［J］．河北中医，2021，43
（5）：856-859.

[41] 戴磊，张琳玲，黎伟林，等．肺结核中医证候研究进展［J］．中西医结合研究，
2019，11（6）：313-315.

[42] 杨红梅，裴宁，钟秀君，等．初治肺结核患者中医证候与实验室指标相关性分析
［J］．中国中西医结合杂志，2021，41（3）：324-329.

[43] 欧阳兵，汪亚玲，李练，等．耐药性肺结核中医证候系统综述［J］．实用中医内科
杂志，2017，31（3）：1-2.

[44] 闫桂萍．肺结核合并糖尿病患者中医护理效果观察［J］．继续医学教育，2019，33
（7）：95-97.

[45] 赵颖．护理干预对肺结核咯血患者的效果研究［J］．世界最新医学信息文摘（连续
型电子期刊），2018，18（5）：219.

[46] 袁杏伏．中医护理肺结核合并糖尿病48例的效果分析［J］．内蒙古中医药，2017，
36（20）：161-162.

[47] 吴晓丽，杨友霞，陶燕．中医护理方案对阴虚肺热型肺结核患者的影响［J］．国际
护理学杂志，2023，42（20）：3754-3757.

[48] 陈涌，于志谋．肺结核的中医护理特色［J］．中国中医药现代远程教育，2020，18
（10）：125-126.

[49] 毛燕萍．心理护理干预在肺结核患者中的应用效果［J］．中外医疗，2020，39
（32）：127-130.

[50] 国家卫生健康委办公厅．原发性肺癌诊疗指南（2022年版）［J］．协和医学杂志，
2022，13（4）：549-570.

[51] 魏东，张艳，田芳，等．肺癌中医辨证分型研究进展［J］．养生保健指南，2019，
（40）：219.

[52] 杨勋超，孙雪松，赵岩，等．李国勤辨治悬饮经验［J］．北京中医药，2021，40
（7）：727-729.

[53] 中华医学会呼吸病学分会胸膜与纵隔疾病学组（筹）．胸腔积液诊断的中国专家共
识［J］．中华结核和呼吸杂志，2022，45（11）：1080-1096.

［54］ 王家兰．常用中医临床护理技术并发症及处理［M］．北京：中国中医药出版社，2022.

［55］ 穆欣．中西医常用护理技术［M］．北京：中国中医药出版社，2018.

［56］ 石学敏．针灸学［M］．北京：中国中医药出版社，2007.

［57］ 国家中医药管理局．中医医疗技术手册（2013普及版）［Z］．2013.

［58］ 中华人民共和国国家卫生健康委员会．医务人员手卫生规范：WS/T 313—2019［S］．北京：中国标准出版社，2019.

［59］ 中华人民共和国国家卫生健康委员会．医疗机构消毒技术规范：WS/T 367—2012［S］．北京：中国标准出版社，2012.

［60］ 中华人民共和国国家卫生健康委员会．医院空气净化管理规范：WS/T 368—2012［S］．北京：中国标准出版社，2012.

［61］ 中华人民共和国国家卫生健康委员会．医院医用织物洗涤消毒技术规范：WS/T 508—2016［S］．北京：中国标准出版社，2016.

［62］ 医疗机构环境表面清洁与消毒管理规范：WS/T 512—2016［S］．北京：中国标准出版社，2016.

［63］ 病区医院感染管理规范：WS/T 510—2016［S］．北京：中国标准出版社，2016.

［64］ 北京市中医药管理局．中医诊疗器具清洗消毒技术规范（试行）［Z］．2015-07-08.

［65］ 香港卫生署卫生防护中心．针灸诊疗医院感染防控指南［Z］．2012.

［66］ 中华人民共和国国家卫生健康委员会．血源性病原体职业接触防护导则：GBZ/T 213—2008［S］．北京：中国标准出版社，2008.

［67］ 国家卫生计生委．外科手术部位感染预防与控制技术指南（试行）［Z］．2010-11-29.